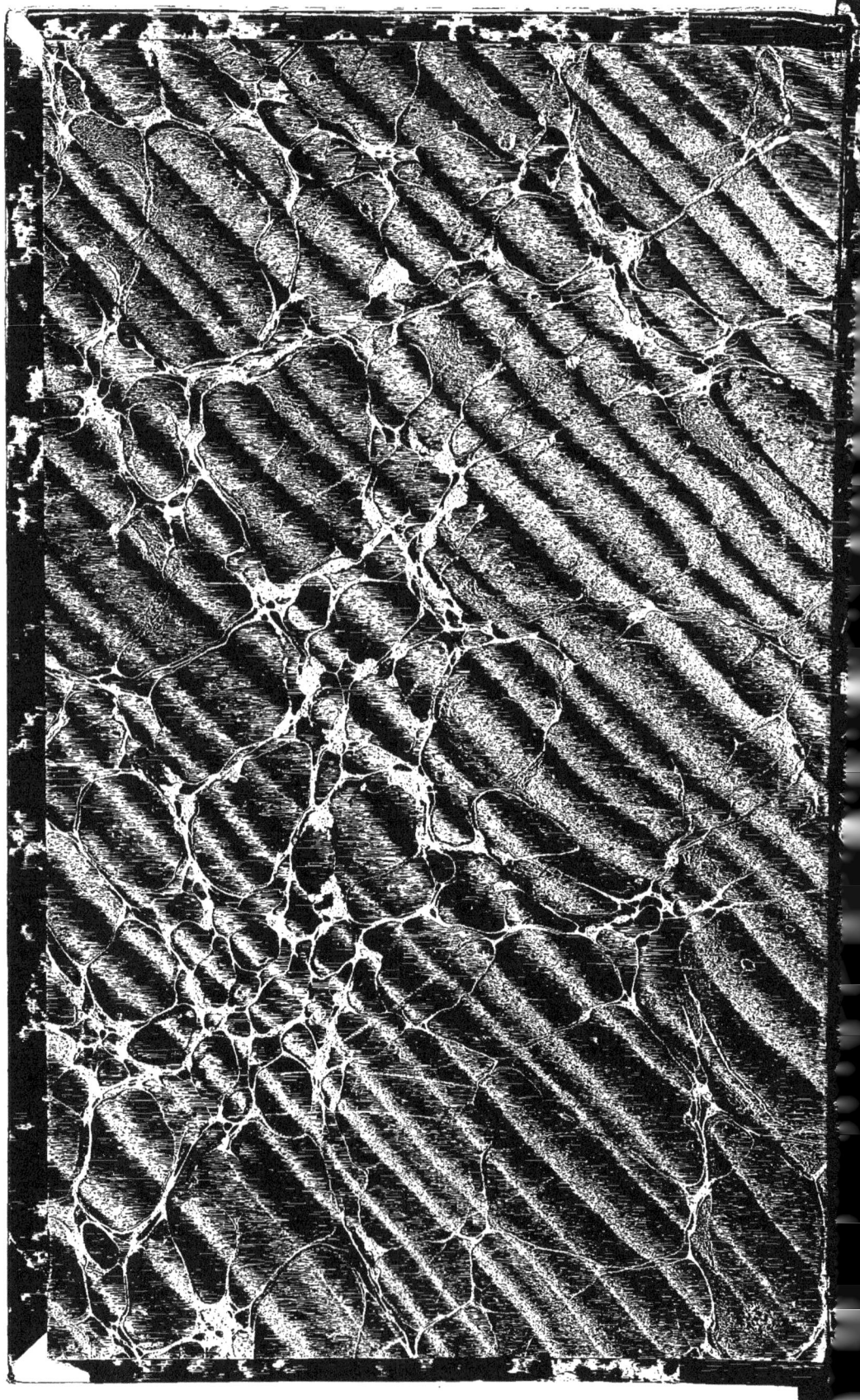

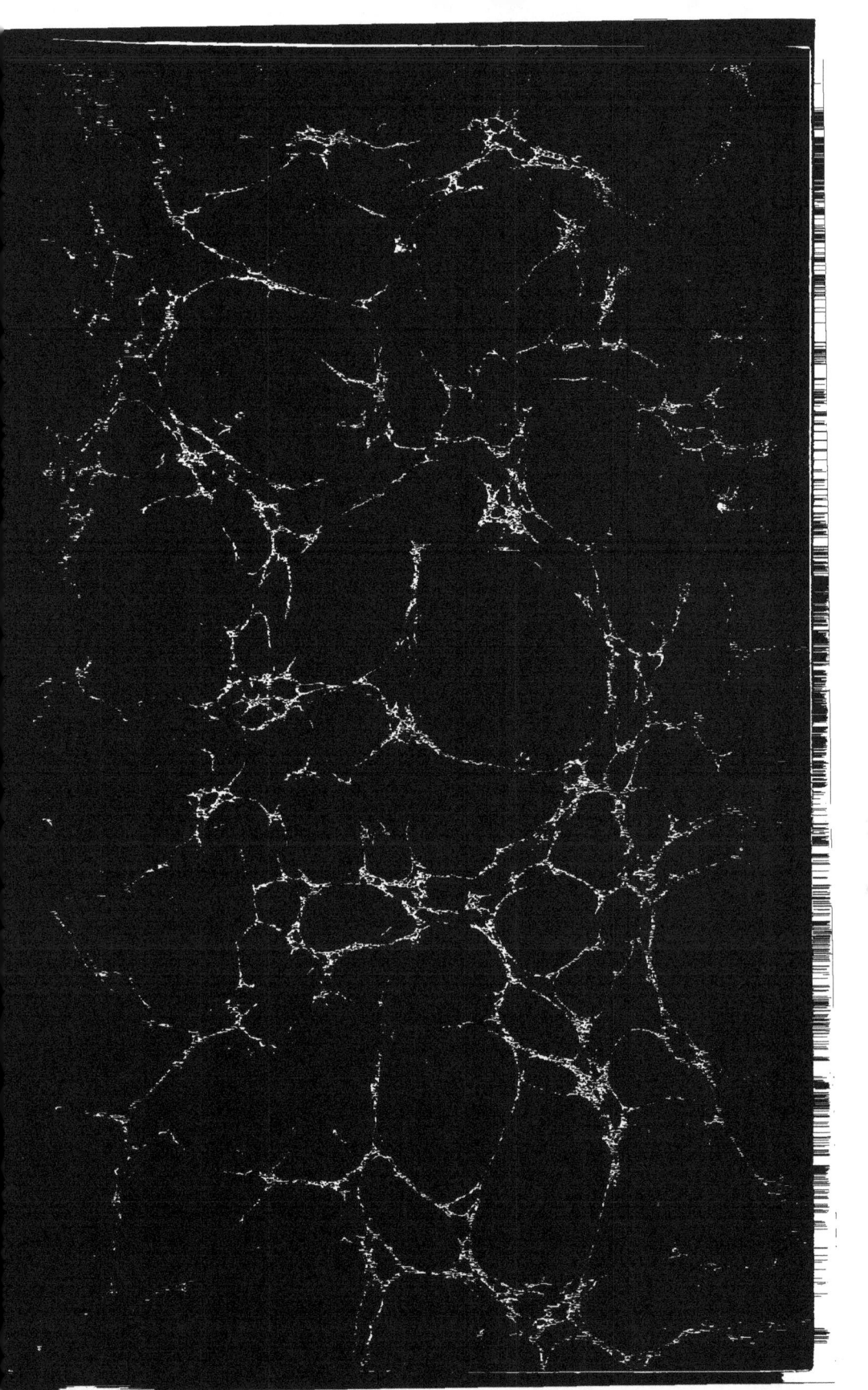

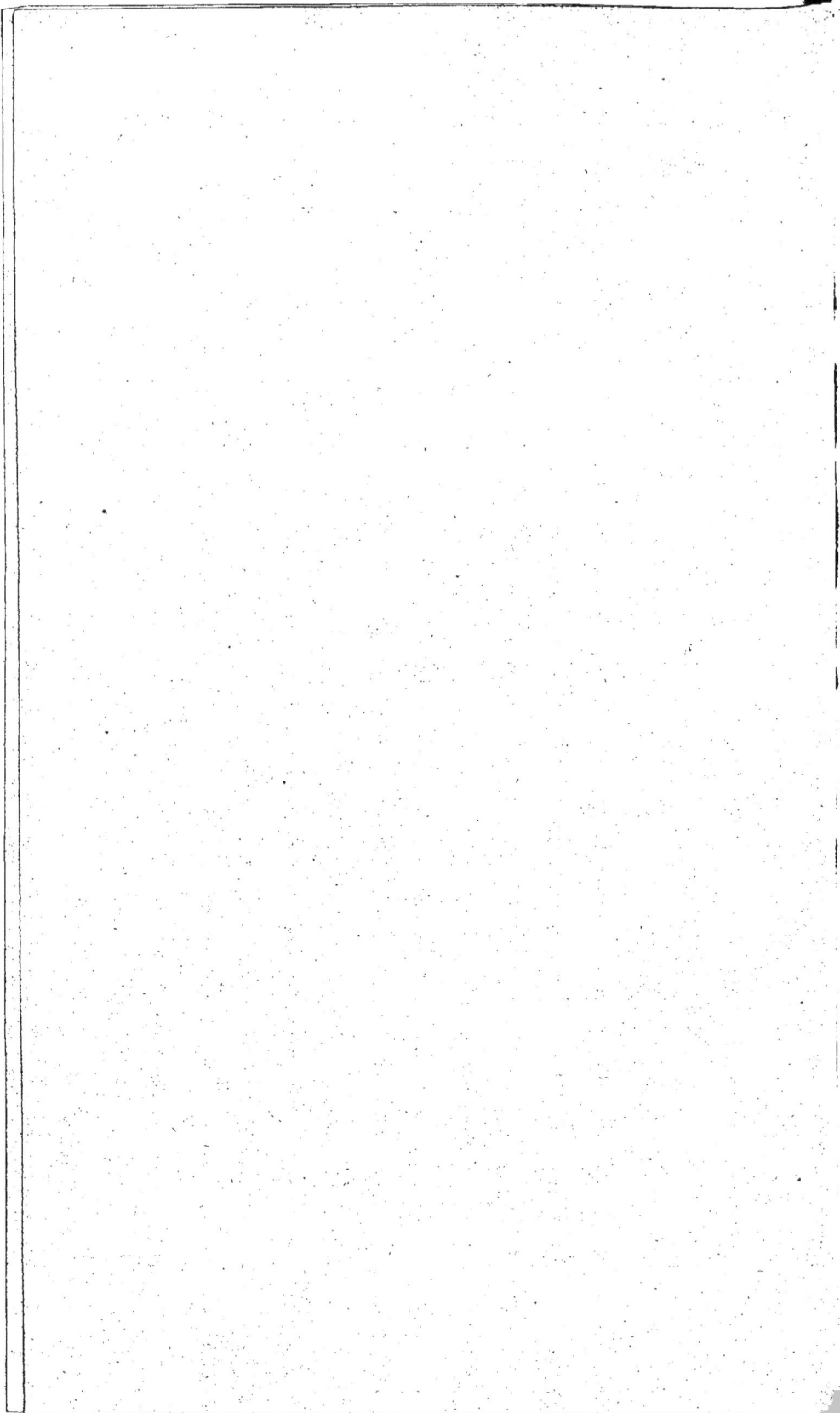

LEÇONS

SUR

LA PHYSIOLOGIE

ET

L'ANATOMIE COMPARÉE

DE L'HOMME ET DES ANIMAUX

PARIS. — IMPRIMERIE ÉMILE MARTINET, RUE MIGNON, 2

LEÇONS

SUR

LA PHYSIOLOGIE

ET

L'ANATOMIE COMPARÉE

DE L'HOMME ET DES ANIMAUX

FAITES A LA FACULTÉ DES SCIENCES DE PARIS

PAR

H. MILNE EDWARDS

C^m.L.H. ; G.C.C ; C^m.S.M ; C^m.R. ; C^u.E.P. ; C.O.M. ; C.L.N. ; C.S.S. ; C.C.

Doyen de la Faculté des sciences de Paris, Professeur honoraire au Muséum ;

Membre de l'Institut (Académie des sciences) ;
des Sociétés royales de Londres et d'Édimbourg ; des Académies de Stockholm,
de Saint-Pétersbourg, de Berlin, de Königsberg, de Copenhague, d'Amsterdam, de Bruxelles,
de Vienne, de Hongrie, de Bavière, de Turin, de Bologne et de Naples ;
de la Société des Curieux de la nature de l'Allemagne ;
de la Société hollandaise des sciences ; de l'Académie Américaine ;

De la Société des Naturalistes de Moscou ;
des Sociétés des sciences d'Upsal, de Gœttingue, de Munich, de Götenbourg,
de Liége, de Somerset, de Montréal, de l'île Maurice ; des Sociétés Linnéenne et Zoologique de Londres ;

des Académies des sciences naturelles de Philadelphie et de San-Francisco ;
du Lycéum de New-York ;

des Sociétés Entomologiques de France et de Londres ; des Sociétés Anthropologiques de Paris
et de Londres ; des Sociétés Ethnologiques d'Angleterre et d'Amérique ;
de l'Institut historique du Brésil ; de la Société de géographie de Lisbonne ;

De l'Académie de Médecine de Paris ;
des Sociétés médico-chirurgicale de Londres, médicales d'Édimbourg, de Suède et de Bruges ;
de la Société des Pharmaciens de l'Allemagne septentrionale ;

des Sociétés d'Agriculture de France, de New-York, d'Albany, etc.

—

TOME QUATORZIÈME ET DERNIER

FONCTIONS DE RELATION (suite)

Considérations générales

TABLE DES MATIÈRES

———◉———

PARIS

G. MASSON, ÉDITEUR

LIBRAIRE DE L'ACADÉMIE DE MÉDECINE

BOULEVARD SAINT-GERMAIN, EN FACE DE L'ÉCOLE DE MÉDECINE

1880-1881

LEÇONS

SUR

LA PHYSIOLOGIE

ET

L'ANATOMIE COMPARÉE

DE L'HOMME ET DES ANIMAUX

CENT TRENTE-QUATRIÈME LEÇON

SUITE DE L'ÉTUDE DES FACULTÉS INSTINCTIVES ET INTELLECTUELLES. — *Sociabilité*. — Compagnies et associations. — Animaux voyageurs. — Sociétés coopératives. — Division du travail dans ces sociétés. — Travaux de construction exécutés en commun par les Castors, les Fourmis, les Abeilles et autres animaux. — Parts attribuables à l'instinct et à l'intelligence dans les actes des membres de ces compagnies. — Pourvoyeurs et nourrices. — Guides et défenseurs.

§ 1. — On peut considérer comme étant un premier degré de sociabilité l'instinct de *congréganisme* ou impulsion mentale qui porte certains Animaux à rester dans le voisinage les uns des autres, et à former ainsi des attroupements souvent très nombreux, mais qui n'ont aucun but apparent, et dans lesquels les individus réunis de la sorte ne se prêtent aucune assistance, ne concourent à aucun travail commun (1). Comme exemple de réunions non coopéra-

[marginal note:] Congréganisme.

---

(1) Parmi les écrits publiés depuis un demi-siècle sur la sociabilité des Animaux, je dois citer en première ligne un mémoire très intéres-

tives mais plus ou moins permanentes et déterminées, en apparence au moins, par un besoin de société, je citerai tout d'abord les nuées d'Éphémères et d'autres petits Insectes que l'on voit souvent, aux approches de la nuit, voltiger dans l'air, comme si le plaisir du mouvement était le seul mobile des réunions de ce genre dans la formation desquels l'instinct de l'imitation dont j'ai déjà parlé (1) joue un rôle important. Un penchant analogue existe aussi chez l'Homme et me semble être l'origine du plaisir de la danse qui a pour beaucoup de personnes un grand attrait; mais, en général, cette manière de vivre se lie à la satisfaction de quelque autre besoin dont l'utilité est plus évidente, par exemple, la capture d'une proie, la résistance aux attaques d'ennemis communs, et l'instinct des voyages qui porte certains Animaux à changer de contrée lorsque les conditions biologiques dans lesquelles ils se trouvent ne leur conviennent plus.

Rapports
entre
le régime
et la
sociabilité. L'influence de l'entendement sur les relations des Animaux entre eux est souvent évidente, et presque toujours lorsque ces rapports sont réglés par l'instinct, ils sont établis comme s'ils étaient déterminés par les leçons que donne l'expérience personnelle, par la constatation, à posteriori, de leur utilité et la transmission héréditaire d'habitudes fondées sur la connaissance de cette utilité.

Ainsi, pour les Carnassiers qui se nourrissent des produits

saut de Frédéric Cuvier et un travail récent de M. Espinas, sur les associations formées par les Êtres animés en général (a). Cet auteur s'occupe successivement du commensalisme, du parasitisme et du mutualisme; or, ce qu'il dit de la mutualité, soit indépendante, soit subordonnée, et de la domestication est en grande partie applicable au sujet dont je vais m'occuper dans cette leçon.

(1) Voy. tome XIII, p. 462.

(a) Fréd. Cuvier, *De la sociabilité des animaux* (*Ann. des sc. nat.*, t. VI, p. 357. — *Essai sur la domesticité des Mammifères* (*Mém. du Muséum*, t. XIII, et *Ann. des sc. nat.*, 1826, t. IX, p. 279).
— A. Espinas, *Des Sociétés animales; étude de psychologie comparée*, 1877.

de leur chasse, le voisinage de leurs semblables est, en général, nuisible; car les ressources alimentaires que peut leur offrir la localité où ils résident sont toujours fort limitées, et plus il y a de partageants, moins il y a de profits pour les individus. Toute concurrence tend donc à augmenter les difficultés de la tâche journalière de ces Animaux; ceux-ci, par conséquent, trouvent avantage à être seuls, et effectivement, à moins d'être poussés à se rechercher pour satisfaire à d'autres besoins, ils vivent solitaires. C'est la règle ordinaire pour les Bêtes de proie; mais dans certaines circonstances il peut leur être utile de réunir leurs forces et d'agir de concert. Or, dans les cas de ce genre, on les voit parfois se départir de leurs usages et former des bandes nombreuses pour chasser ensemble; mais ces associations temporaires et déterminées par les besoins du moment cessent dès que la circonstance accidentelle qui les a fait naître n'existe plus, et bientôt chaque chasseur reprend sa vie solitaire (1).

Par analogie on peut donc attribuer à la faiblesse physique des petites espèces de la même famille de Carnassiers la sociabilité permanente des Chacals et des Chiens. On conçoit que, chez eux, les habitudes individuelles aient pu se transmettre par voie d'hérédité et s'être transformées à la longue en instincts innés. On conçoit aussi que, dans des

(1) Les Loups et les Hyènes agissent de la sorte. Ces Animaux restent solitaires tant que leurs forces individuelles leur permettent de pourvoir à leur subsistance; mais parfois, lorsque la disette se fait sentir ou que la proie qu'ils convoitent leur paraît trop dangereuse à attaquer, ils se réunissent en bandes, souvent très nombreuses, pour chasser de concert. Néanmoins c'est à peine si l'on peut voir dans cette manière d'agir les indices d'un instinct de sociabilité, car, animés tous des mêmes sentiments, mus par les mêmes besoins, ils se comportent de la même manière, et les moins hardis ou les plus faibles se bornent à imiter les plus forts; ils ne se portent pas mutuellement secours, et dès que l'objet qu'ils ont en vue est atteint, ils se séparent entre eux.

cas de ce genre, la sélection naturelle ait pu contribuer à généraliser et à renforcer ces dispositions mentales. Dans ces limites, l'hypothèse de M. Darwin et de M. Wallace me paraît donc très admissible, et même j'incline à croire que la notion de l'utilité de l'assistance mutuelle a pu être la source première de l'instinct de la sociabilité chez les autres Animaux dont l'intelligence est suffisante pour les rendre aptes à en comprendre les effets.

Réunions
défensives.

§ 2. — Pour la défense, l'utilité des réunions est beaucoup plus grande que pour l'attaque, et les avantages qui peuvent en résulter sous ce rapport ne sont que rarement contre-balancés par les inconvénients de la concurrence lorsque les Animaux tirent leur subsistance du règne végétal. Aussi est-ce principalement parmi les phytophages que la socia-bilité se manifeste, se développe à divers degrés et devient un instinct permanent, comme cela se voit chez beaucoup d'Herbivores.

Le concours des forces individuelles et l'assistance mu-tuelle n'ont pas le même degré d'utilité à tous les moments de la vie, et l'on comprend que la défense commune doit être particulièrement profitable lorsque des Animaux faibles ont à protéger une jeune famille ou à affronter des dangers in-connus, comme cela a lieu lorsqu'ils émigrent d'un pays dans un autre.

A moins que la rareté des subsistances n'oblige les Ani-maux de même espèce à se disperser, ceux qui sont les mieux doués sous le rapport de l'intelligence ou des instincts susceptibles de tenir de l'entendement et de la raison, vivent par conséquent rassemblés en groupes sociaux; et lorsque ces réunions ne sont pas permanentes, elles ont lieu sur-tout pendant le temps où les nouveau-nés ont besoin d'être défendus contre leurs ennemis.

Ainsi que j'ai eu l'occasion de le faire remarquer dans la

dernière leçon, divers Oiseaux, tels que les Freux, en établissant leurs demeures à proximité dans une même localité, forment des espèces de colonies temporaires parfois très nombreuses, et les Hirondelles de rivage ont à un haut degré la même prédisposition (1); enfin des habitudes analogues existent chez les Manchots (2) et beaucoup d'autres Oiseaux de mer. Je rappellerai également que les *Loxia* placent leurs nids sous un toit commun (3).

§ 3. — Le besoin de société se manifeste d'une manière non moins remarquable chez les Animaux voyageurs. Je ne parle pas ici des bandes d'Insectes qui, emportés au loin par le vent, vont s'abattre parfois dans des contrées qu'ils ne fréquentent pas d'ordinaire; car ces voyages forcés ne sont la conséquence ni de l'instinct ni de l'intelligence, et sont des accidents indépendants de la volonté ou de tout autre mobile mental; mais je fais allusion généralement à des troupes qui se déplacent volontairement pour satisfaire des besoins physiques ou pour obéir à des impulsions intérieures, inexplicables par l'entendement.

Animaux migrateurs.

(1) Voy. ci-dessus, p. 543 et 552.

(2) Ces Oiseaux qui sont d'excellents nageurs, mais qui ne peuvent voler, se réunissent en grand nombre sur plusieurs îles inhabitées de l'océan Antarctique, et, ainsi que je l'ai déjà dit (a) ils y nichent à terre dans des excavations peu profondes ou dans des galeries alignées avec régularité et séparées entre elles par des allées bien nivelées, de façon que ces établissements ressemblent à des campements. Il en existe de fort remarquables aux îles Falkland (b) et à l'île Macquarie (c).

(3) Voy. ci-dessus, p. 552.

(a) Voy. tome XIII, p. 543.
(b) Amosa Delano, *A Narration of voyages and travels in the northern and southern hemispheres* (2ᵉ édit., 1816).
— B. Morrel, *A narration of four voyages in the South sea in the years* 1822-1831.
— Fanning, *Voyage round the world*, p. 85 (1834).
— C. Abbott, *The Penguins of the Falkland islands* (*Ibid.*, 1860, t. II, p. 336).
— Lecomte (*Proceed. of the zool. Soc.*, 1866, p. 527).
(c) Bennett, *On the habits of the King Penguin* (*Proceed. zool. Soc.*, 1834, p. 34).
— Wilkes, *Narrative of the United states Exploring expedition during the years* 1838, 1839, 1840, 1841 et 1842, t. II.

Les Animaux qui ont le pouvoir de changer facilement de place sont portés à se servir de cette aptitude toutes les fois que le lieu où ils se trouvent ne réunit pas les conditions nécessaires à leur bien-être. Chez ceux dont l'instinct ou l'entendement qui détermine ces actes est le moins développé, c'est de proche en proche seulement qu'ils s'avancent pour manger ce qu'ils rencontrent sur leur chemin, comme cela se voit chez la plupart des Chenilles qui, après avoir dévoré une feuille, en attaquent une autre, et ainsi de suite jusqu'à ce que l'arbre sur lequel ces jeunes Insectes se trouvent en soit complètement dépouillé, et qui se transportent ensuite sur une plante voisine pour en faire autant (1). D'autres Animaux, généralement des herbivores ou des frugivores, se comportent d'une manière analogue, et lorsqu'ils ont des moyens de locomotion plus puissants, ils se transportent à des distances parfois très considérables en dévastant tout sur leur passage : tels sont les Criquets et les Sauterelles parmi les Insectes (2), les Dindons sau-

(1) Les Chenilles processionnaires nous offrent un excellent exemple de ce mode d'existence. Lorsque ces Animaux, qui se nourrissent de feuilles, sortent de leur nid commun pour aller paître, ils marchent par files : l'un d'eux se place en tête de la troupe et il est suivi par deux autres individus qui, à leur tour, sont suivis par trois autres ; un quatrième rang se compose de cinq Chenilles, et dans les rangs suivants, le nombre des individus augmente successivement, de façon que la bande se déploie comme un long ruban de plus en plus large. C'est pendant la nuit qu'elles se promènent de la sorte. Pour plus de détail relativement à leurs mœurs, je renverrai aux observations de Réaumur et de quelques autres entomologistes (a).

(2) Dans le langage ordinaire on confond souvent les Sauterelles et les Criquets, qui appartiennent cependant à deux familles distinctes, et c'est principalement à ces derniers que se rapportent la plupart des récits relatifs aux dégâts causés par les migrations de ces Orthoptères voyageurs, soit en Afrique et en

(a) Réaumur, *Mém. pour servir à l'hist. des Insectes*, t. II, p. 182 et suiv., pl. xi, fig. 1 et 2.
— Blanchard, *Métamorphose des Insectes*, p. 243 et pl. correspondante.

vages parmi les Oiseaux (1), et les Lemmings parmi les Mammifères. Ces Rongeurs font de la sorte, en troupes nombreuses, des voyages extrêmement longs sans y être déterminés par aucun motif appréciable (2). Certains Poissons ont aussi à un haut degré l'instinct des migrations périodiques, le Saumon (3) et le Hareng par exemple, mais la

Asie, soit dans le midi de la France (a). Les entomologistes modernes désignent sous le nom d'*Acridium peregrinum* l'espèce la plus commune, notamment celle qui dévaste souvent l'Algérie (b).

(1) Les mœurs des Dindons sauvages ont été observées avec beaucoup de soin par un ornithologiste célèbre de l'Amérique septentrionale, Audubon. Ces Oiseaux, qui ne volent que peu, sont très communs dans diverses parties boisées et encore inhabitées des États-Unis (c).

(2) Les Lemmings sont de petits Rongeurs qui ressemblent beaucoup aux Campagnols et qui abondent en Scandinavie. A des époques qui n'ont rien de périodique ils émigrent, en troupes nombreuses, des hauts plateaux vers la mer, mais on ne sait que peu de choses relativement aux

circonstances déterminantes de leurs voyages au sujet desquels les naturalistes anciens ont accueilli beaucoup de fables (d).

(3) Le Saumon habite toutes les mers arctiques, et chaque printemps il entre en grandes troupes dans les rivières pour les remonter jusque près de leurs sources. Dans ces émigrations, ces Poissons suivent un ordre régulier, en formant deux longues files réunies en avant et conduites par la plus grosse femelle, qui ouvre la marche, tandis que les plus petits mâles sont à l'arrière-garde. Ces troupes nagent en général avec un grand bruit au milieu des fleuves, près de la surface de l'eau si la température est douce, plus près du fond si la chaleur est forte. D'ordinaire ils avancent lentement et en se jouant; mais, si quelque danger

(a) Solier, *Notes sur des apparitions d'Orthoptères dans les environs de Marseille* (*Ann. de la Soc. entomologique*, 1833, t. II, p. 486).

(b) Kirby and Spence, *Introduction to Entomology*, t. I, p. 210 (1815).
— Lucas, *Exploration scientifique de l'Algérie, Animaux articulés*, t. III, p. 29.
— Maurice Girard, *Traité élémentaire d'entomologie*, t. II, p. 205.

(c) Audubon, *Ornithological Biography*, t. I, p. 1 et suiv.

(d) Olaus Magnus, *De gentibus septentrionalibus*, 1555.
— Linné, *De Animalibus quæ in Norwegia e nubibus decidere dicuntur* (*Abhandl. der Schwedischen Akad.*, 1749, t. XI, p. 19).
— Pallas, *Novæ species quadrup. e gloricem ordines*, p. 186.
— Zettersted, *Resa genom severiges och Norriges Lappmarker för ättad är* 1821, t. II, p. 93. — *Resa genum umea Lappmarker*, 1833, p. 104.
— Martins, *Observ. sur les migrations et les mœurs des Lemmings* (*Revue de zoologie*, 1840).
— Bowden, *The naturalist in Norway*, chap. x, p. 77 (1869).
— D. Crotch, *Le Lemming de Norwège et ses migrations* (*Revue Britannique*, 1879, N. S., t. III, p. 222).

plupart des auteurs qui ont parlé des voyages effectués par ces derniers Animaux en ont beaucoup exagéré la longueur (1).

Migrations
périodiques
des
Oiseaux.

§ 4. — C'est principalement chez les Oiseaux que ce genre d'instinct a été attentivement étudié. Quelques espèces

paraît les menacer, la rapidité de leur natation devient telle, que l'œil peut à peine les suivre. Si une digue ou une cascade s'oppose à leur marche, ils font les plus grands efforts pour la franchir. En s'appuyant sur quelque rocher et en redressant tout à coup avec violence leur corps recourbé en arc, ils s'élancent hors de l'eau, et sautent quelquefois de la sorte à une hauteur de 4 à 5 mètres dans l'atmosphère, pour aller tomber au delà de l'obstacle qui les arrêtait. Les Saumons remontent ainsi les fleuves jusque vers leur source, et vont chercher dans les petits ruisseaux et les endroits tranquilles un fond de sable et de gravier propre à y déposer leurs œufs ; puis, maigres et affaiblis par tant de fatigue, ils redescendent en automne vers l'embouchure des fleuves, et vont passer l'hiver dans la mer. Les œufs sont déposés dans un enfoncement que la femelle creuse dans le sable ; le mâle vient ensuite les féconder. Les jeunes Saumons grandissent très promptement et, lorsqu'ils ont atteint une longueur d'environ 33 centimètres, ils abandonnent le haut des rivières pour gagner la mer, qu'ils quittent à leur tour pour rentrer dans les fleuves lorsqu'ils sont longs de 4 à 5 décimètres, c'est-à-dire vers le milieu de l'été suivant,

et, de même que les Hirondelles, leur instinct les porte à retourner dans leurs lieux de naissance. Les pêcheurs en étaient depuis longtemps persuadés, et pour s'assurer expérimentalement du fait, un naturaliste nommé Deslandes mit un anneau de cuivre à la queue de douze de ces poissons, et leur rendit la liberté, dans la rivière d'Aulne, à Châteaulin, en Bretagne. Bientôt après ils disparurent tous ; mais l'année suivante on reprit dans le même lieu cinq de ces Saumons, la seconde année trois, et l'année d'après trois encore (a). Des expériences faites en Écosse ont donné des résultats analogues.

Les Anguilles exécutent aussi des voyages remarquables. Elles naissent dans la mer, et lorsqu'elles sont encore très jeunes (à l'état d'*alevin*), elles remontent les rivières à la recherche de pièces d'eau stagnantes où elles restent en général sédentaires jusqu'à l'âge adulte ; alors elles retournent à la mer, et pendant les nuits obscures et les temps humides elles font parfois à travers champs des trajets fort longs (b).

(1) Pour plus de détails à ce sujet je renverrai à un article sur les *Pêcheries norvégiennes* que j'ai publié récemment dans le *Bulletin de l'Association scientifique de France* (1878, n° 573, t. XIII, p. 41).

(a) Deslandes, *Recueil de traités de physique et d'histoire naturelle*, 1796, p. 188.
(b) Spellanzani, *Opuscoli sopra le Anguille* (*Viaggi alle due Sicilie*, 1798, Appendice, t. VI, p. 200 et suiv.).

émigrent ainsi de concert pour fuir le froid ou pour chercher une température moins élevée, et vont dans le Midi ou dans le Nord y pondre ou y passer le temps de la mue; d'autres changent de pays pour se procurer plus facilement des moyens de subsistance : la plupart des Insectivores sont dans ce cas; mais il est des Oiseaux qui exécutent des voyages réguliers sans y être sollicités par aucune cause appréciable et sans que leur déplacement paraisse apporter aucun changement bien notable dans les conditions où ils se trouvent. Du reste, quelle que soit la circonstance qui rende la migration périodique des Oiseaux utile à eux-mêmes ou à leur progéniture, il est bien évident que ce n'est pas elle qui en est ordinairement la cause déterminante; les Oiseaux voyageurs éprouvent, à certaines époques de l'année, le besoin de changer de pays, comme ils éprouvent à d'autres moments le désir de construire leur nid, sans y être portés par un calcul intellectuel ou par la prévision des avantages qu'ils en recueilleront. C'est un instinct aveugle qui, en général, les pousse, et qui, se développe quelquefois indépendamment de tout ce qui dans le moment même, peut influer sur le bien-être de ces Animaux. Ainsi, dans des expériences faites sur quelques Oiseaux voyageurs de nos pays, on a vu ce besoin se manifester avec force à l'époque ordinaire, bien qu'on eût le soin de maintenir autour de ces Animaux une température constante, qu'on leur donnât en abondance une nourriture convenable, et qu'on eût la précaution de choisir de jeunes individus qui n'avaient pas encore pu contracter l'habitude des migrations. Lorsqu'ils changent de climat, ils n'attendent pas pour partir que le froid leur soit devenu insupportable, et ils ne sont pas repoussés peu à peu vers le Midi par les empiétements de l'hiver; mais ils les précèdent, et certains d'entre eux se transportent tout de suite et presque tout d'un trait de nos pays jusque dans les régions tropicales. Souvent nous les voyons revenir au printemps, lorsque la température est encore au-dessous de ce qu'elle était au moment de leur départ; et, pour certaines espèces, je le répète, les migrations ne coïncident avec aucune circonstance extérieure connue. Ce phénomène est par conséquent inexplicable, et en cela il ne diffère pas de tous ceux que détermine l'instinct.

Mais de ce que les migrations dépendent d'une impulsion non raisonnée, il ne faut pas conclure que les circonstances extérieures soient sans influence sur le développement du besoin que les Oiseaux voyageurs éprouvent de changer de lieux; on remarque au contraire que ce phénomène coïncide en général avec des variations atmosphériques, et que le moment de l'arrivée et du départ est souvent avancé ou retardé, suivant que la saison froide se prolonge plus ou moins. L'époque à laquelle les Oiseaux voyageurs arrivent dans nos pays ou les quittent varie suivant les espèces. Ceux qui sont originaires des régions les plus septentrionales de l'Europe nous viennent à la fin de l'automne ou au commencement de l'hiver, et, dès les premiers beaux jours, fuyant la chaleur comme ils avaient fui l'excès du froid, ils retournent vers le Nord pour y faire leur ponte. D'autres Oiseaux qui naissent toujours dans nos contrées, et qui doivent par conséquent être considérés comme étant essentiellement indigènes, nous quittent en automne, et, après avoir passé l'hiver dans un climat chaud, reparaissent parmi nous au printemps, ou bien, évitant au contraire la chaleur modérée de notre été, émigrent alors vers les régions arctiques. Il en est d'autres encore qui, natifs des pays méridionaux, semblent vouloir échapper à l'ardeur du soleil d'été, et, à cet effet, nous arrivent au milieu de la belle saison. Enfin, on en voit aussi qui ne séjournent jamais dans nos contrées, et qui, dans leurs migrations annuelles, ne font qu'y passer. L'époque de l'arrivée et du départ de ces voyageurs est en général déterminée d'une manière très approximative pour chaque espèce, et l'expérience a appris que dans certaines localités les chasseurs peuvent même compter sur l'arrivée de tels ou tels Oiseaux, comme sur une rente dont les termes écherraient à jour fixe. L'âge y apporte cependant quelque différence : d'ordinaire les jeunes ne se mettent en route que quelque temps après les adultes; et cela paraît dépendre de ce que, la mue ayant lieu plus tard chez eux que chez ces derniers, ils ne sont pas encore rétablis de l'espèce de maladie qui accompagne ce phénomène, au moment où ceux-ci sont déjà en état de supporter les fatigues du voyage.

Un des exemples les plus remarquables de l'instinct impérieux qui détermine certains Animaux sociables à faire, en commun, de longs voyages, nous est fourni par les Hirondelles, qui se montrent chez nous vers le commencement d'avril et nous quittent en automne. On voit alors ces Oiseaux se réunir en troupes nombreuses et se diriger vers le Midi. Parvenus sur les bords de la Méditerranée, ils se rassemblent sur quelque point élevé ; et, après avoir attendu un moment favorable, ils partent de concert et traversent la mer par bandes innombrables. On les rencontre quelquefois loin de terre, et, lorsque les vents contraires s'opposent à leur voyage, on les voit s'abattre sur les cordages des navires; il paraîtrait même qu'ils vont jusqu'au Sénégal pour y passer l'hiver. Mais on ne sait rien concernant les moyens qu'ils emploient pour diriger leur course.

Les Cailles sont également renommées pour leur instinct voyageur, et elles vont aussi en Afrique et en Asie Mineure pour éviter les hivers rigoureux de nos climats. C'est même

à l'époque des migrations seulement que ces Oiseaux s'élèvent haut dans l'atmosphère et volent rapidement, mais
alors, en une nuit, ils franchissent parfois une distance de
plus de 200 kilomètres.

Beaucoup d'Oiseaux voyagent en foule serrée et constituent des colonnes compactes dont la grandeur dépasse tout
ce que l'on aurait imaginé avant de l'avoir vu (1). Mais chez
d'autres espèces il règne dans toute la troupe un ordre
parfait. Ainsi très souvent les émigrants se disposent en file
sur deux lignes divergeantes de façon à représenter un
grand V dont l'angle est dirigé en avant ; l'individu placé
en tête ne montre aucune incertitude quant à la route qu'il
doit suivre dans l'atmosphère, et il est suivi aveuglément
par tous ses compagnons ; mais ses fonctions sont temporaires, et lorsque la fatigue ou toute autre cause le détermine à quitter son poste, il va se mettre à l'arrière-garde,

(1) Pour donner une idée du nombre incalculable d'Oiseaux qui, parfois, se réunissent en troupes pour
exécuter de concert un long voyage,
je citerai un fait constaté dans la région antarctique par un célèbre na-
vigateur anglais, le capitaine Ross.
Étant loin de toute terre, près des
glaces circumpolaires, par le 57° pa-
rallèle sud, Ross vit un jour passer au-
dessus de sa tête d'immenses légions
d'Oiseaux pélagiens (probablement
de jeunes Pétrels) se dirigeant vers le
nord. Une de ces bandes était composée d'individus si serrés entre eux,
que la lumière du soleil en était obs-
curcie ; or, elle avait environ 4 kilomètres de large et en tenant compte
de la durée du défilé ainsi que de la
rapidité du vol, Ross estime que sa
longueur devait être de 10 à 15 kilomètres. Cela suppose des centaines
de millions d'émigrants réunis en
une seule troupe (a). Les pigeons
voyageurs de l'Amérique septentrionale forment des légions non moins
nombreuses ; ainsi Wilson calcula
que l'une des bandes dont il avait
observé le passage devait être composée de plus de 2 milliards de ces
Oiseaux (b), et Audubon a eu l'occasion de voir passer au-dessus de sa
tête, pendant toute une journée et
sans interruption, en colonne serrée,
des bandes non moins énormes formées par les mêmes Oiseaux (c).

(a) J. C. Ross, *A voyage of discovery and research in the Southern and Arctic
regions during the years* 1833-1843, t. I, p. 315 (1847).
(b) Wilson, *American Ornithology*, t. III, p. 7.
(c) Audubon, *Ornithological Biography*, p. 321 (1831).

et l'individu qui venait immédiatement derrière lui prend sa place. Mais le chef de file qui vole en tête de la bande voyageuse et qui remplit le rôle de guide se borne à donner l'exemple et n'exerce sur ses compagnons aucune autorité coercitive.

Enfin, l'instinct de l'émigration est développé à un haut degré chez diverses espèces de Fourmis dont j'aurai à parler lorsque je traiterai spécialement des facultés mentales chez les Animaux qui forment des sociétés coopératives.

§ 5. — Les sociétés constituées par les Animaux ne consistent pas seulement en des réunions plus ou moins nombreuses d'individus vivants à côté les uns des autres, ayant des besoins personnels semblables et y pourvoyant de la même manière ; elles sont parfois organisées de manière que la division du travail soit établie entre les divers membres de la compagnie, que certains individus aient des fonctions spéciales, que les actions des unes soient profitables à d'autres, et cela indépendamment de tout ce qui est relatif à la satisfaction des appétits sexuels.

Division du travail de la communauté.

Ainsi dans une même colonie il peut y avoir à côté des reproducteurs mâles ou femelles, des pourvoyeurs, des nourrices inaptes à remplir aucun autre rôle, et des défenseurs, quelquefois même des serviteurs obtenus par la force, pour ainsi dire des esclaves, ou plutôt des enfants adoptifs.

C'est surtout parmi les Insectes que cette espèce d'organisation sociale se rencontre, et elle suppose chez les divers représentants d'un même type zoologique des instincts fort différents. En général, cette diversité des rôles coïncide avec des particularités de structure dans les instruments à l'aide desquels les actes déterminés par ces mobiles s'accomplissent. Ainsi, dans les associations coopératives constituées par les Abeilles, il y a des membres dont la spécialité est de féconder les femelles, d'autres qui ne contribuent à la prospérité commune qu'en donnant des œufs, d'autres qui travaillent pour assurer le bien-être de tous, aussi bien que la satisfaction de leurs besoins personnels, et parmi ces ouvrières, qui sont des femelles frappées de stérilité, les unes produisent la cire et construisent les cellules nécessaires pour l'emmagasinage des provisions de la communauté et pour l'élevage des jeunes, d'autres sont des nourrices et des pourvoyeurs qui vont au dehors chercher des aliments et qui apportent la pâture aux travailleurs sédentaires.

Chez les Termites, la diversité des membres d'une même communauté est portée plus loin. Il y a, outre la femelle, les mâles et les jeunes en voie de développement, deux sortes d'individus adultes, mais incomplètement développés et stériles : des ouvriers et des soldats (1).

Il est également à noter que dans les associations à long terme, c'est-à-dire qui ne sont pas formées seulement en vue de l'obtention d'un résultat spécial, et qui ne se dissolvent pas plus ou moins complètement dès que ce but a été obtenu, ainsi que cela se voit pour les bandes voyageuses, les Insectes peuvent constituer deux sortes de sociétés : des colonies annuelles ou des colonies permanentes. Dans les premières, dont les Guêpes nous offrent un exemple, les femelles, déjà fécondées, sont les seuls représentants de leur espèce qui survivent aux froids de l'hiver, et qui, l'année suivante,

(1) Les ouvriers sont les uns des femelles les autres des mâles, dont l'appareil reproducteur est resté à l'état rudimentaire. Les soldats se distinguent des ouvriers par la grosseur de leur tête et le grand développement de leurs mandibules Tous ces neutres sont aveugles et n'offrent même aucune trace d'yeux, tandis que les individus sexués en sont pourvus (a).

(a) Lespès, Rech. sur l'organisation et les mœurs du Termite lucifuge (Ann. des sc. nat., 1856, série 4, t. V, p. 232 et suiv.)

non-seulement perpétuent leur race, mais fondent au moyen
de leur progéniture une colonie nouvelle, constituée en
réalité par une famille unique, quelque nombreuse qu'elle
puisse être. Dans les secondes, la communauté se renouvelle graduellement; les procréateurs aussi bien que les
travailleurs s'y succèdent, et la durée de l'association n'est
pas limitée par la durée de la vie de l'un quelconque de ses
membres. Les Mélipones vivent ainsi réunis en peuplades,
dans chacune desquelles se trouvent à la fois plusieurs mères;
mais chez les Abeilles, chaque colonie n'est habitée que
par une seule femelle adulte, et chez les Termites les jeunes
femelles émigrent peu après le développement de leurs ailes,
et il n'y a aussi qu'une seule pondeuse dans chaque colonie.

Enfin ce n'est pas seulement entre des individus d'une
même espèce zoologique que des liens sociaux s'établissent.
Quelques Bêtes savent se procurer des auxiliaires étrangers,
les accoutumer à vivre dans leurs demeures et en tirer profit;
en un mot, ils en font des Animaux domestiques, à peu près
comme l'Homme est parvenu à s'associer ceux qu'il a réduits
à l'état de domesticité.

C'est chez les Animaux vivant en société que les facultés
mentales sont les plus parfaites, et ce genre d'existence
semble exercer beaucoup d'influence sur le développement
des aptitudes psychiques. Pour s'en convaincre, il suffit
d'examiner plus attentivement que nous ne l'avons fait
jusqu'ici, d'une part les occupations ordinaires de ces Êtres,
d'autre part les sentiments dont ils se montrent animés.

Nous savons déjà comment beaucoup d'Animaux réunis
par paires se procurent des abris appropriés à leurs besoins
personnels, ou préparent des berceaux pour l'élevage de leur
progéniture. Voyons maintenant ce que font dans le même
but les sociétés coopératives.

§ 6. — Les travaux de construction exécutés en commun

Associa-
tions
construc-
tives.

par des Animaux vivant en société sont parfois très remarquables, notamment ceux des Castors d'Amérique. En été,
ces gros Rongeurs aquatiques vivent isolés dans des terriers,
mais lorsque la saison des neiges approche, ils se réunissent
en troupes composées souvent de deux ou de trois cents individus, et ils bâtissent un groupe de huttes dans quelque
endroit des plus solitaires sur le bord d'un lac ou d'une rivière assez profonde pour ne jamais geler jusqu'au fond. En
général ils choisissent une eau courante afin de faciliter par
flottaison le transport des matériaux de construction dont
ils auront à faire usage, et souvent, pour soutenir l'eau à
une hauteur constante, condition essentielle à la bonne
installation de leurs demeures, ils commencent leurs travaux
en établissant un barrage au moyen de branches entrelacées,
de pierres et de limon. Cette digue est toujours courbe et sa
convexité est dirigée contre le courant; elle est disposée en
talus; à sa base elle a ordinairement environ 4 mètres de
large; ses côtés sont garnis d'un enduit terreux, épais et
solide; chaque année elle est renforcée par de nouveaux travaux, et elle ne tarde pas à se couvrir d'une riche végétation
de façon que peu à peu elle se transforme en une sorte de
haie. Lorsque la digue est achevée ou lorsque l'eau étant sta-
gnante, le barrage n'est pas jugé nécessaire, les Castors se séparent en un certain nombre de familles et s'occupent à construire autant de nouvelles huttes ou à réparer celles qui ont
déjà servi l'année précédente. Ces cabanes sont élevées contre
la digue ou sur le bord de l'eau, et elles sont de forme à peu
près ovalaire; leur diamètre intérieur est d'environ 2 mètres,
et leurs parois, construites comme la digue avec des branches d'arbres, sont recouvertes des deux côtés d'un enduit
limoneux. On y trouve deux étages : le supérieur, à sec, est
destiné à l'habitation des Castors; l'inférieur est immergé
et sert de magasins pour les provisions d'écorce destinées à

l'alimentation des habitants; enfin, ces demeures ne communiquent au dehors que par une ouverture située sous l'eau, de façon à n'être accessible que pour des nageurs (1).

Les travaux exécutés par les Fourmis, les Termites, les Guêpes et les Abeilles sont non moins remarquables; mais chez ces Insectes tous les membres de l'association ne remplissent pas les mêmes fonctions. Effectivement, dans les sociétés coopératives constituées par ces petits Êtres, les rôles sont répartis de façon à les faire contribuer de diverses manières au bien public, et les reproducteurs sont assistés dans l'accomplissement de leur tâche, comme conservateurs de leur race, par des individus stériles aptes à être seulement des ouvriers ou des nourrices. Les Fourmis et les Termites sont des Animaux fouisseurs qui bâtissent leurs demeures avec des fragments de plantes ou avec de la terre gâchée. Les Guêpes et les Abeilles élaborent davantage leurs matériaux de construction : les premières fabriquent, avec des débris de substances ligneuses, une sorte de pâte solidifiable, analogue à celle du carton; les secondes font principalement usage de cire sécrétée

(1) Quelques auteurs ont supposé que la queue ovalaire des Castors leur servait comme une truelle pour bâtir ces demeures; mais ils n'emploient à cet usage que leurs dents et leurs pattes de devant. Avec leurs fortes incisives ils coupent les branches et même les troncs d'arbres dont ils ont besoin, et c'est avec leur bouche ou avec leurs pattes antérieures qu'ils traînent ces matériaux. Lorsqu'ils s'établissent sur les bords d'une eau courante, ils coupent le bois au-dessus du point où ils veulent construire leur demeure, le mettent à flot, et, profitant du courant, le dirigent là où il faut qu'il aborde : c'est également avec leurs pattes qu'ils creusent leurs trous et pétrissent la terre qu'ils emploient pour bâtir. Du reste, ces travaux, qui s'exécutent avec une extrême rapidité, ne se font que pendant la nuit. Lorsque le voisinage de l'homme empêche les Castors de se multiplier assez pour former de semblables associations et les prive de la tranquillité dont ils auraient besoin pour exécuter les travaux dont nous venons de parler, ils ne bâtissent plus de huttes; mais l'instinct de la construction ne s'en conserve pas moins, et l'on a vu un de ces animaux, qui était élevé en captivité dans la ménagerie du Jardin des

dans des poches glandulaires situées à la face inférieure de leur abdomen (1).

Les mœurs des Fourmis sont très utiles à étudier lorsqu'on cherche à connaître les facultés mentales des Bêtes (2). J'aurai plus d'une fois à en parler, mais en ce moment je me borne à dire comment elles bâtissent. Les unes sont fouisseuses et construisent leur demeure commune en terre; d'autres s'établissent dans des troncs d'arbres ou des pièces de bois dont elles rongent la substance. Comme exemple des premières, je citerai les Fourmis rousses, qui, chez nous, sont très communes dans la campagne. Elles vivent en colonies nombreuses et se font remarquer par leur active industrie, sortant sans cesse de la fourmilière pour aller au loin chercher des débris végétaux et les transportant dans l'intérieur de leur demeure. On suppose généralement qu'elles emmagasinent de la sorte des aliments pour s'en nourrir

plantes, s'emparer de tous les morceaux de bois qu'il pouvait se procurer pour les planter en terre et commencer des bâtisses, quoique les circonstances dans lesquelles il se trouvait lui rendissent inutiles de semblables travaux (a). Les meilleures observations sur leurs mœurs sont dues à Hearne, qui fit un long voyage dans le nord de l'Amérique vers 1770 (b).

(1) Voy. t. VII, p. 552, note.

(2) Les mœurs de ces Insectes ont été admirablement bien étudiées par Pierre Huber, fils d'un naturaliste suisse, connu par ses ingénieuses et persévérantes recherches sur l'histoire physiologique des Abeilles (c). Plus récemment les Fourmis exotiques ont été l'objet d'observations également intéressantes dues principalement à Lund, à M. Ebrard, à M. Forel et à Sir J. Lubbock (d). On trouve dans l'ouvrage de M. Blanchard sur les métamorphoses des Insectes, un exposé très intéressant de nos connaissances à ce sujet (op. cit., p. 350 et suiv.).

(a) Fréd. Cuvier, *Mammifères*, t. III (Castor d'Europe). — *Essai sur la domestication* (*Ann. des sc. nat.*, 1828, t. IX, p. 292).

(b) Richardson, *Fauna Boreali-Americana*, p. 109 et suiv.

(c) P. Huber, *Recherches sur les mœurs des Fourmis indigènes*, 1810.

(d) Lund, *Lettre sur les habitudes de quelques Fourmis du Brésil* (*Ann. des sc. nat.*, 1831, t. XXIII, p. 113.

— Ebrard, *Nouvelles observations sur les Fourmis* (*Bibliothèque universelle. Revue Suisse et étrangère*, 1861, nouv. période, t. XI, p. 466).

— Forel, *Les Fourmis de la Suisse* (*Mém. de la Soc. des sc. nat.*, 1874, t. XXVI.

— Lubbock, *Observations on Bees, Wasps and Ants* (*Journal of the Linnean Society*, 1876, t. XII, XIII et XIV).

pendant la mauvaise saison, mais cette opinion n'est pas fondée. Ces Fourmis ne font pas de provisions et ne mangent pas ce qu'elles charrient; les fardeaux qu'elles transportent avec tant de soin sont des matériaux de construction destinés à former la charpente de la fourmilière; ils consistent principalement en fragments de menus branchages et autres brindilles de bois mort que ces Insectes amoncellent sans ordre apparent sur l'emplacement où ils vont s'établir, mais en les disposant de façon à s'entre-croiser et à laisser entre eux des chambrettes et des passages faisant communiquer toutes ces cavités entre elles. Ces Fourmis minent en même temps le sol ainsi recouvert et rejettent au dehors les déblais au-dessus de l'habitation en voie de construction. Les parois de la fourmilière sont consolidées par des bûchettes disposées comme celles dont j'ai déjà parlé; de nouvelles excavations sont pratiquées au-dessous des précédentes; les déblais qui en proviennent sont accumulés au-dessus du tout, de façon à en augmenter progressivement la hauteur, et dans l'intérieur du monticule ainsi formé, des étages successifs sont creusés, de sorte que la demeure commune de la colonie grandit à la fois en dessus et en dessous. Ce bâtiment communique au dehors par des lacunes servant de portes, mais ces ouvertures ne sont pas permanentes; aux approches de la nuit ou d'un temps pluvieux, les Fourmis les bouchent avec de la terre et des bûchettes, de façon à les faire disparaître complètement, sauf à les déblayer de nouveau dès que ces Insectes veulent sortir de leur retraite. Ces travaux sont exécutés exclusivement par les individus neutres ou ouvrières; mais les femelles et les mâles en profitent, et c'est aussi dans l'intérieur de l'édifice que les larves apodes, nées des œufs déposés dans les chambrettes, sont élevées et accomplissent leurs métamorphoses.

D'autres Fourmis, que Huber a appelées des *Fourmis ma-çonnes*, par exemple la Fourmi noir cendré ou *Formica fusca*, la Fourmi-Mineuse ou *Formica cunicularia* de La-tréille, disposent leur demeure commune à peu près de la même manière, mais sans faire usage de bois, en aggluti-nant de la terre seulement et en n'élevant pas leur édifice au-dessus de la surface du sol.

Enfin les Fourmis rongeuses (les Fourmis fuligineuses, par exemple) se construisent des demeures analogues dans l'in-térieur d'un tronc d'arbre attaqué par la pourriture, ou dans la substance de quelque autre pièce de bois mort (1); elles y creusent, à l'aide de leurs mandibules, une multitude de cavités disposées par étages, séparées entre elles par des cloisons minces et mises en communication facile au moyen de pertuis ou de couloirs. Du reste l'architecture des In-sectes de cette famille varie beaucoup suivant les espèces, et il est à noter que souvent les Fourmis, pour s'épargner la peine de bâtir, s'accommodent d'une fourmilière aban-donnée par ses constructeurs, lors même que cette demeure diffère beaucoup de celles que les travailleurs de leur espèce bâtissent d'ordinaire (2).

Sociétés
formées
par
les Termites

§ 7. — Les Termites, appelés vulgairement Fourmis blan-ches, ressemblent beaucoup tout à la fois aux Fourmis mâ-

---

(1) Ainsi la *Formica emarginata* établit parfois sa demeure dans les poutres de nos maisons et cause ainsi des dégâts considérables.

(2) L'architecture des Fourmis a été étudiée vers le milieu du dix-hui-tième siècle par plusieurs natura-listes (a); mais Huber fut le premier à en traiter d'une manière appro-fondie. Tout récemment M. Forel en a donné une histoire plus com-plète (b).

(a) W. Gould, *An account of english ants*, 1747.
— De Geer, *op. cit.*, t. II (1771).
— Christ, *Naturgeschichte der Insecten vom Aienen-Ameisen und Wespen-ges-chlechte*, 1791.
(b) F. Huber, *Rech. sur les mœurs des Fourmies indigènes*, 1810.
— Forel, *Les Fourmis de la Suisse*, 3e partie, p. 150 à 209.

çonnes et aux Fourmis rongeuses par leur manière de construire leur demeure commune (1); mais ces Insectes, qui sont propres aux régions torrides de l'Afrique et de l'Amérique (2), constituent des colonies plus nombreuses et bâtissent parfois des édifices encore plus remarquables par leurs dimensions ainsi que par leur disposition générale. Les habitations de quelques-uns de ces Névroptères sont établies à terre, avec une grande solidité et s'élèvent à une hauteur de 2 ou 3 mètres. Elles sont souvent réunies en nombre considérable dans le voisinage les unes des autres, et, vues de loin, elles ressemblent alors à un village composé de huttes coniques. Celles qui appartiennent à d'autres Termites sont construites sur des branches d'arbre, et quelques-uns de ces Insectes s'établissent dans l'intérieur des troncs d'arbres morts, dans les poutres des maisons ou dans d'autres stations analogues où ils creusent une multitude incalculable de cavités diversement disposées. L'une de ces chambres sert de résidence à la mère commune de la colonie ; d'autres

(1) Les mœurs des Termites ont été étudiées très attentivement, il y a environ un siècle, par un naturaliste voyageur nommé Smeathman; mais la composition des colonies formées par ces Insectes n'est bien connue que depuis la publication des observations de Lespès (a).

(2) Dans quelques-uns des ports de mer de l'ouest de la France, notamment à la Rochelle et dans diverses localités adjacentes, il y a aussi des Termites (b), mais ces Insectes sont probablement d'origine étrangère, et depuis une quinzaine d'années ils n'ont pas fait de progrès.

(a) Smeathman, *Some account of the Termites which are found in Africa and other hot climates.* Extr. des *Philos. Trans.*, 1781, t. LXXI, pl. VII à XVI.
— Lespès, *Recherches sur l'organisation et les mœurs du Termite lucifuge (Ann. sc. nat.*, 1856, série 4, t. V, p. 227).
(b) Latreille, *Hist. des Termès ou Fourmis blanches (Bulletin de la Soc. philomatique*, t. I, an III, p. 84).
— Boffinet, *Rech. sur le Termès de la Charente-Inférieure (Soc. d'agricult. de Saint-Jean-d'Angély*, 1842, et *Mém. de la Soc. Linn. de Bordeaux*, 1853, série 2, t. IX).
— Bobe-Moreau, *Mémoire sur les Termites observés à Rochefort et dans divers autres lieux du département de la Charente-Inférieure*, 1843.
— Joly, *Rech. pour servir à l'histoire nat. et à l'anat. des Termites (Acad. de Toulouse*, 1849, série III, t. V, p. 1).

sont autant de berceaux pour les jeunes, et d'autres encore sont des passages qui font communiquer toutes ces pièces entre elles ; enfin il y a aussi des couloirs et des galeries couvertes qui s'étendent fort loin à l'entour de l'édifice principal, car ces singuliers Animaux évitent la lumière ; ils ne se montrent jamais au dehors, et lorsqu'ils ont besoin d'aller au loin, ils se construisent un chemin couvert dans l'intérieur duquel ils restent cachés (1). Chez certaines espèces, une des chambres, relativement vaste, occupe le centre de l'édifice et sert à loger la femelle ; chez d'autres, celle-ci se tient au fond de l'une des galeries (2), et une fois établie dans l'une ou l'autre de ces résidences, elle n'en bouge jamais et y acquiert des dimensions considérables par suite du nombre immense d'œufs sans cesse en voie de développement dans son abdomen (3). Or, tous ces travaux, indispensables à la prospérité de la colonie, mais sans profit direct pour les individus qui les exécutent, sont faits par des ouvriers spéciaux, et ceux-ci sont des neutres ou femelles stériles.

(1) Les galeries tubulaires construites de la sorte ont parfois une très grande longueur, ainsi qu'on peut le voir dans divers bâtiments à Rochefort où une espèce de Termite s'est établie et cause de grands dégâts. Pour bâtir, les ouvrières font usage de débris de bois, de terre ou d'autres matières semblables qu'elles imbibent de salive et qu'elles malaxent entre leurs mandibules ; et lorsqu'une brèche vient à être faite dans les parois d'une de leurs galeries, elles se hâtent de la réparer. Elles cherchent toujours à se mettre à l'abri de l'action de la lumière, et l'instinct qui les détermine à agir ainsi me paraît être la conséquence des dangers auxquels elles sont exposées lorsqu'elles se montrent à découvert, car les Oiseaux et même les Fourmis les recherchent activement.

(2) Les Termites de France se logent de la sorte (a), tandis que les grandes espèces africaines ont une chambre nuptiale particulière où le mâle se tient ainsi que la pondeuse (b).

(3) Les femelles, au moment où elles achèvent leurs métamorphoses, sont, de même que les mâles, pourvues de deux paires de grandes ailes

(a) Lespès, op. cit. (Ann. des sc. nat., série 4, t. V, p. 280).
(b) Smeathman, op. cit., pl. vii, fig. 2 et pl. viii, p. 4.

§ 8. — L'industrie des Guêpes sociales est plus compli- Nidification
des
Guêpes
sociales.
quée, car ces Insectes bâtissent pour chacun de leurs petits
une chambre alvéolaire et ils élaborent davantage les matériaux qu'ils emploient pour la construction de leurs
nids (1). Ils se servent de râpures de substances ligneuses
réduites en pâte et étalées de façon à constituer des feuilles
minces comparables à du papier d'emballage ou à des lames
d'un carton souvent très solide (2). La partie essentielle
de leur nid, désigné communément sous le nom de *guêpier*, est un agrégat de cellules, ordinairement hexagonales,
disposées avec ordre côte à côte, séparées entre elles par
des parois communes, et formant une sorte de disque appelé
gâteau ou rayon; mais en général il existe aussi dans la
composition de ces édifices une partie enveloppante disposée en manière de coupe ou constituant une chambre en
communication avec l'extérieur par un seul orifice.

membraneuses ; mais lorsque, après avoir été fécondées dans l'atmosphère, elles redescendent à terre, ces organes se détachent du corps ou en sont arra-chés par les ouvrières qui guettent l'arrivée de celles-ci, s'en emparent et les conduisent dans l'intérieur de leur habitation. La femelle internée de la sorte devient l'objet de soins assidus, et à mesure qu'elle pond, les ouvrières portent ses œufs dans autant de logettes destinées à servir de berceaux pour les larves qui en naîtront.

(1) Le mode de nidification de ces Insectes a été décrit avec soin par Réaumur et par plusieurs autres na-turalistes (a).

(2) Les feuilles que certaines Guê-pes confectionnent ainsi avec des détritus de matières ligneuses sont parfois si bien faites, que Réaumur les signala à l'attention des indus-triels de son temps avec la pensée qu'il serait possible de fabriquer du papier avec les mêmes substances (b). Aujourd'hui la pensée de ce natura-liste a été réalisée, et la Suède ex-porte annuellement des quantités très considérables de bois réduit en pâte que l'on fait entrer dans la com-position du papier commun.

(a) Réaumur, *Mém. pour servir à l'hist. des Insectes*, t. VI, chap. VI et VII, pl. XIV-XXV.
— De Geer, *Mém. pour servir à l'hist. des Insectes*, t. II, p. 763, pl. XXVI et XXVII.
— H. de Saussure, *Monographie des Guêpes sociales*, t. II (1853-1858).
— Smith, *Cells of the Wasp (Proceed. Entomol. Soc.*, 1858, p. 35).
— Blanchard, (*Métamorph. des Insectes*, p. 40 et suiv. (avec figures).
(b) Réaumur, *op. cit.*, t. VI, p. 232.

La forme d'un prisme à six pans donnée à ces alvéoles paraît être une conséquence directe, non de l'instinct architectural des Guêpes, mais de la tendance qu'ont ces Insectes à creuser leurs cellules à peu de distance les unes des autres et à les agrandir le plus possible latéralement en ne conservant entre elles que des cloisons planes très minces. En effet, ainsi que le fait remarquer un entomologiste habile de Genève, M. Henri de Saussure, ce mode de conformation n'existe que là où une alvéole se trouve entourée par six de ces logettes ; sur les bords du gâteau les cellules marginales sont terminées extérieurement par une paroi courbe, et les fonds dont la surface extérieure est libre sont partout bombés (1). Parfois il n'y a qu'un seul de ces disques multiloculaires ; mais en général il y en a plusieurs superposés, placés parallèlement et laissant entre eux un espace vide de façon à constituer une série d'étages dont le mode de fixation varie.

Chez certaines espèces, la face supérieure des gâteaux constitués par le fond des alvéoles donne naissance à un ou à plusieurs pédicelles qui s'unissent soit à l'enveloppe commune, soit à la face inférieure du rayon précédent, tandis que partout ailleurs ces rayons sont libres ; chez d'autres

(1) Chez quelques espèces exotiques, les alvéoles conservent même une forme cylindrique (a), et toujours l'instinct de l'Insecte le porte à produire d'abord un godet de ce genre ; mais par la déformation due au développement de ces loges dans un espace étroit elles deviennent plates dans leurs points de rencontre, en sorte que la forme polygonale est théoriquement, sinon en réalité, un dérivé de la forme cylindrique (b). Il est aussi à noter que les cloisons intercellulaires, quoique très minces, sont composées de deux feuillets. M. H. de Saussure a publié un travail important sur la théorie morphologique de ces constructions (c).

(a) Exemple : Le nid du *Polistes Cornifex ;* voy. H. de Saussure, *Monographie des Guêpes sociales ou de la tribu des Vespiens,* pl. x, fig. 5.

(b) O'Barclay, *On the structure of the cells in the combes of Bees and Wasps* (*Mem. of the Wernerian Society,* t. II, p. 260).

(c) H. de Saussure, *Nouvelles considérations sur la nidification des Guêpes* (*Bibl. unin. de Genève,* 1855. — *Ann. des sc. nat.,* 1855, série 4, t. III, p. 183, pl. I) *Monographie des Guêpes,* t. II, p. 39 et suivantes, pl. xxxv, xxvi et xxxvii.

espèces, au contraire, les gâteaux adhèrent à l'enveloppe commune par la totalité ou la majeure partie de leur contour, et les différents étages du guêpier ne communiquent entre eux que par un pertuis situé soit au centre, soit sur l'un des côtés des diaphragmes ainsi constitués, tandis que chez les précédents les communications sont libres tout autour des gâteaux, entre leur bord et la face interne de l'enveloppe générale (1). Au printemps, c'est la

(1) M. H. de Saussure divise les Guêpiers en deux groupes caractérisés par le mode de connexion des rayons. Il appelle nids *phragmocyttares* ou nids à *croissance indéfinie*, ceux dont les rayons sont par leurs bords en continuité de substance avec l'enveloppe et dont l'intérieur se trouve ainsi complètement divisé en étages qui ne communiquent entre eux que par un orifice spécial et qui peuvent être en nombre illimité. En effet, c'est à la face inférieure de la portion de l'enveloppe constituant le plancher de la chambre qui contient le gateau formé en dernier lieu, que sont construites les alvéoles du gâteau suivant, et le plancher de la chambre formé par l'enveloppe de celui-ci devient ultérieurement le plafond d'une autre chambre qui va être construite au-dessus. Les guêpiers du second type ou nids à *croissance* définie appelés aussi *stélocyttares* ne

sont pas subdivisés en chambres distinctes, les différents étages constitués par les gâteaux superposés étant libres dans la totalité ou la presque totalité de leur pourtour et étant supportés au moyen de pédicelles ou de petites colonnettes qui les unissent entre eux (a). Nos Guêpes indigènes construisent leurs nids de cette dernière manière, tandis que les Guêpes cartonnières qui sont propres à l'Amérique bâtissent des nids phragmocyttares (b).

Enfin les guêpiers stélocyttares se subdivisent en nids *calyptodomes* et en nids *gymnodomes*, suivant que leur enveloppe manque (c) ou ne forme qu'une sorte de capsule renversée de façon à laisser à nu la face alvéolée du gâteau, tandis que ce manteau se referme presque complètement en dessous, de manière à constituer une chambre dont l'intérieur ne communique au dehors

(a) Exemple : Le nid de la Guêpe commune (*Vespa vulgaris*); voy. Réaumur, *op. cit.*, t. VI, pl. XIV, XV et XVI.
— Le nid du Frélon (*Vespa crabro*); voy. Réaumur, *loc. cit.*, pl. XVIII et XIX.
(b) Exemples : Le nid du *Tatua Morio*, dont les ouvertures sont placées près du bord des gâteaux; voy. Cuvier, *Sur une nouvelle espèce de Guêpe cartonnière* (*Bulletin de la Société philos.*, 1797, t. I, p. 56). — H. de Saussure, *op. cit.*, pl. XXXII, fig. 1.
— Le nid du *Chartergus chartarius*, dont les ouvertures occupent l'axe des chambres; voy. Réaumur, *loc. cit.*, pl. XX, fig. 1; pl. XXI, fig. 1, et pl. XXII, fig. 1. — H. de Saussure, *op. cit.*, pl. XXXIII.
(c) Exemple : Le nid des Polistes; voy. H. de Saussure, *op. cit.*, pl. IX.

femelle seule qui, après avoir passé l'hiver dans quelque
trou, engourdie par le froid, travaille ainsi et pose les
fondements d'une future colonie; mais lorsqu'une nouvelle génération est née des œufs qu'elle pond dans les
alvéoles de son gâteau, elle cesse de bâtir ou de remplir les
fonctions de nourrice et s'en repose sur ses enfants pour
la continuation de son œuvre. Ceux-ci sont d'abord tous
des femelles stériles, et aussitôt sortis de leur cocon, ils se
mettent à construire, comme l'avait fait leur mère commune, et préparent d'autres alvéoles pour recevoir les œufs
qu'elle va continuer à fournir. De cette seconde couvée
naissent des femelles fécondables et des mâles aussi bien
que des ouvrières; ces dernières se mettent sans retard à
travailler avec non moins d'assiduité et de talent que
l'avaient fait leurs aînées, et les choses continuent de la sorte
pendant toute la belle saison, de façon que l'édifice élevé
par les efforts réunis de la communauté acquiert souvent
des dimensions très considérables.

D'autres espèces de Guêpes vivent solitaires et bâtissent
aussi des nids plus ou moins semblables à ceux des Guêpes
sociales, mais jamais avec autant de perfection; leurs alvéoles
n'ont jamais la forme régulière qui est caractéristique de
celles dont je viens de parler, et ces cellules ne sont jamais
groupées régulièrement de manière à former des rayons.

Architecture
des
Abeilles.
§ 9. — Enfin l'art architectural des Abeilles est porté
encore plus loin, et non seulement ces Insectes sont aptes
à fabriquer les matériaux nécessaires pour la construction
de leurs édifices, mais ils savent mettre une grande économie

que par un ou plusieurs orifices
étroits. Un des nids gymnodones les
plus élégants est celui d'une Guêpe

de la Guyane dont la détermination
spécifique est incertaine (a).

(a) Exemple : Le nid de l'*Epoica pallida*; voy. H. de Saussure, *op. cit.*, pl. xxvIII
fig. 1.

dans l'emploi de ces substances et donner à leur œuvre une perfection admirable. Ainsi que j'ai eu l'occasion de le dire précédemment (1), ce sont des femelles stériles appelées ouvrières qui seules travaillent de la sorte au profit de la communauté (2). Elles s'établissent dans une cavité constituée soit par un arbre creux, soit par une ruche que l'Homme leur fournit, et elles s'appliquent d'abord à revêtir les parois de leur demeure d'une couche continue de matière résineuse appelée *propolis* (3), de façon à en exclure presque complètement la lumière et à ne laisser, comme entrée, qu'une ouverture étroite ; mais leurs travaux les plus remarquables ont pour objet la construction des alvéoles propres à loger soit les œufs pondus par la Reine ou mère commune de la colonie et les larves apodes qui en naissent, soit les provisions de substances nutritives nécessaires à l'alimentation de la communauté, et ces alvéoles sont faites avec la cire sécrétée par les ouvrières (4).

Cette substance est déposée sous la forme de petites lamelles dans des replis du système tégumentaire situés à la face inférieure de l'abdomen, entre les anneaux du squelette extérieur ; et pour l'y prendre, l'Abeille ouvrière (5) se

(1) Voy. tome IX, p. 167.

(2) L'industrie architecturale des Abeilles a été étudiée par beaucoup de naturalistes, parmi lesquels je citerai principalement Réaumur, François Huber et M. Darwin (*a*).

(3) Les Abeilles récoltent cette matière agglutinative sur les bourgeons du peuplier vulgaire et de quelques autres arbres.

(4) Voy. t. VII, p. 550.

(5) Les Abeilles ouvrières sont de deux sortes : les unes, dites cirières et reconnaissables à leur gros ventre, s'occupent principalement de la production de la cire et de l'emploi de cette substance pour l'établissement des bases des rayons ; les autres remplissent les fonctions de ménagères et de nourrices, allant aux champs pour en rapporter du pollen et sculptant les cellules ébauchées par leurs compagnes (*b*).

(*a*) Réaumur, *Mémoires pour servir à l'histoire des Insectes*, t. V, p. 379 (1740).
— F. Huber, *Nouvelles observations sur les Abeilles*, t. II, p. 84 et suiv. (1814).
— Darwin, *On the Origin of species*, p. 224 et suiv. (1859).
(*b*) Huber, *op. cit.*, t. II, p. 102 et suiv.

sert de ses pattes postérieures, qui ont, à cet effet, une structure particulière (1). Lorsque les ouvrières se disposent à
bâtir, elles s'accrochent au plafond de leur demeure et se suspendent les unes aux autres en nombre très considérable, de
façon à former une grosse grappe (2). Puis un des individus,
placé au sommet de cette réunion, se dégage, se fait faire un
peu de place au milieu de ses compagnes et pose les premières bases d'un gâteau qui adhérera à la paroi supérieure
de la ruche et descendra verticalement en manière de rideau
ou de cloison. L'ouvrière qui travaille de la sorte est bientôt aidée par ses compagnes ; et lorsque la petite protubé-
rance de cire fixée à la voûte a acquis un certain volume, un
de ces Insectes l'attaque latéralement et se met à y creuser
une cavité horizontale (3). Son exemple est bientôt suivi par
deux autres ouvrières qui se placent en face d'elle, du côté
opposé de la petite muraille verticale formée par le dépôt de
cire, et qui, en rongeant la cire avec leurs mandibules, y
creusent une couple d'alvéoles séparées entre elles par une

(1) La jambe très élargie inférieu-
rement et excavée à sa face postérieure de façon à former avec les
poils marginaux dont elle est garnie
une sorte de corbeille (a) propre à
servir au transport de la récolte effectuée par l'ouvrière, est terminée par
un bord droit armé d'une série d'é-
pines et donne attache par son angle postéro - interne au premier
article du tarse qui est très grand,
garni de poils disposés en manière
de brosse à sa face interne, et prolongé en forme de dent à son angle
latéro-interne. Cet angle et le bord
correspondant de la jambe constituent une sorte de pince dont l'Insecte
se sert pour saisir les lamelles de cire
qu'il porte ensuite à sa bouche à l'aide
de ses pattes antérieures (b). Chez les
femelles fécondes et chez les mâles
qui ne construisent ni les uns ni les
autres, la conformation de ces organes n'est pas la même (c).

(2) Le premier individu s'attache
à la paroi supérieure de la ruche,
puis le second individu s'accroche
aux pattes postérieures de celui-ci et
ainsi de suite (d).

(3) L'horizontalité n'est pas parfaite, l'entrée de l'alvéole étant un
peu plus élevée que le fond.

(a) Réaumur, *op. cit.*, t. V, pl. XXVI, fig. 4 et 5.
(b) F. Huber, *op. cit.*, t. II, pl. IV, fig. 4-6.
(c) Blanchard, *op. cit.*, p. 452, fig. 1-4.
(d) Réaumur, *loc. cit.*, pl. XXII, fig. 3; pl. XXIV, fig. 2; pl. XXVII, fig. 2.

cloison correspondant au fond de l'alvéole du côté opposé. Ensuite une seconde paire d'Abeilles se met au travail à droite et à gauche de la fondatrice de l'édifice; un troisième couple se place vis-à-vis, à l'autre face du gâteau, et creuse à son tour deux logettes qui alternent avec celles de la face opposée. Pendant ce temps, d'autres ouvrières allongent par ses deux bouts le dépôt de cire, et le nombre des piocheurs augmentant progressivement, il en résulte bientôt une double rangée de cellules horizontales opposées les unes aux autres, s'ouvrant sur les deux surfaces opposées du gâteau et alternant entre elles, de façon que les cloisons interloculaires des unes correspondent exactement au milieu du fond des alvéoles de l'autre surface. A cette première rangée de cellules adossées entre elles succèdent une seconde rangée placée au-dessous de la précédente, puis une troisième rangée, et ainsi de suite, chaque étage formant une série horizontale de petites loges qu'elles agrandissent le plus possible en ayant soin de n'en jamais percer les parois (1) ; il en résulte que les cavités creusées de la sorte ont nécessairement la forme d'un prisme à six pans, tronqué extérieurement et terminé par un fond en forme de pyramide à trois pans dont le sommet correspond au point de rencontre des cloisons des trois cellules appartenant au côté opposé du gâteau, et dont chacun des pans concourt à la formation du fond de l'une de ces mêmes cellules. Or, cette disposition est précisément celle qui est le mieux appropriée à la réunion des trois conditions architecturales suivantes : la solidité de l'édifice, l'économie de l'es-

(1) Les alvéoles de la première rangée, ayant pour point de départ une surface plane, au lieu d'adhérer à une série de pans obliques alternants entre eux, ne sont pas hexagonales comme les autres ; elles n'ont que cinq côtés, mais elles n'ont qu'une existence temporaire, et ultérieurement les ouvrières les transforment en une sorte de solive (a).

(a) Huber, op. cit., t. II, p. 118 et suiv.

pace et l'économie des matériaux de construction (1);
mais il serait difficile de supposer que les Abeilles savent
qu'en opérant comme elles le font elles obtiendront ce
résultat, et l'on ne peut attribuer qu'à un instinct, ou impulsion automatique inné, le talent dont elles font preuve.
Du reste, cette science apparente est, en réalité, beaucoup moins grande qu'on ne serait porté à le supposer de
prime abord, et M. Darwin a fait voir que, pour expliquer
les résultats obtenus par le travail architectural ordinaire
des Abeilles, il suffisait presque de supposer à celles-ci
l'instinct de bâtir simultanément à des distances déterminées les unes des autres, d'économiser le plus possible la
cire dont elles font usage, et de ne jamais perforer les parois
de leurs cellules (2).

(1) Ces propriétés des produits de l'industrie architecturale des Abeilles ont été démontrées approximative-ment par les recherches de plusieurs géomètres (a).

(2) Plusieurs naturalistes ont pensé que la forme hexagonale de ces al-véoles prismatiques était le résultat de la pression réciproque exercée les unes sur les autres par les cel-lules cylindriques contiguës, et quel-ques auteurs ont même avancé qu'ori-ginairement chacune de ces loges avait des parois propres, indépen-dantes de celles des loges circon-voisines, de sorte que les cloisons intercellulaires seraient composées chacune de deux lames soudées en-semble, comme dans le tissu utricu-laire des végétaux (b). Mais cette opinion n'est pas fondée, et la forme plane de ces cloisons n'est pas une conséquence de pressions centripètes; elle résulte en partie du creusement

(a) Maraldi, Obs. sur les Abeilles (Mém. de l'Acad. des sc., 1712).
— Réaumur, Mémoires pour servir à l'histoire des Insectes, t. V, p. 387.
— Kœnig; voy. Histoire de l'Académie des sciences, 1739, p. 30.
— Mac-Laurin, On the paris of the cells wherein the Bees deposit their honey (Phil. Trans., 1743, t. XLII, p. 565).
— Lesage; voyez Huber, Nouv. obs. sur les Abeilles, t. II, p. 191.
— Lhuilier, Mémoire sur le minimum de cire des alvéoles des Abeilles (Mém. de l'Acad. de Berlin, 1781, p. 277).
— Huber, op. cit., t. II, p. 475.
— L. Lalanne, Notes sur l'architecture des Abeilles (Ann. des sc. nat., 1840, 2e série, t. XIII, p. 358, pl. XI).
— Brougham, Natural Theology, p. 191 et suiv. (1856). — Rech. analytiques et expérimentales sur les alvéoles des Abeilles (Comptes rendus de l'Acad. des sc., 1858, t. XLVI, p. 1024).
(b) Barclay, Notice concerning the structure of the sells in the concles of Bees and Wasps (Mem. of the Wern. nat. Hist. Soc., 1818, t. II, p. 259).

Les premières alvéoles construites de la sorte au-dessous de la rangée supérieure ont toutes exactement la même forme et les mêmes dimensions. Elles sont destinées à recevoir autant d'œufs dont naîtront des individus stériles comme le sont les ouvrières qui les ont construites, et on serait porté à attribuer la fixité de leur caractère à l'étendue des mouvements que la tête de l'ouvrière est capable d'exécuter pendant que son corps reste immobile et qu'elle est serrée entre ses deux voisines (1) ; mais cette interprétation ne satisfait

de chacune des cavités alvéolaires dans une substance continue (*a*), excavation qui est poussée jusqu'à la dernière limite, et, en partie, de la pression exercée avec la même force sur la substance flexible de la cloison par les ouvrières travaillant chacune de leur côté à agrandir leurs cellules respectives.

Les remarques de M. Darwin à ce sujet sont très intéressantes et s'accordent fort bien avec les vues théoriques relatives aux principes fondamentaux du système architectural des Guêpes posés précédemment par M. H. de Saussure (*b*). Lorsque les Abeilles travaillent en commun à la confection des alvéoles destinées à recevoir des œufs d'ouvrières, le diamètre de ces cavités paraît être réglé par l'espace qu'occupe chacun de ces Insectes, et la fixité de leurs dimensions est par conséquent facile à expliquer ; mais, lorsque ces mêmes travailleurs préparent les logements pour les mâles, il faut qu'ils s'écartent davantage entre eux, puisque les alvéoles doivent être plus

grandes ; et lorsqu'ils construisent des cellules pour des Reines, leur volume personnel ne saurait être la cause déterminante des dimensions de leur édifice. L'hypothèse de M. Darwin, tout en simplifiant la question en litige, est donc loin de suffire pour en donner une solution générale.

(1) Chez l'Abeille commune la fixité des dimensions des diverses parties de l'avéole des ouvrières est telle, que Thévenot et Réaumur ont proposé de les prendre comme étalon naturel et permanent pour notre système de mesures. Réaumur a calculé que les cellules d'ouvrières ont en diamètre 2 lignes 2/5e, soit environ $2^{mn},5$ (*c*) ; mais M. Wyman a constaté récemment que leurs dimensions varient beaucoup plus qu'on ne supposait (*d*). Il est aussi à noter que la grandeur des cellules de même ordre n'est pas la même chez toutes les espèces d'Abeilles ; ainsi dans les gâteaux construits par l'*Apis nidua* qui est de plus petite taille que notre *Apis socialis*, les alvéoles d'ouvrières n'ont

(*a*) Tegetmeir, *Cells of the Honey Bee* (*Proceed. of the Entomol. soc.*, 1858, p. 34).
(*b*) Darwin, *op. cit*, p. 225.
(*c*) Réaumur, *op. cit.*, t. V, p. 398.
(*d*) Wyman, *Notes on the cells of the Bee* (*Proceed. of the American Acad. of arts and sciences*, 1866, t. VII).

pas à toutes les conditions du problème, car, après avoir construit un grand nombre de ces logettes, les ouvrières, pour répondre aux besoins futurs de la progéniture de leur mère commune, doivent préparer des berceaux dont les dimensions seront plus grandes et en rapport avec la taille des mâles dont ces cavités sont destinées à être la demeure (1). Enfin, lorsque l'Abeille féconde ou Reine est arrivée au point de pouvoir fournir non-seulement des œufs dont sortiront des neutres ou des mâles, mais aussi des œufs aptes à donner naissance à de jeunes Reines, les ouvrières changent encore une fois leur manière de bâtir et construisent de grandes loges ovoïdes, pour l'établissement desquelles on les voit souvent démolir un certain nombre d'alvéoles hexagonales. Chose non moins remarquable, lorsque, par suite d'un accident, la colonie vient à perdre sa Reine, les ouvrières se mettent aussitôt à détruire un certain nombre d'alvéoles ordinaires pour les transformer en un grand berceau propre à loger une larve de Reine.

Il est aussi à noter qu'au moment où les larves développées dans les divers alvéoles dont je viens de parler vont s'y transformer en Nymphes, les ouvrières bouchent l'entrée de leur berceau en y construisant avec de la cire un couvercle bombé (2).

qu'environ les 3/5e des dimensions de celles de cette dernière espèce (a). Les alvéoles des mâles sont de même forme que les précédentes, mais notablement plus grandes; la différence en diamètre est d'environ 2 millimètres. Quant aux cellules de Reines, elles sont très vastes, comparativement aux autres

et d'une forme très différente (b).

(1) Le raccordement des grandes cellules hexagonales avec les petites entraîne diverses modifications dans la construction des alvéoles intermédiaires dont Huber a donné une description détaillée (c).

(2) Pour plus de détails à ce sujet je renverrai aux observations de

(a) Latreille, *Mémoire sur un gâteau de ruche d'une Abeille des Grandes-Indes* (*Ann. du Muséum*, 1804, p. 383, pl. LXIX, fig. 1).
(b) Réaumur, *loc. cit.*, pl. XXXII.
(c) Huber, *op. cit.*, t. II, p. 222 et suiv.

Dans tous ces actes, les ouvrières semblent n'être guidées que par des instincts innés, mais dans d'autres cas, leur manière de travailler varie suivant des circonstances accidentelles auxquelles il faut remédier, et les actions contingentes qu'on les voit exécuter semblent ne pouvoir être déterminées que par le raisonnement, par l'intelligence.

Ainsi les Abeilles profitent de l'espace offert par une même ruche pour y construire plusieurs gâteaux entre lesquels il faut qu'elles puissent circuler librement, et, à cet effet, les gâteaux en question sont disposés parallèlement entre eux, de façon à laisser un espace libre ouvert à droite et à gauche aussi bien qu'en dessous. Mais il arrive parfois qu'en posant les fondations d'un nouveau gâteau à côté de ceux déjà existants, les ouvrières prennent mal leurs mesures et que le parallélisme n'étant pas parfait, les deux gâteaux adjacents, en grandissant, se rapprochent d'un côté de façon à gêner le passage. Or, dans ce cas, on voit souvent d'autres ouvrières venir démolir la construction mal faite et la remplacer par un nouveau gâteau mieux orienté.

Il faut aussi que l'espace libre entre deux gâteaux parallèles ait une largeur suffisante pour que les ouvrières puissent travailler à leur aise, et lorsque, par suite de circonstances anormales, les distances n'ont pas été convenablement observées, les Abeilles y remédient en donnant à leur construction une forme particulière (1).

F. Huber (a), mais je dois ajouter que récemment M. Darwin a appelé l'attention sur une autre particularité dans la manière de bâtir des Abeilles, qui dénote aussi un instinct d'économie remarquable ; effectivement ces ouvrières, en sculptant l'intérieur des alvéoles, placent toujours sur le bord libre des cloisons les parcelles de cire enlevées dans cette opération, et il en résulte un épaississement marginal qui contribue beaucoup à la solidité de l'édifice (b).

(1) F. Huber, en poursuivant ses

(a) Huber, op. cit., t. II, p. 245 et suiv.
(b) Darwin, On the origin of species, p. 231.

L'intervention de l'entendement me paraît également manifeste dans les circonstances suivantes. D'ordinaire, chaque gâteau est solidement fixé au plafond de la ruche, mais quelquefois, cédant à son poids, il s'en détache partiellement et menace ruine, ou tombe de côté. Or, lorsqu'un accident de ce genre se produit, les ouvrières remédient au mal en construisant avec de la cire des colonnes ou des étais, et lorsque en réparant le dommage, elles ont rendu à leur gâteau la solidité désirable, elles détruisent ces arcs-boutants provisoires (1). Parfois même elles font davantage : averties de l'insuffisance des attaches de leurs rayons par la chute de l'un de leurs gâteaux, elles les consolident tous et prouvent ainsi qu'elles savent profiter, sur l'heure, des leçons de l'expérience (2). Si l'on veut appeler cela un acte instinctif et non la conséquence d'un travail intellectuel, je ne vois pas pourquoi on n'attribuerait pas aussi à des impulsions automatiques toutes les mesures de prudence susceptibles d'être suggérées par la raison humaine.

Actions contingentes observées chez les Bourdons.

§ 10. — Dans la plupart des actes exécutés pour l'accomplissement des travaux de construction dont j'ai traité dans

expériences sur les facultés des Abeilles, a eu l'occasion de constater souvent chez elles des actions contingentes de ce genre. Ainsi lorsque les supports en forme de poutres qu'il disposait dans ses ruches pour la suspension des gâteaux étaient un peu trop rapprochés entre eux, les ouvrières ne s'apercevaient pas au premier moment de ce défaut et commençaient comme d'ordinaire à bâtir des rayons verticaux en partant de chacune de ces traverses, mais bientôt reconnurent que le résultat

obtenu de la sorte n'était pas bon, et Huber les vit alors se départir de leur routine ordinaire et donner à leurs gâteaux une certaine courbure, jusqu'à ce que l'espace intermédiaire eût acquis la largeur voulue, puis reprendre la direction normale (a).

(1) Voyez, pour plus de renseignements à ce sujet, les observations de F. Huber citées précédemment (p. 250 et suivantes).

(2) Ce fait a été constaté par Huber, et M. Houzeau en a fait ressortir l'importance (b).

(a) F. Huber, *Nouvelles observations sur les Abeilles*, t. II, p. 239.
(b) F. Huber, *op. cit.*, t. II, p. 288.
— Houzeau, *Études sur les facultés mentales des Animaux*, t. II, p. 265.

la leçon précédente, on n'aperçoit que peu d'indices de libre arbitre, de raisonnement, d'entendement, de choix; presque tout paraît être réglé d'avance, comme dans les mouvements des automates, les opérations faites par les divers individus de même espèce ont toujours les mêmes caractères essentiels, et ces fabricants qui n'ont besoin ni de modèle, ni d'instruction pour bien faire, fournissent des produits constamment similaires entre eux. Mais chez les Insectes sociaux dont nous nous occupons ici, il y a parfois quelque chose de plus : il y a des actions contingentes, venant en aide aux actions nécessaires et instinctives; l'Animal donne ainsi des preuves d'entendement; il porte jugement sur des objets extérieurs et il sait en profiter, lors même que la nature ne l'a pas destiné à en faire usage. En parlant de l'architecture des Abeilles je viens d'en donner des preuves, et l'histoire naturelle des Bourdons, très bien étudiée par Pierre Huber, nous fournit aussi maints exemples de l'intervention de l'intelligence dans les actes principalement instinctifs de ces Insectes (1).

(1) Pour bien saisir la portée de quelques-uns des faits dont je vais rendre compte, il est nécessaire de connaître la manière dont ces Insectes se comportent d'ordinaire. Les colonies formées par les Bourdons, de même que les colonies d'Abeilles, se composent de trois sortes d'individus : de femelles, de mâles et de neutres appelés *ouvrières*. A un moment plus ou moins avancé de l'été, les jeunes femelles achevant leurs métamorphoses et devenant aptes à se reproduire, sont fécondées par les mâles qui, à la même époque, sont en nombre considérable et qui, aux approches de l'hiver, meurent tous, ainsi que les ouvrières. Les jeunes femelles écloses en septembre, continuent, au contraire, à vivre et passent l'hiver dans un état d'engourdissement, sans avoir évacué au dehors les œufs en voie de développement dans l'intérieur de leur abdomen. Au printemps suivant il n'existe donc que des femelles, et chacune de celles-ci procède alors à la fondation d'une nouvelle colonie dont elle va être la mère. Elle commence donc, étant encore seule, à bâtir son nid avec de la cire sécrétée dans son organisme et recueillie sur la surface poilue de son corps à l'aide des brosses dont ses pattes sont garnies. C'est avec ses mâchoires qu'elle travaille cette substance et elle bâtit

L'espèce observée par cet entomologiste établit son nid en terre et le construit avec de la cire, puis le recouvre d'une épaisse couche de mousse. Mais Huber ayant transporté dans son cabinet un de ces nids renfermant des Bourdons et l'ayant placé sur sa table, sous une cloche en verre

de la sorte un certain nombre de cupules alvéolaires dans chacune desquelles elle dépose un œuf, et élève le jeune individu qui bientôt en sortira.

La nouvelle génération produite de la sorte ne se compose d'abord que d'individus stériles, appelés neutres ou ouvrières, qui prennent part aux travaux de leur mère commune et l'aident à bâtir aussi bien qu'à nourrir les larves qui sont leurs sœurs puînées.

Le nid, produit de leur industrie commune, ne se compose pas seulement des cupules incubatrices dont je viens de parler, il est entouré d'une muraille en cire et complété en dessus par une sorte de dôme irrégulier formé avec la même substance. Les loges destinées à recevoir chacune un œuf, ont, ainsi que je l'ai déjà dit, la forme d'une petite coupe semi-ovoïde comparable à un coquetier qui n'aurait pas de pied ; la pondeuse y dépose une couche mince de pollen et un seul œuf, puis elle en rabat le bord et la ferme complètement en dessus de façon à bien protéger la jeune larve apode qui va y naître. Pour nourrir celle-ci après l'épuisement du lit de pollen, les nourrices pratiquent au couvercle de la loge un petit trou par lequel elles lui donnent la becquée, et aussitôt le repas achevé elles bouchent soigneusement l'espèce de fenêtre ouverte de la sorte. Il est aussi à noter que la larve en grossissant fait souvent éclater les parois de son berceau et que la mère ou ses aides les nourrices réparent aussitôt le dommage avec de nouvelles quantités de cire, de sorte que la grandeur de la cellule augmente à mesure que l'incubation avance, et pour y subir ses métamorphoses le jeune Animal s'y construit une coque soyeuse. Parvenu à l'état parfait, celui-ci, à l'aide de ses mandibules, ronge les parois de son berceau vers les deux tiers de sa hauteur ; il est aidé dans cette opération par une ou plusieurs nourrices, et lorsque le couvercle de sa logette a été de la sorte complètement détaché il sort de cette cavité.

L'espèce de coupe ainsi laissée vide n'est ni détruite ni abandonnée ; au contraire les Bourdons viennent en égaliser les bords, la réparer et s'en servir comme magasin pour y déposer le miel dont ils font provision. P. Huber ne s'est pas borné à décrire minutieusement tous ces actes et les constructions qui en résultent, il a donné de celles-ci d'excellentes figures (a).

(a) P. Huber, *Observ. on several species of the genus Apis known by the name of Humble-Bees and called Bombinatrics by Linnæus* (*Trans. of the Linn. Soc.*, 1862, t. VI, pl. XXVI et XXVII).

dont le bord ne s'adaptait pas suffisamment bien à la surface de ce meuble, boucha les intervalles avec du vieux linge. Les Bourdons n'avaient pas de mousse à leur disposition, et voulant s'échapper de leur prison, ils se mirent à attaquer le linge qui s'opposait à leur passage, mais, trouvant que la charpie fabriquée de la sorte pouvait être substituée à ce végétal, ils s'en contentèrent et en recouvrirent leur nid. Dans une autre circonstance, n'ayant à leur portée ni mousse, ni linge, mais ayant rencontré un volume relié, ils attaquèrent avec leurs mandibules le carton de la couverture de ce livre, le réduisirent en petits fragments irréguliers et transportèrent ces débris sur leur nid jusqu'à ce qu'ils eussent caché cet édifice sous le tas ainsi formé. Or, dans la nature, les Bourdons n'ont ni linge ni carton à employer, aucun instinct ne pouvait les porter à émietter ces corps pour remplacer la mousse dont, automatiquement, ils faisaient d'ordinaire usage. Par conséquent, les actes contingents exécutés dans ces circonstances insolites ne peuvent être déterminés que par un jugement, une sorte de calcul mental.

Une autre dérogation à leurs habitudes fut constatée par le même observateur chez des Bourdons dont il avait transposé le nid sur sa table de travail. Ce nid ayant été endommagé dans le transport, ses habitants se mirent comme d'ordinaire à le réparer; mais il était mal calé et oscillait à chaque instant lorsque ces Insectes faisaient les mouvements nécessaires pour effectuer leur travail. Ce balancement qui ne se produit jamais quand le nid est logé en terre, ainsi que cela a toujours lieu, les gênait beaucoup dans leurs opérations, et pour porter remède à cet accident, quelques membres de l'association se détachèrent du groupe formé par les constructeurs, descendirent sur la table et, en s'arc-boutant contre les parois latérales de leur édifice, le maintinrent immobile pendant que d'autres individus le calèrent avec de la cire, puis la consolidation de leur nid, château branlant, étant obtenue, ces utiles auxiliaires reprirent leurs allures accoutumées (1). Or, de pareilles manœuvres employées dans des circonstances exceptionnelles ne seraient pas explicables par l'instinct et supposent l'entendement.

Ce n'est pas seulement dans des cas fortuits que les Bourdons font preuve de jugement; la manière dont la femelle se comporte en construisant l'alvéole cupuliforme qui doit lui servir de berceau pour l'un de ses petits témoigne aussi de son intelligence. Lorsqu'elle a donné à cette cellule une certaine capacité, elle essaye d'y introduire l'extrémité postérieure de son abdomen, ainsi qu'elle devra le faire pour y pondre un œuf, et si la cupule n'est pas suffisamment profonde, elle se remet au travail, en élève les bords en y ajoutant de nouvelles assises de cire ; puis elle recommence l'expérience et elle profite des lumières acquises de la sorte jusqu'à ce que le résultat voulu soit obtenu. Par conséquent, son instinct la pousse à construire une cupule de forme déterminée, mais ne lui dit pas jusqu'à quelle hauteur elle doit élever les parois de cette logette, et c'est à l'essai qu'elle en juge. Or, tout cela suppose de la compréhension, de la réflexion et du jugement, facultés

(1) Les Bourdons qui, tour à tour, s'employaient ainsi à maintenir en équilibre le fragment de nid qu'il s'agissait de consolider et d'entourer d'une muraille en cire, s'accrochèrent par leurs pattes postérieures aux deux côtés opposés de ce corps, la tête en bas, et s'arc-boutèrent contre le sol au moyen de leurs pattes antérieures, manœuvre qu'on ne leur voit jamais exécuter lorsqu'ils tra- vaillent dans les conditions ordinaires. La même manœuvre fut continuée fort longtemps, et pendant que ces Insectes intelligents se comportaient de la sorte, d'autres individus construisaient avec de la cire des colonnes de soutènement et d'autres échafaudages temporaires qu'ils détruisirent ensuite, lorsque, par les progrès de la construction, leur édifice eut acquis le degré de stabilité nécessaire (a).

(a) P. Huber, loc. cit., p. 248, pl. XXVII, fig. 5.

mentales que la plupart des physiologistes refusent à tout Être animé excepté l'Homme.

§ 11. — La prévoyance, probablement inconsciente et instinctive dont nous avons déjà vu maintes preuves en étudiant les manœuvres au moyen desquelles divers Insectes approvisionnent les berceaux destinés à servir de demeure à leur progéniture (1), se manifeste aussi dans les actions accomplies par les Abeilles pour satisfaire, non à l'appétit du moment, mais à des besoins futurs, et, là encore, nous apercevons un mélange de mobiles automatiques et de mobiles rationnels. *Approvisionnements des ruches.*

Nos Abeilles, ainsi que je l'ai déjà dit, utilisent comme magasins à miel les cellules restées vides ou devenues disponibles après la sortie des jeunes individus éclos dans leur intérieur, et dans les circonstances ordinaires, elles n'ont rien à faire pour approprier à cet usage spécial les alvéoles en question; les ouvrières, en revenant de la campagne, y vont dégorger les matières sucrées qu'elles ont recueillies sur les fleurs et qu'elles n'ont pas distribuées à leurs compagnes plus sédentaires, et les dépôts ainsi formés servent, les uns à l'alimentation de la colonie pendant les jours pluvieux durant lesquels tous ces Insectes restent au logis, les autres au même usage, lorsque, en hiver, il n'y a plus de fleurs à sucer. Or, dans les moments de grande abondance, les ouvrières ne se contentent pas des alvéoles ordinaires pour emmagasiner de la sorte leurs provisions, elles les allongent par les bords de façon à les rendre plus profondes (2), et

---

(1) Voy. tome XIII, p. 467 et suivantes

(2) La plupart des travaux exécutés par les Abeilles ont été très bien décrits par Réaumur ainsi que par beaucoup d'autres entomologistes. Le fait relatif à l'agrandissement des alvéoles quand la récolte devient exceptionnellement abondante a été observé par F. Huber (a).

(a) Réaumur, *Mém. pour servir à l'hist. des Insectes*, t. V, p. 446 et suiv. — Huber, *Nouvelles observations sur les Abeilles*, t. II, p. 227.

le travail qu'elles font ainsi a par conséquent tous les caractères d'un acte contingent, provoqué par des besoins extraordinaires. Les alvéoles contenant le miel destiné à un emploi prochain restent ouvertes, mais celles où cet aliment doit être conservé pour répondre aux besoins de la communauté pendant l'hiver suivant, sont murées aussitôt remplies, et la construction de l'opercule de cire faisant fonction de couvercle ne peut être expliquée que par l'existence d'un instinct particulier.

Mélipones. Dans le Nouveau-Monde il n'y a d'Abeilles proprement dites que celles provenant de parents originaires de l'Europe et transportées en Amérique par l'Homme ; mais ces Insectes y sont représentés par les Mélipones ou Abeilles sans aiguillon, et ces Hyménoptères diffèrent notablement des précédents par leur instinct architectural. Leurs gâteaux sont construits d'une manière moins économique, car ils ne sont formés que par une seule couche d'alvéoles, et au lieu d'employer, pour y emmagasiner leur miel, les logettes de ce genre qui ont déjà servi de berceaux pour les jeunes, les Mélipones fabriquent *ad hoc*, avec de la cire, de grands vases (1).

Nourrices. § 12. — Dans les colonies formées par les Abeilles proprement dites, le soin d'approvisionner la ruche est dévolu à une certaine catégorie d'individus neutres. En effet, Huber a constaté expérimentalement que dans ces associations coopératives il y a deux sortes d'ouvrières dont les fonctions sont bien distinctes : les unes, appelées *Abeilles cirières*

---

(1) Les Mélipones sont des Insectes de la famille des Mellifères, qui habitent le Mexique et les parties adjacentes du Nouveau-Monde. Leurs nids ont été décrits d'abord par des voyageurs ; mais M. Blanchard a eu l'occasion d'en observer à Paris, et il en a donné d'excellentes figures (a).

(a) Bennet, *Some account of the habits of a Mexican Bee* (Extr. du *Voyage du cap. Beacchey*).
— Blanchard, *Métamorphoses des Insectes*, p. 404 et pl. correspondante.

et reconnaissables à leur abdomen rebondi, sont, ainsi que je l'ai déjà dit, spécialement affectées à la production de la cire servant à la construction des rayons, et ce sont elles qui dégorgent dans les alvéoles vides des rayons, le miel dont leur estomac est surchargé quand elles rentrent au logis après avoir butiné au loin. Les autres ouvrières ont l'abdomen plus petit, elles ne produisent pas de cire, et elles ont reçu, à juste titre, le nom de *Nourrices*; car, aussitôt après avoir récolté du miel, comme les précédentes, elles le distribuent directement aux membres de la communauté qui sont restés dans la ruche (1).

Chez les Abeilles, les femelles fécondes, appelées Reines, sont toujours l'objet des soins particuliers que leur prodiguent les individus stériles, dont elles sont entourées, lors même que ceux-ci ne sont pas ses enfants. Après avoir été fécondée, la Reine reste sédentaire dans la ruche jusqu'à ce que le moment soit arrivé pour aller fonder ailleurs une nouvelle colonie (2), et ce sont les nourrices qui pourvoient

(1) C'est en mettant sur le dos de ces deux sortes d'ouvrières des marques de couleurs différentes, et en observant ensuite très attentivement leur manière de se comporter dans l'intérieur de leur ruche, que Huber a pu constater ces faits (*a*).

(2) Les anciens avaient remarqué que dans chaque ruche habitée par des milliers d'Abeilles, il y a un individu unique, de forme particulière, dont ces Insectes prennent grand soin, et on lui donnait le nom de *Roi*, mais ainsi que j'ai eu l'occasion de le dire précédemment, Swammerdam constata, vers la fin du XVIIᵉ siècle, que c'est une femelle, et depuis lors on l'appelle la *Reine* (*b*). Cette femelle est la mère de toutes les Abeilles, soit mâles, soit femelles ou ouvrières, qui naissent dans la ruche où elle se trouve, et c'est de sa fécondité que dépend par conséquent le repeuplement de la colonie; elle n'a même aucune autre fonction dans l'association coopérative, et par suite de la division du travail établie dans celle-ci, elle n'est occupée qu'à produire des œufs, tandis que les ouvrières la nourrissent et élèvent sa progéniture. Celles-ci font cercle autour d'elle, l'accompagnent partout, la caressent et lui présentent à chaque instant leur trompe pour y puiser le miel dont elles se sont gorgées pendant leurs courses au dehors. Enfin, lorsqu'à

(*a*) F. Huber, *Nouv. obs. sur les Abeilles*, t. II, p. 66.
(*b*) Voy. tome VIII, p. 243.

à son alimentation. Celles-ci se groupent autour d'elle et lui offrent à chaque instant, au moyen de leur languette, du miel qu'elles font refluer de leur estomac; elles lui lèchent souvent tout le corps et lui font partout cortège; en un mot elles ont évidemment pour cette femelle une grande tendresse. L'affection des Abeilles pour leur Reine semble être même un sentiment personnel, car lors- qu'elles l'ont perdu et qu'on introduit dans leur demeure une Reine étrangère, elles la reçoivent fort mal, à moins qu'elles n'aient eu le temps d'oublier leur ancienne souve- raine et de s'apercevoir du dommage que leur cause l'ab- sence d'une mère pondeuse (1).

Les larves, comme nous l'avons vu précédemment, sont de petits Animaux vermiformes, sédentaires et incapables de pourvoir à leur subsistance; mais les ouvrières leur apportent à manger, et, chose inexplicable jusqu'ici, ces nourrices changent la pâture qu'elles leur donnent, lorsque excep- tionnellement elles ont besoin d'en faire des femelles fécon- dables au lieu de neutres travailleurs (2). Enfin, lorsque les larves, prêtes à se métamorphoser en nymphes puis en Insectes ailés, cessent de se nourrir et n'ont besoin que de repos, les ouvrières ferment l'entrée de leur nid en y construisant avec de la cire un couvercle voûté, qu'elles viennent détruire quelques jours après pour faciliter la sortie des jeunes individus parvenus au terme de leur développement (3).

l'époque de l'essaimage elle sort de la ruche pour aller chercher gîte ailleurs, elle est suivie par toute la troupe dont elle était entourée et celle-ci se fixe là où elle s'arrête (a).

(1) Pour plus de détails à ce sujet je renverrai aux observations de F. Huber (b).

(2) Voy. tome XII, p. 475.

(3) Lorsque ces jeunes sont des Reines, et que la Reine régnante cherche à les tuer, les ouvrières con-

(b) Réaumur, *op. cit.*, t. V, p. 237 et suiv.
(a) F. Huber, *op. cit.*, t. I, p. 20.

L'instinct particulier aux nourrices se manifeste d'une manière encore plus remarquable chez les Termites, car les ouvriers guettent le retour de la femelle ailée qui, aussitôt ses métamorphoses achevées, était allée rejoindre les mâles dans les régions élevées de l'atmosphère ; elles s'en emparent, lui arrachent les ailes, la transportent dans la chambre centrale de leur demeure, et viennent ensuite, sans cesse, en procession lui apporter des aliments et enlever ses œufs pour les déposer dans les loges préparées pour les recevoir (1).

Des sentiments de tendresse semblables en tout, à ceux qu'inspire d'ordinaire l'instinct maternel, sont bien évidents chez les individus stériles faisant partie des sociétés coopératives constituées par quelques autres Insectes, notamment par les Guêpes ; mais c'est surtout chez les Fourmis qu'ils sont développés d'une manière remarquable.

Les larves de ces Animaux sont non moins impotentes que celles des Abeilles ou des Guêpes, et sont également nourris par les ouvrières ; mais celles-ci ne se bornent pas à les gaver ; elles veillent à leur hygiène et à cet effet les transportent hors de la fourmilière quand le soleil luit ; puis se hâtent de les remettre dans leur demeure dès qu'il y a menace de pluie, que la fraîcheur du soir se fait sentir ou que des ennemis viennent les assaillir.

§ 13. — Dans les sociétés coopératives constituées par Ventilateurs.

solident au contraire la clôture des alvéoles où ces Insectes se sont développés et s'opposent pendant quelque temps à leur sortie. La manière d'agir de ces nourrices varie donc suivant les circonstances et semble être réglée par leur intelligence en même temps que par leurs instincts (a).

(1) Pour plus de détails à ce sujet je renverrai aux écrits de Smeathman et de quelques autres naturalistes (b).

(a) F. Huber, op. cit., t. I, p. 172, 259 et suiv.
(b) Smeathman, op. cit. (Phil. Trans., 1781).
— Blanchard, Métamorphoses des Insectes.

les Abeilles, quelques ouvrières se livrent parfois à une autre occupation également utile à la communauté. Les ruches dans lesquelles ces Insectes vivent sont enduites intérieurement d'une substance résineuse peu perméable, et elles ne communiquent au dehors que par un orifice étroit ; l'air nécessaire à la respiration ne se renouvelle donc que difficilement dans ces réduits, et souvent, en été, la température s'y élève d'une manière désagréable à ces petits Êtres intelligents. Or, dans ces cas, plusieurs Abeilles postées près de la porte agitent leurs ailes tout en restant en place et s'éventent ainsi comme les femmes des pays chauds le font en agitant leur éventail. Huber a constaté que parfois, pour exécuter cette manœuvre, elles se placent sur deux rangs depuis l'entrée de la porte jusque dans diverses parties reculées de leur demeure, et établissent ainsi des courants d'air appréciables au moyen d'un anémomètre (1).

Aucun des instincts remarquables que nous venons de passer en revue chez les Abeilles ouvrières, chez les Fourmis stériles et chez les Termites, dont les organes génitaux sont restés à l'état rudimentaire, n'existe chez les individus sexués correspondants. Les femelles fécondes ne prennent aucune part aux travaux de construction, à l'approvisionnement de la communauté, ni à l'élevage des jeunes ; les mâles sont également inactifs sous ce rapport, et le grand développement de ces diverses facultés chez des individus qui n'ont pas de postérité et qui descendent de parents chez

---

(1) Ces ventilateurs animés ne fonctionnent pas seulement pendant les grandes chaleurs de l'été ; parfois ils agissent de la même façon en temps ordinaire, probablement pour renouveler dans l'intérieur de leur demeure l'air vicié par la respiration, et Huber les a vus exécuter avec leurs ailes les mêmes manœuvres lorsqu'il répandait autour d'eux des vapeurs dont l'odeur leur déplaisait. Il ajoute que les Bourdons s'éventent de la même manière dans l'intérieur de leur nid (a).

(a) Huber, *Nouv. obs. sur les Abeilles*, t. II, p. 388 et suiv.

lesquels ces facultés manquent, ne saurait être expliqué par l'hypothèse du perfectionnement des races, par l'effet de la sélection naturelle (1).

§ 14. — L'espèce d'organisation sociale qui détermine les fonctions des constructeurs, des pourvoyeurs et des nourrices, se manifeste aussi dans beaucoup d'associations animales, par des actes protecteurs au moyen desquels les individus les plus forts ou les plus intelligents se rendent particulièrement utiles à la communauté dont ils font partie. Ainsi dans les bandes constituées par divers Mammifères, de même que chez certains Oiseaux qui vivent en troupes, on a pu constater que quelques individus remplissent les fonctions de sentinelles et veillent attentivement à la sécurité générale, pendant que les autres se reposent ou s'occupent tranquillement à paître ; ces sentinelles se relayent tour à tour. et lorsqu'elles aperçoivent quelque cause de danger, elles donnent, soit intentionnellement, soit d'une manière inconsciente, des signes d'alarme dont leurs compagnons comprennent le sens et savent profiter, en regagnant précipitamment leurs retraites.

On attribue communément aux Marmottes cette manière d'agir, mais il pourrait bien y avoir quelque exagération dans le degré d'intelligence qu'on leur attribue (2), car

Avertisseurs.

(1) M. Espinasse a argué avec raison de ces faits pour montrer l'insuffisance des hypothèses à l'aide desquelles M. Darwin et M. Wallace voudraient expliquer l'origine des instincts (a).

(2) Les Marmottes communes, qui étaient jadis très répandues en Europe et en Asie, ne se trouvent plus que dans les chaînes de montagnes fort élevées, telles que les Pyrénées, les Alpes, les Carpathes, etc. Elles habitent dans des terriers à deux branches dont l'une est un émonctoir pour les excréments, l'autre une retraite pour les propriétaires et leur jeune famille. Lorsque le temps est beau, tous ces Rongeurs sortent, soit pour manger, soit pour récolter les provisions dont ils garnissent les magasins ménagés dans leurs terriers, et au moindre bruit, ou à la vue de quelque objet

(a) Espinasse, *Des Sociétés animales*, p. 47.

l'amour du merveilleux a parfois entraîné les naturalistes à accepter sans examen suffisant des observations erronées, et l'histoire de ces Rongeurs nous en offre plus d'une preuve (1). D'autres Animaux du même ordre, quoique généralement fort stupides, sont réputés avoir le même instinct de vigilance, par exemple le *Pika* ou *Lagomys alpin* de la Sibérie, et le Lemming dont j'ai déjà eu l'occasion de parler (2), et quoi qu'il en soit à cet égard, on ne saurait douter de l'existence de ce genre de prévoyance sociale dans d'autres Mammifères, tels que le Chamois (3).

insolite, quelques-uns de ces Animaux vigilants se dressent sur leurs pattes de derrière, regardent attentivement autour d'eux, et s'ils aperçoivent quelque danger ils se sauvent en poussant un petit cri ; ceux de leurs voisins qui ont été inquiétés de la même manière ou qui entendent ce sifflement font les mêmes manœuvres et se hâtent de regagner également leur terrier. La plupart des auteurs, Buffon par exemple, considèrent les premiers comme étant postés en guise de sentinelles pour veiller à la sûreté commune (a); mais M. Fatio, qui a eu souvent l'occasion d'étudier les mœurs des Marmottes des Alpes, pense que les choses se passent plus simplement et qu'il n'y a en réalité ni sentinelles, ni avertissements intentionnels, mais seulement éveil successif de l'attention chez les divers membres de la troupe par le fait du bruit produit (b).

(2) Il est bien constaté que les Marmottes travaillent en commun pour faire la récolte des provisions qu'elles emmagasinent dans leurs demeures souterraines, mais c'est à tort que quelques naturalistes cités par Buffon disent que pour assurer le transport de leurs moissons un de ces Animaux se couche sur le dos et se charge de foin, puis se laisse traîner par ses compagnons attelés à ses pattes (c). A l'appui de cette assertion on a fait remarquer que les poils du dos sont souvent très usés par le frottement, mais cela dépend seulement du peu d'élévation des galeries souterraines dans lesquelles les Marmottes passent fréquemment (d).

(2) Voyez ci-dessus page 7.

(3) Chez les Chamois, c'est en général une vieille femelle qui se place en sentinelle sur un rocher situé de façon à dominer le pays d'alentour, et qui, de ce poste, veille à la sécurité du troupeau pendant que celui-ci broute ou se repose (e).

(a) Buffon, *Hist. nat. des Animaux* (édit. in-8, t. V, p. 201).
(b) Fatio, *Faune des Vertébrés de la Suisse*, t. I, p. 171.
(c) Buffon, *loc. cit.*, p. 200,
(d) Fatio, *op. cit.*, t. I, p. 170.
(e) Fatio, *op. cit.*, t. I, p. 380.

§ 15.— Ce n'est pas seulement d'une manière passive que Défenseurs. certains membres des sociétés constituées par une ou plusieurs familles contribuent à la sûreté générale; souvent quelques-uns d'entre eux, plus forts ou plus courageux que les autres, protègent leurs voisins en combattant l'ennemi commun, et dans ce but ces gardiens ont recours à des moyens de défense ou même d'attaque qui sont en rapport avec les armes dont ils sont pourvus (1). Ainsi parmi les Mammifères, les Bêtes à cornes qui vivent en troupeau et qui, d'ordinaire, se reposent isolément ou paissent tranquillement à quelque distance les uns des autres, viennent-ils à être inquiétés par l'approche d'un grand Carnassier, on les voit aussitôt se resserrer en un groupe compact, dont le centre est occupé par les faibles, c'est-à-dire par les jeunes individus et par les femelles, et dont le pourtour est formé par les mâles adultes, prêts à combattre tout assaillant. C'est de la sorte que les vieux Rennes, par exemple, utilisent les grands bois rameux dont leur tête est armée et défendent leurs compagnes ainsi que leurs petits, en même temps qu'ils se défendent eux-mêmes, contre les attaques des Loups et même des Ours. Cette disposition belliqueuse des mâles se manifeste aussi chez les autres Ruminants sociaux, et semble être liée à l'existence des cornes chez presque tous ces Animaux, dont les femelles sont souvent dépourvues d'armes de ce genre.

Les Chevaux, qui à l'état sauvage vivent tantôt en petites bandes composées d'un Étalon adulte, d'un nombre plus ou moins considérable de juments et de poulains, tantôt en

(1) Les Abeilles nous offrent un exemple de l'existence de factionnaires postés à l'entrée de la résidence de ces espèces de colonies et empêchant des étrangers d'y pénétrer. Ces sentinelles y passent la nuit (a).

(a) Huber, *Nouv. obs. sur les Abeilles*, t. II, p. 412.

grandes troupes formées par plusieurs familles constituées comme je viens de le dire, se comportent d'une manière analogue ; mais leurs manœuvres varient un peu suivant les circonstances. Lorsqu'il y a un seul Étalon, il reste à l'arrière-garde, et pendant que sa famille tout entière fuit précipitamment, il repousse l'ennemi à l'aide de ses dents et de ses pieds ; mais quand la troupe est nombreuse, les Étalons en garnissent le front d'attaque et s'efforcent d'empêcher l'ennemi d'arriver jusqu'au groupe placé à l'arrière.

Le rôle de chef paraît être rempli quelquefois par un individu qui n'est ni plus fort ni plus courageux que ses compagnons, mais qui a plus d'intelligence et se rend ainsi particulièrement utile à la troupe dont il fait partie (1).

Il y a même des Animaux sociaux chez lesquels ce rôle de défenseur de la communauté est dévolu à certains individus qui offrent un mode de conformation spécial en rapport avec leurs fonctions, et qui ont reçu le nom de soldats. Diverses espèces de Fourmis nous en offrent des exemples. Pour s'assurer de ce fait il suffit de dégrader le nid d'une colonie de la Fourmi pallidule (ou *Pheidole pallidula*) : pendant que les ouvrières s'efforcent de réparer les dégâts, des neutres à grosse tête et à fortes mandibules se précipitent au dehors en foule, donnant des signes de grande colère et attaquant leurs ennemis avec fureur (2). D'ailleurs,

---

(1) Dupont (de Nemours) cite un exemple très remarquable de l'influence acquise ainsi sur un troupeau de Vaches par un individu de petite taille qui avait trouvé le moyen d'ouvrir à l'aide de ses cornes la barrière fermant l'entrée du champ où ces Animaux étaient renfermés journellement, manœuvre qui permettait à ceux-ci d'aller paître dans un champ de maïs (a).

(2) Les mœurs des Fourmis du genre Phéidole ont été observées à Madère par M. Heer, et en Suisse par M. Forel (b). Il y a aussi des soldats dans les fourmilières des Colobopses

(a) *Quelques mémoires sur différents sujets*, 2e édit., p. 182 et suiv.
(b) Oswald Heer, *Ueber die Hause-Ameise Modeira's* (*Zürcherische jugend*, 1852).
— Forel, *Les Fourmis de la Suisse*, p. 383.

chez ces petits Animaux, l'instinct de la combativité mis au service de l'association coopérative, ne coïncide pas toujours avec la division du travail physiologique dont je viens de parler, et dans d'autres espèces de Fourmis, la disposition mentale qui détermine certains individus à s'ériger en champions de la communauté est très développée chez toutes les ouvrières et cause parfois entre des colonies voisines des guerres acharnées (1).

Dans les sociétés coopératives constituées par les Termites la division du travail est portée non moins loin, car, indépendamment des reproducteurs des deux sexes dont les fonctions sont limitées à la procréation des générations nouvelles et indépendamment des ouvriers constructeurs et des nourrices, qui sont des femelles dont les organes génitaux ont été frappés d'un arrêt de développement de manière à rester à l'état rudimentaire, il y a toujours des individus affectés spécialement au service de la défense commune et qui ont reçu à juste titre le nom de soldats. En effet, chez les Ter-

indigènes (a) ainsi que dans celles de beaucoup d'autres Fourmis exotiques (b). Mais il n'en est pas de même pour nos Fourmis ordinaires. Les soldats ne prennent aucune part aux travaux domestiques.

(1) Les Fourmis femelles prennent toujours la fuite au moindre danger, et les mâles ne contribuent à la prospérité de la communauté qu'à titre de reproducteurs; mais les ouvrières sont presque toujours à la fois les constructeurs, les nourrices et les gardiennes. Leurs principales armes consistent en leurs mandibules, et pour certaines espèces en un aiguillon dont l'extrémité postérieure de leur corps est garnie. Mais elles sécrètent aussi un liquide vénifique qui contient un acide particulier (appelé acide formique), et elles peuvent le projeter très loin. Les combats que ces Insectes se livrent ont été l'objet de beaucoup de publications intéressantes, et pour plus de détails à ce sujet je renverrai aux observations de Huber et de quelques autres entomologistes plus récents (c).

(a) Emery, voy. Forel, op. cit., p. 43.
(b) Lund, Lettre sur quelques Fourmis du Brésil (Ann. des sc. nat., 1831, t. XXIII, p. 122).
(c) P. Huber, Rech. sur les mœurs des Fourmis indigènes, p. 155 et suiv.
— Ebrard, Nouvelles observ. sur les Fourmis (Bibl. univers. et Revue suisse, 1861, t. XI, p. 466).
— Forel, op. cit.

mites, cette disposition mentale devient propre à certains individus qui sont mieux armés que les ouvriers ordinaires et qui ne remplissent dans la communauté d'autre rôle que celui de défenseurs de la colonie (1).

Sociétés mixtes. § 16. —- Jusqu'ici je n'ai parlé que des associations formées entre des individus qui sont issus d'une souche commune et qui sont autant de représentants d'une même espèce zoologique ; mais l'assistance mutuelle n'est pas toujours limitée de la sorte ; des relations semblables peuvent être formées entre des Animaux d'espèces différentes, et, pour bien juger des aptitudes mentales de ces Êtres, il est nécessaire d'examiner attentivement ce qui se passe dans les sociétés hétérogènes constituées de la sorte. Ainsi que l'a fait remarquer récemment un auteur dont les études sur la psychologie comparée présentent beaucoup d'intérêt, toutes les fois que plusieurs espèces animales, ayant des habitudes semblables, se trouvent rassemblées dans un même lieu, des rapports ne manquent jamais de s'établir entre celles qui n'ont rien à craindre les unes des autres et ont à redouter les mêmes ennemis (2) ; souvent elles pro-

---

(1) Smeathman a constaté que si d'un coup de pioche on fait brusquement une brèche dans les parois du monticule servant de demeure à une colonie de Termites, on voit aussitôt un soldat en sortir et être bientôt suivi d'une légion de combattants qui mordent avec violence et acharnement tout ce qu'ils rencontrent. Ces individus, reconnaissables à leur grosse tête et à leurs fortes mandibules, paraissent en fureur, mais à moins d'attaques nouvelles, leur colère s'apaise bientôt et on les voit rentrer presque tous au logis, tandis que d'autres individus, conformés d'une manière différente et faisant fonction d'ouvriers, s'appliquent à réparer les dégâts en bouchant la brèche avec de la terre gâchée qu'ils y apportent dans leur bouche. Les soldats ne prennent aucune part à ces travaux, mais de temps en temps quelques-uns d'entre eux restés dehors paraissent stimuler les ouvriers, en faisant entendre un bruit particulier produit par l'entre-choquement de leurs mandibules (a).

(2) M. Espinasse a présenté des considérations fort judicieuses sur ce

---

(a) Smeathman, *An account of the Termites*, p. 48 (*Phil. Trans.*, 1781).

fitent toutes de la vigilance particulière de chacune d'elles, et, comme nous le verrons dans une prochaine leçon, elles comprennent jusqu'à un certain point leurs langages respectifs. Parfois même des alliances plus intimes et d'une nature moins simple se forment entre des Animaux hétérogènes, entre différentes espèces d'Insectes, par exemple, et c'est par suite de l'établissement d'un commerce analogue que l'Homme est parvenu à se procurer comme associés ses Animaux domestiques.

L'apprivoisement, le domptage, l'éducation et la domestication d'Animaux d'une espèce par des Êtres intelligents d'une autre espèce ont pour résultat, non seulement de procurer aux uns et aux autres des avantages immédiats, mais aussi de modifier les instincts, les sentiments et même les facultés intellectuelles des Bêtes; à ce point de vue, ces associations méritent de fixer notre attention, et dans la prochaine leçon nous nous en occuperons.

premier degré d'association chez divers Oiseaux et autres Animaux, et sur le rôle des avertisseurs dans les réunions de ce genre (a).

(a) Espinasse, *Des Sociétés animales*, p. 26.

CENT TRENTE-CINQUIÈME LEÇON

SUITE DE L'ÉTUDE DES FONCTIONS MENTALES. — Sentiments de méfiance ou de confiance. — Éducabilité des Animaux. — Services réciproques. — Affectuosité; bonté; amitié; affection filiale. — Associations entre des Animaux d'espèces différentes; domestication. — Domestication des Pucerons et autres Insectes par les Fourmis. — Sociétés mixtes formées par les Fourmis. — Notion de devoir; sentiments de justice. — Notion de la propriété. — Usurpation; convoitise; pillage. — Jalousie. — Patience. — Sentiment du beau; goût de la propreté. — Imagination. — Désir du mieux. — Modificabilité des facultés mentales. — Influence de l'Homme sur la perfectibilité des Bêtes. — Communications mentales.

Origine de la méfiance. § 1. — En étudiant les actions nerveuses réflexes, nous avons vu que les phénomènes de cet ordre peuvent suffire pour déterminer chez beaucoup d'Êtres animés des mouvements défensifs inconscients (1), et nous avons constaté également que, dans d'autres circonstances, des actes plus complexes et intentionnels dont le but est analogue peuvent être la conséquence, soit d'une impulsion mentale non raisonnée, soit d'une opération de l'entendement. En effet, peu d'Animaux, à moins d'être dépourvus du sens de la vue et du sens de l'ouïe, se montrent indifférents à ce qui se passe autour d'eux, et lorsque, par suite de leur expérience personnelle ils ont appris à connaître le danger, ou que par l'effet des dispositions d'esprit qu'ils tiennent de leurs ancêtres ils se comportent comme si la connaissance leur en était acquise par voie d'hérédité, ils sont toujours plus ou moins méfiants. Ils ont rarement à redouter les individus de leur espèce, et par conséquent, lors même que rien ne les attire entre eux, ils ne s'effrayent pas du voisinage de leurs semblables; mais lorsqu'ils se savent exposés aux attaques de

(1) Voy. tome XIII, p. 176 et suiv.

Bêtes de proie ou de l'Homme, ils éprouvent en général pour tout étranger des sentiments de crainte ou de répulsion qui les portent à le fuir ou à le combattre. Si ce sont des phytophages et que des intérêts opposés ne les divisent pas, ils peuvent vivre paisiblement à côté les uns des autres (1) ; mais d'ordinaire les Animaux d'espèces différentes, quelle que puisse être leur sociabilité (2), ne s'associent pas entre eux. Cependant il n'en est pas toujours ainsi, et dans certaines circonstances, des relations intimes peuvent s'établir entre des individus hétérogènes. La familiarité et la confiance forment la première base de ce compagnonnage ; en général, des sentiments d'affection mutuelle se développent entre les associés, mais l'un de ceux-ci ne tarde pas à acquérir sur les autres une influence mentale plus ou moins considérable, et lorsqu'il leur est supérieur par l'intelligence ou par la force physique, il devient en quelque sorte le chef de la communauté. Les relations établies entre l'Homme et les Animaux que celui-ci a réduits en domesticité sont de ce genre, et elles ont déterminé plus d'une modification importante dans les instincts ainsi que dans les facultés intellectuelles de ces Êtres.

La méfiance est un sentiment très général chez les Animaux faibles ; cependant elle ne semble pas être déterminée par un instinct primordial ; elle peut devenir héréditaire, et elle se manifeste souvent dès que l'intelligence s'éveille, mais elle est presque toujours un résultat évident de l'expérience personnelle de l'individu qui l'éprouve ou des dispositions

(1) Ainsi, dans les contrées où la végétation est très riche, comme dans l'île de Ceylan, plusieurs espèces de grands Mammifères vivent paisiblement à côté les unes des autres dans les mêmes pâturages, notamment des Éléphants, des Cerfs, des Buffles, etc. (a).

(2) Voy. ci-dessus, p. 2 et suiv.

(a) Tennent, *Sketches of the Nat. Hist. of Ceylan*, p. 83.

mentales transmissibles que la connaissance du danger a
développées chez ses ancêtres (1).

Des preuves nous en sont fournies par les changements
survenus de nos jours dans le caractère de plusieurs Animaux qui habitent des lieux où jadis ils jouissaient d'une
sécurité complète, mais qui, par suite des progrès de la na-
vigation, sont exposés maintenant aux attaques incessantes
de l'Homme. Divers voyageurs, en visitant pour la première
fois certaines îles inhabitées de l'hémisphère austral ou
d'autres terres sur lesquelles il n'existait aucune Bête de
proie, ont eu souvent l'occasion de constater les dispositions
confiantes de tous les Animaux qu'ils y rencontraient; dans
les premiers temps, ceux-ci se laissaient prendre ou tuer
à coups de bâton sans chercher à fuir ou à résister, et les
matelots en firent d'ordinaire un massacre révoltant; mais
bientôt les compagnons de leurs victimes apprirent à connaître les dangers auxquels notre voisinage les exposait et ils
devinrent de plus en plus farouches; ils transmirent à leurs
descendants la disposition mentale acquise de la sorte, et il
a suffi de quelques générations pour que la vue d'un Homme
les mette en fuite : pour eux la timidité est devenue un sentiment inné.

Du reste, l'aptitude des différentes espèces d'Animaux, et
probablement aussi des différents individus d'une même es-

(1) M. Houzeau, qui a beaucoup observé les mœurs des Animaux et qui a
discuté la signification d'un grand
nombre d'observations recueillies par
d'autres auteurs relatives au sentiment de la peur et à l'amour de la
vie, considère l'instinct de la conservation comme étant inné chez tous
les Êtres animés. Il cite à l'appui de
son opinion beaucoup de faits dont
quelques-uns ne m'inspirent que peu
de confiance, et, quoi qu'il en soit à
cet égard, il me paraît ne pas tenir
assez compte des effets de l'expérience personnelle des individus sur
le développement de la timidité et
du sentiment de méfiance chez leurs
descendants (a).

(a) Houzeau, *Études sur les facultés mentales des Animaux*, t. I, p. 177 et suiv.
(1872).

pèce, à profiter ainsi des leçons de l'expérience varie beaucoup, et c'est probablement à l'absence de ce genre d'éducabilité qu'est due en partie la disparition récente de certaines espèces zoologiques, telles que les Rhytines, grands Syréniens dont le nombre était considérable sur les côtes de l'île Behring vers le milieu du siècle dernier, mais dont aujourd'hui on ne trouve plus sur la surface entière du globe un seul exemplaire (1).

Chez d'autres espèces, le sentiment de crainte causé par les attaques réitérées des chasseurs s'est au contraire développé et a produit une disposition mentale héréditaire qui constitue sinon l'instinct de la méfiance, au moins une tendance innée à la timidité et à la prudence (2).

(1) Lorsqu'en 1741, à la suite d'un naufrage, le naturaliste Steller hiverna dans l'île Behring, ces grands Mammifères marins se montraient en troupes nombreuses près de la côte, et étaient tellement confiants, qu'on pouvait les harponner à la main et les tirer à terre sans effrayer les individus d'alentour. Lorsque l'un d'entre eux était blessé, tous les autres l'entouraient en cercle et s'efforçaient de le sauver; mais la vue du danger auquel ils étaient exposés ne les mit pas en fuite, et pendant plusieurs années ils devinrent une proie facile pour les pêcheurs russes qui, attirés par les profits résultant de cette chasse, firent de ces grands et paisibles Herbivores un tel massacre, que dans l'espace de vingt-sept ans tous furent tués (a).

Plusieurs grands Oiseaux terrestres des îles Mascareignes montraient les mêmes dispositions confiantes lorsque, vers la fin du XVII\e siècle, Legouat et d'autres marins visitèrent pour la première fois ces localités, et ne devenant pas suffisamment farouches pour se soustraire à leurs nouveaux ennemis, furent, en peu de temps, complètement détruits (b).

(2) La plupart des zoologistes attribuent à la crainte, fruit de l'expérience, l'abandon de nos mers par les Baleines, qui jadis étaient très communes dans le golfe de Gascogne, qui, plus récemment, ont disparu des côtes de l'Amérique et qui se sont réfugiées maintenant dans le voisinage des glaces circumpolaires (c).

Les Outardes ont disparu de la plupart des contrées de l'Europe qu'elles fréquentaient jadis; mais il y en a encore des bandes dans quelques

(a) Steller, *Dissert. de Bestiis marinis* (*Novi comment. acad. Petropol.*, t. II, p. 289).
(b) Alph. Milne Edwards, *Rech. sur la Faune ancienne des îles Mascareignes* (*Ann. des sc. nat.*, 1874, série 5, t. XIX, n° 3).
(c) Noël, *Tab. hist. de la pêche de la Baleine.*

§ 2. — Les bons offices amènent des résultats inverses (1). Tout Animal pourvu d'un peu d'intelligence reconnaît plus ou moins facilement celui dont il reçoit souvent des bienfaits et dont il n'a jamais eu à souffrir. Il le recherche quand il en a besoin, et il prend confiance en lui; en un mot, il s'apprivoise.

L'influence exercée de la sorte sur le moral d'un Animal est d'autant plus grande, que le besoin auquel on donne satisfaction est plus vif et plus difficile à satisfaire par d'autres moyens. Ainsi, l'Homme ne produit que peu d'effet sur l'esprit d'un Animal en lui donnant des aliments que celui-ci peut se procurer en abondance sans l'intervention de ce pourvoyeur; mais en temps de disette, l'offre d'un peu de nourriture est un puissant moyen de séduction, et lorsqu'on développe chez des Animaux sauvages le goût d'un aliment très sapide qu'ils ne trouvent qu'en venant le chercher dans la main de la personne qui s'applique à capter leur confiance, on parvient souvent à les apprivoiser en fort peu de temps. J'en ai acquis maintes fois la preuve en donnant régulièrement du sucre à des Herbivores très ombrageux qui vivaient en une sorte de demi-liberté dans les enclos de la ménagerie du Muséum, et qui jusqu'alors ne connaissaient pas le goût de cette substance.

Tout ce qui augmente la valeur des services rendus par

parties de l'Allemagne, et elles y sont devenues si méfiantes à l'égard des chasseurs, que, pour s'en approcher, ceux-ci sont obligés d'avoir recours à la ruse. Le prince Charles Bonaparte a rapporté des faits qui montrent combien le danger a éveillé leur intelligence (a).

(1) L'habitude de la sécurité peut rendre confiants même des Animaux qui d'ordinaire sont très timides et qui sont fort peu intelligents : les Pigeons de la place Saint-Marc à Venise et les Lapins du jardin du Prater à Vienne, par exemple (b).

(a) Ch. Bonaparte, *Transmission of experience in Birds, in the form of instinctive knowledge* (Charlesworth's *Mag. of nat. Hist.*, 1838, t. II, p. 50).
(b) Brehm, *La vie des Animaux*, t. II, p. 235.

l'Homme à l'Animal qu'il veut apprivoiser et dompter contribue à l'établissement de son influence morale sur celui-ci, et c'est de la sorte qu'en lui faisant éprouver les étreintes de la faim, la personne qui lui donne ensuite des aliments excite à un haut degré son respect et son attachement, car la faculté de raisonner n'est pas assez développée chez les Bêtes pour leur faire comprendre que leur bienfaiteur a été la cause de leurs souffrances, et pour exciter dans leur esprit des sentiments de rancune quand le dompteur leur inflige des corrections corporelles. Plus l'Animal se sentira faible et dépendant de son maître bienfaisant, plus il sera disposé à lui obéir, et par conséquent on conçoit comment la privation du sommeil peut également contribuer à son asservissement, surtout lorsque la présence de ce maître coïncidera avec le rétablissement temporaire de la tranquillité nécessaire au repos.

La mémoire joue un grand rôle dans le travail mental qui s'opère ainsi chez l'Animal que l'Homme s'applique à apprivoiser et à dompter; les Bêtes qui en manquent ne sont guère susceptibles de faire sous ce rapport des progrès notables (1), et l'aptitude à réfléchir et à fixer l'attention sur les impressions de l'ordre de celles dont je viens de parler, est aussi une condition nécessaire pour l'établissement de ces

(1) C'est à tort que l'on considère communément les Mammifères herbivores comme étant des Animaux très doux et faciles à apprivoiser; en général, ils n'ont pas assez de discernement et de mémoire pour que l'idée d'une personne en particulier s'associe dans leur esprit à l'idée des services qu'elle leur rend. F. Cuvier a présenté sur ce sujet des remarques intéressantes, et j'ajouterai que, parmi les nombreux Animaux dont j'ai eu l'occasion d'étudier le caractère pendant que j'étais chargé de la direction de la ménagerie du Muséum d'histoire naturelle, je n'en ai vu aucun qui fût à la fois plus stupide et moins éducable que l'Hippopotame; cependant son gardien est parvenu à lui faire exécuter au commandement certaines manœuvres pour obtenir du pain (a).

(a) F. Cuvier, *Sur la domestication* (*Ann. des sc. nat.*, 1826, t. IX, p. 293).

relations sociales. Les sentiments d'une nature différente, lorsqu'ils s'emparent fortement de l'esprit des Animaux, empêchent leur faible raison de gouverner leurs actes et s'opposent à l'obtention des effets ordinaires de l'éducation. Or, la passion la plus forte, la plus troublante chez la plupart de ces Êtres est suscitée par les appétits vénériens, et par conséquent, toutes choses égales d'ailleurs, plus l'activité fonctionnelle des organes de reproduction sera grande, moins la soumission sera facile à obtenir. Cela explique en partie comment il se fait que chez les individus adultes le domptage est plus difficile que chez les jeunes, et comment la castration prédispose à la docilité.

Instruction.   § 3. — Les associations d'idées qui s'établissent facilement dans l'esprit des Bêtes intelligentes, entre les sensations agréables dont elles se considèrent comme redevables à un Homme en particulier et l'image de cet Homme ou le son de sa voix, les portent à s'en approcher quand il se montre à eux ou les appelle, à s'en laisser toucher et caresser de la main (1) et à le suivre ; puis, lorsqu'elles ont assez de mémoire et d'entendement pour arriver à comprendre qu'en faisant, à un signal déterminé, certains mouvements, ils

---

(1) Quelques Animaux sont très sensibles aux caresses de ce genre, surtout les Chats, et F. Cuvier cite l'exemple d'une Louve sur laquelle les effets produits de la sorte étaient des plus remarquables (a).

J'incline à croire que sur le Cheval et sur le Chien les caresses manuelles agissent principalement comme moyen de récognition, en rappelant à l'Animal qu'il a auprès de lui un ami en qui il a l'habitude d'avoir confiance. En effet, le Chat se frotte aux jambes de toute personne en qui il a confiance, parce que les attouchements obtenus ainsi lui procurent des sensations tactiles agréables ; mais le Chien n'agit pas de la même façon, et l'idée qu'il attache à l'impression reçue semble avoir sur lui plus d'influence que la sensation produite ; car des caresses similaires ont évidemment dans son estime des valeurs très différentes suivant les personnes dont il les reçoit, et il ne les accepte pas de tout le monde.

(a) F. Cuvier, *Essai sur la domestication* (*Ann. des sc. nat.*, 1826, t. IX, p. 303).

obtiendront la faveur qu'elles convoitent, leur instructeur, en y mettant du temps et de la persévérance, parvient souvent à leur faire exécuter, au commandement, des exercices plus ou moins variés. Des Animaux très divers sont susceptibles d'être dressés de la sorte, d'acquérir des habitudes d'obéissance et même certains talents qui les font appeler dans le langage familier des Bêtes savantes (1);

(1) Ce sont les Animaux les plus intelligents et les plus sociables, notamment les Éléphants, les Chiens et les Chevaux, que l'on dresse de la sorte avec le plus de facilité; on peut leur apprendre à faire des exercices très variés; mais, ainsi que je le ferai voir dans la prochaine leçon, les talents extraordinaires que les bateleurs leur attribuent souvent ne consistent, en réalité, qu'à faire avec adresse certains mouvements et à obéir avec une grande promptitude à des commandements exprimés par des signes ou par des sons assez faibles pour passer inaperçus des spectateurs.

Divers petits Carnassiers se laissent facilement apprivoiser quand ils sont jeunes : une personne de ma famille a élevé, dans son cabinet de travail, une Genette qui est devenue d'une familiarité complète et se faisait remarquer par sa grande curiosité. Un auteur dont j'ai cité ailleurs les observations sur le mode de production de la coquille de l'Argonaute, M° Power, a rapporté un exemple intéressant de la sociabilité et de l'affectuosité d'une Martre (a). On est même parvenu à dompter des Lions : ainsi Pline raconte que plus d'une fois Marc-Antoine se montra aux Romains sur un char traîné par ces Animaux, et que le Carthaginois Hammon avait un attelage de même genre (b); on cite beaucoup d'exemples de jeunes Lions rendus assez doux et assez familiers pour que l'on ait pu les laisser en liberté dans la demeure de leur maître, et de nos jours on a vu plusieurs bateleurs se faire parfaitement obéir de ces grandes Bêtes de proie (c). Une autre espèce de Mammifère carnassier appartenant à la même famille zoologique, le Guépard, est encore plus éducable, et en Orient on l'emploie comme chasseur en lui apprenant à se tenir tranquillement en croupe derrière un cavalier et à s'élancer sur sa proie au commandement de son maître (d). Les Ours sont fort dociles quand ils sont jeunes, et même lorsqu'ils sont à l'âge adulte, on les dresse, non seulement à obéir, mais aussi à exécuter des mouvements déterminés si on les tient en laisse au moyen

(a) M° Power, *Observ. et expér. physiques*, p. 17 (1860).
(b) Pline, *Hist. nat.*, édit. d'Agasson de Grandsaigne, chap. VIII, § XXI, t. I, p. 266.
(c) Voy. Brehm, *La vie des Animaux*, t. II, p. 207.
— Anderson, *The Lion and the Elephant*, p. 103.
(d) Voy. Jardine, *The naturalists Library, Mammalia*, t. II, p. 202.

mais en général, pour établir sa supériorité sur l'Être dont il fait son compagnon, son obligé et son serviteur,

d'un anneau passé dans la cloison du nez, sorte de bride qui permet au dompteur de punir par une douleur vive toute résistance à ses ordres. Je rappellerai aussi les tours d'adresse que le Phoque commun (a), et mieux encore les Otaries apprennent facilement à faire (b); mais ce sont les Éléphants, les Chevaux et les Chiens qui montrent le plus d'aptitude à acquérir des talents de ce genre. Les preuves de cette éducabilité sont même si communes, que je crois inutile d'en citer ici, car les Chiens savants figurent journellement sur nos places publiques; les exercices variés que le Cheval est capable d'apprendre à exécuter au commandement du cavalier se voient non moins souvent dans nos cirques, et les tours d'adresse exécutés par des Éléphants sont depuis longtemps célèbres (c). Or, tous ces Animaux sont au nombre des Quadrupèdes les plus intelligents, et c'est à leur intelligence seulement qu'il faut attribuer leur aptitude à apprendre ce qu'on leur fait faire.

Les Oiseaux, quoique beaucoup moins bien doués sous ce rapport que la plupart des Mammifères, sont également susceptibles de recevoir une certaine éducation. Ainsi les Rapaces, tout en étant farouches, violents et très peu intelligents, ont pu être apprivoisés et dressés à la chasse au vol. Ceux qui composent la famille des Faucons sont particulièrement aptes à servir de la sorte. Lorsqu'on les tient en captivité, qu'on les accoutume à vivre à côté des Hommes et des Chiens, qu'on assouplit leur caractère en les privant de sommeil et de lumière, qu'on les oblige à se comporter d'une certaine manière pour obtenir d'une certaine manière pour obtenir leur pâture, on peut leur apprendre à se tenir perchés sur le poing de leur maître, à attaquer de préférence certains Oiseaux et à s'en rendre maîtres; mais ils ne deviennent jamais très obéissants et leur éducation est difficile à faire. Jadis les chasseurs estimaient beaucoup l'art de les dresser de la sorte; il y avait des gens qui s'en occupaient exclusivement, et l'on assure qu'un même fauconnier ne saurait instruire (ou *affaiter*) plus de deux de ces Oiseaux à la fois quoiqu'y donnant tous ses instants. Cette éducation est plus longue pour les *Faucons de passage* (ou pris à l'état adulte), que pour les *Faucons niais* (c'est-à-dire élevés en captivité); pour l'Émerillon, elle peut être accomplie en trois ou quatre semaines, mais pour le Faucon commun (que les chasseurs estiment davantage)

(a) Fréd. Cuvier, *Observ. zoologiques sur les facultés physiques et intellectuelles du Phoque commun* (*Annales du muséum*. 1811, t. XVII, p. 377).

(b) Un de ces Phoques à oreilles provenant des îles Falkland a vécu pendant plusieurs mois à la ménagerie du Muséum avant d'être transféré au jardin zoologique de Londres et dans chacun de ces établissements il s'est fait remarquer à la fois par son intelligence, sa docilité et son aptitude à exécuter, en vue d'une récompense alimentaire, diverses manœuvres commandées par son gardien. Voyez à ce sujet une note publiée par E. Gray (*Ann. of nat. Hist.*, 1868, t. I, p. 108).

(c) M. Houzeau a réuni sur l'histoire des Animaux instruits beaucoup de faits intéressants (*op. cit.*, t. II, p. 295 et suiv.).

l'Homme a besoin de punir par des châtiments corporels toute résistance intentionnelle à ses volontés. La violence trouble l'intelligence de l'Animal dont l'éducation est à faire et provoque la résistance plutôt que la soumission, mais des peines légères sont des avertissements qui imposent le respect et qui peuvent être utilement employés pour établir la suprématie de celui qui veut être le maître de son associé. Les Animaux chez lesquels l'instinct de la combativité est très développé sont en général difficiles à dompter de la sorte; le manque d'intelligence ou une trop grande mobilité dans les idées et l'inaptitude à maintenir l'attention sur une même série de faits, sont aussi des conditions très défavorables à la fondation de cette sorte de concert entre l'Homme et les Bêtes; tandis qu'au contraire les Animaux sociaux, surtout ceux parmi lesquels il y a une sorte d'hiérarchie, ceux qui ont des guides et des chefs naturels, sont en général

elle nécessite beaucoup plus de temps, et il est aussi à noter que tous ces Oiseaux oublient très vite ce qu'ils ont été dressés à faire. L'Aigle n'a jamais été beaucoup employé pour la chasse au vol, mais il n'est pas inapte à acquérir ce genre d'instruction. L'art de la fauconnerie a été l'objet de beaucoup de publications; on cite à ce sujet des écrits laissés par Frédéric II, empereur d'Allemagne, au XIIIᵉ siècle (a), et même, de nos jours, il a paru plusieurs livres analogues (b) parmi lesquels je citerai particulièrement un ouvrage de MM. Schlegel et Verster.

En Égypte et dans l'Inde, les bateleurs dressent des Serpents à exécuter des mouvements cadencés, ce qui implique chez ces Reptiles une certaine intelligence, et l'on est parvenu même à faire travailler d'une façon déterminée des Insectes tels que des Puces (c).

Il est donc probable que l'Homme, s'il y trouvait un intérêt suffisant, parviendrait à se faire obéir de tous les Animaux qui sont aptes à comprendre ce qu'il veut leur faire faire, et que des espèces très diverses sont dans ce cas.

(a) Reliqua librorum Frederici II Imperatoris de arte venandi cum avibus, 1596.
(b) Schlegel et Verster von Wulverhorst, Traité de Fauconnerie, 1846 (magnifique ouvr. grand in-fol. avec planches coloriées).
— Salvin and Brodrick, Falconry in the British Islands, 1855.
— Freman and Salvin, Falconry its claims history and practice, 1859.
— Chenu et O. Des Murs, Fauconnerie ancienne et moderne, 1862.
— Reesenthal, Die Raubvögel Deutschlands, 1878.
(c) Gay, Observ. sur les instincts de l'Homme et sur l'intelligence des Animaux, p. 62 (1878).

disposés à accepter notre assistance et notre contrôle ; ils se montrent sensibles aux services que ce protecteur étranger leur rend et ils en reconnaissent facilement l'autorité.

Lorsque les liens contractés ainsi se perpétuent de génération en génération, ils se resserrent de plus en plus : ce qui était d'abord une habitude individuelle devient une habitude héréditaire ; enfin l'Animal subjugué par l'Homme devient son compagnon résigné ou même volontaire, son serviteur et parfois même son ami.

La conquête de nos Animaux domestiques a dû s'effectuer de la sorte ; elle date de trop loin pour que la tradition nous en apprenne rien ; mais les résultats obtenus récemment par divers essais tentés dans cette voie ne me laissent aucune incertitude quant aux moyens à l'aide desquels les associations artificielles de ce genre ont été fondées et perfectionnées graduellement (1).

(1) Les observations les plus importantes sur l'apprivoisement et la domestication des Animaux considérés au point de vue psychologique sont dues à Frédéric Cuvier et se trouvent disséminées dans beaucoup de ses écrits, mais elles ont été réunies pour la plupart dans un mémoire spécial (a), et Flourens en a très bien rendu compte (b). Récemment M. Darwin a publié sur ce sujet un ouvrage important, mais il s'est appliqué principalement à montrer l'influence que la domestication peut exercer sur la conformation des Animaux et sur leurs caractères zoologiques (c). Pour plus de détails sur les moyens employés pour les dompter, je renvoie aussi aux écrits indiqués ci-dessous (d) et à ce que j'en ai dit en 1834 (e).

(a) F. Cuvier, *De la sociabilité des Animaux* (*Mém. du Muséum*, t. XIII, p. 1, et *Ann. des sc. nat.*, t. VI, p. 357). — *Essai sur la domestication des Mammifères, précédé de considérations sur les divers états des Animaux dans lesquels il nous est permis d'étudier leurs actions* (*Ann. des sc. nat.*, 1826, 1re série, t. IX, p. 279, et *Mém. du Muséum*, t. XIII, p. 405).

(b) Flourens, *Résumé analytique des observ. de F. Cuvier sur l'instinct et l'intelligence des Animaux* (*Ann. des sc. nat.*, 1839, série 2, t. XII, p. 235). — *De l'instinct et de l'intelligence des Animaux, résumé des observations de Frédéric Cuvier sur ce sujet*, p. 63 et suiv. (édit. de 1845).

(c) Darwin, *De la variation des Animaux et des plantes sous l'action de la domestication*, trad. par Moulinié, 2 vol. 1868.

(d) Collin, *Physiologie comparée des Animaux*, t. I, p. 152 et suiv. (1854). — Houzeau, *Études sur les facultés mentales des Animaux*, t. II, chap. VIII. — Espinasse, *Des Sociétés animales*, p. 29 et suiv. (1877).

(e) Milne Edwards, *Éléments de Zoologie*, 1re édit., p. 313 et suiv. (1834).

§ 4. — On appelle ANIMAUX DOMESTIQUES, non pas tous Domestication.
les Animaux qui vivent avec nous, qui, guidés automatiquement par leurs instincts, ou agissant volontairement sous
les dictées de leur raison, sont devenus nos commensaux, par
exemple la Mouche ordinaire qui fréquente nos demeures et
se plaît à voltiger autour des tables dressées pour le service
de nos repas, ni les captifs retenus prisonniers dans nos mé-
nageries et plus ou moins résignés à leur esclavage, mais
ceux qui sont devenus nos auxiliaires et qui reconnaissent,
dans certaines limites, notre autorité. Le commensalisme et
le parasitisme sont presque toujours la conséquence d'une
impulsion mentale inconsciente ; ces modes d'existence ne
dépendent ni de l'utilisation de connaissances acquises, ni
d'un raisonnement, ni d'une opération quelconque de l'entendement ; ils résultent d'un instinct inné qui peut se ren-
contrer chez des Animaux dépourvus de toute puissance
intellectuelle appréciable par nous (1). La domestication,
au contraire, est le résultat d'une sorte d'association synal-
lagmatique, ou contrat bilatéral, établi entre l'Homme et
certains Animaux inférieurs, association incomprise par
l'une des parties intéressées, mais exerçant sur les déterminations mentales de celle-ci une influence considérable
et tendant à placer le faible sous l'empire du fort.

Frédéric Cuvier, à qui l'on doit beaucoup d'observations
judicieuses et fines sur la nature et les effets de la domestication, a fait voir que les relations établies entre l'Homme
et le Chien, le Cheval, l'Éléphant et beaucoup d'autres Animaux soumis à son empire, ne résultent pas d'un changement radical opéré dans le caractère de la race devenue
domestique, mais du développement de quelques-unes des
dispositions mentales naturelles à l'espèce dont cette race
est issue, et d'une direction particulière donnée aux senti-

(1) Voy. tome XIII, p. 502, et tome XIV, p. 1 et suiv.

ments ordinaires chez cette même espèce (1). A l'état sauvage, ces Animaux vivaient en troupes sous la direction d'un des leurs qui leur inspire à la fois confiance et respect; l'Homme, en les groupant autour de lui, en les habituant à le voir auprès d'eux, en leur apprenant qu'il peut leur rendre service et en leur prouvant qu'il est plus puissant qu'aucun d'entre eux, est parvenu à prendre la place de ce chef et à devenir pour eux un directeur respecté, parfois même un maître aimé et presque adoré (2).

Ce résultat n'a été obtenu d'une manière complète que pour très peu d'espèces animales, telles que le Cheval et surtout le Chien. Mais entre l'alliance intime et affectueuse que le Chien a contractée avec l'Homme et l'indépendance réfractaire de la plupart des Bêtes sauvages, il y a une multitude de degrés intermédiaires dont le physiologiste doit tenir grand compte lorsqu'il veut approfondir l'étude des relations de cet ordre.

Ces relations, ainsi que je viens de le dire, sont basées sur

(1) La confiance que le chef d'une troupe d'Éléphants sauvages inspire à ses compagnons et la prudence dont il fait preuve en les guidant, sont mises bien en évidence par la manière dont ces Animaux timides se comportent lorsque, pressés par la soif, ils sortent de la forêt pendant la nuit pour aller boire dans un lieu découvert. Tennent raconte une scène de ce genre qui est très significative (a).

Les sentiments de respect des Animaux sociaux envers un individu plus fort ou plus expérimenté que ceux avec lesquels il vit sont également manifestes dans un grand nombre de circonstances : par exemple, lorsqu'une famille de Lapins se trouve réunie autour de la ration commune, et que les jeunes individus s'abstiennent de toucher à leur nourriture jusqu'à ce que le vieux mâle remplissant les fonctions de chef de la troupe se soit rassasié (b).

(2) L'attachement de certains Chiens pour leur maître est si bien connu, que je crois inutile d'en donner ici des preuves. Les races les plus remarquables sous ce rapport sont les Caniches, les Chiens de Terre-Neuve et les Chiens du mont Saint-Bernard.

(a) Emerson Tennent, *Sketches of the nat. hist. of Ceylan*, p. 119.
(b) Buffon, *Hist. nat.* (édit. de Verdière, *Mammif.*, t. III, p. 349).

les intérêts réciproques des parties contractantes, et en général, pour être solidement établies, elles doivent être cimentées par le temps, perpétuées de génération en génération et comprises par la Bête qui en bénéficie, aussi bien que par son maître et bienfaiteur. Mais, dans certains cas, elles peuvent s'établir sans longue préparation et sans transmission héréditaire d'habitudes acquises. Ainsi, les Éléphants d'Asie sont des Animaux faciles à domestiquer et susceptibles de devenir pour nous des auxiliaires non moins dévoués qu'intelligents; or ces paisibles quadrupèdes, lorsqu'ils vivent dans la société de l'Homme, ne se reproduisent presque jamais, et par conséquent les effets amenés par la domestication n'ont pu exercer aucune influence sur les générations successives; mais ils possèdent naturellement et à un haut degré toutes les qualités mentales nécessaires pour l'établissement de leur alliance avec nous.

§ 5. — Une de ces conditions est d'être *bon*.

Bonté et compassion.

Je ne parle pas ici de ces sentiments de tendresse semblables en tout à ceux qu'inspire d'ordinaire l'instinct maternel (1), et que nous voyons se manifester chez les individus stériles faisant fonction de nourrices dans les sociétés

---

(1) Les Éléphants femelles, à l'état sauvage, se montrent fort caressants pour tous les très jeunes individus de leur troupeau (a).

On doit assimiler aussi à l'instinct maternel le sentiment qui porte divers Oiseaux à donner aux jeunes Coucous nés dans leur nid les mêmes soins qu'aux petits dont ils sont les parents. L'affection que la couveuse et le père nourricier témoignent à ces enfants adoptifs ne se manifeste pas seulement lorsque ceux-ci sont encore au berceau; on a vu des Hirondelles porter de la nourriture à un jeune Coucou qui avait été mis en cage loin de leur demeure (b), et dans des circonstances analogues, des Bergeronnettes et des Fauvettes se sont comportées de la même manière envers les jeunes Coucous qu'elles avaient élevés (c).

(a) E. Tennart, *Sketches of the nat. hist. of Ceylon*, p. 194.
(b) Blackwall, *On a remarkable fact in the natural history of the Swallow tribes* (Mem. of the Manchester Phil. Soc., t. V, p. 30).
(c) O. Des Murs, *La vérité sur le Coucou*, p. 54 et 57 (1879).

XIV.

5

coopératives constituées par divers Insectes, notamment par les Abeilles et par les Fourmis. Je fais allusion à la tendance mentale qui porte la plupart des Hommes à compatir aux souffrances d'autrui, à secourir leurs semblables lorsque ceux-ci ont besoin d'aide, et à ne pas nuire sans motif valable, disposition qui constitue la qualité morale appelée communément la *bonté*. Quelques philosophes pensent que la compassion et la charité sont des sentiments réservés à l'espèce humaine ; mais ces dispositions de l'âme qui, tout en ayant beaucoup d'analogie avec celles qui sont déterminées par l'amour maternel ou l'amour sexuel, sont indépendantes de tout ce qui tient de près ou de loin à la génération, peuvent exister chez les Bêtes et y avoir même plus de force que chez certains Hommes pour lesquels le spectacle des souffrances d'autrui est parfois une source de plaisir. Les Fourmis nous en fournissent la preuve. On voit ces Insectes se secourir mutuellement ; à en juger par leurs allures, ils compatissent aux souffrances de leurs semblables (1), et, d'après des indices analogues, on ne saurait

(1) En faisant des expériences sur les fonctions des antennes, Latreille vit que les Fourmis auxquelles il avait arraché ces appendices, tombaient dans un état comparable à la folie ; elles erraient çà et là en ne reconnaissant pas leur chemin et elles furent l'objet de soins particuliers de la part de leurs compagnes ; celles-ci s'en approchèrent, portèrent la langue sur leurs blessures et y laissèrent tomber un liquide qui était probablement de la salive (a).

Dans les batailles rangées que les Fourmis d'espèces différentes se livrent parfois entre elles, les vaincues emportent avec soin leurs compagnes blessées et quelquefois se font tuer plutôt que de les abandonner (b). Ébrard, observateur attentif et sagace, rapporte des exemples variés de l'assistance mutuelle que certains Insectes de ce genre s'accordent entre eux. Voici une des expériences qu'il fit à ce sujet : Il embrocha avec une épingle le corps d'une Fourmi hercule et la fixa de la sorte sur le sol, tout auprès de sa fourmilière, dans un endroit très fréquenté par les habitants de cette demeure com-

(a) Latreille, *Hist. nat. des Fourmis*, p. 41 (1802).
(b) Hanhart, *Du combat des Fourmis (Bullet. des sc. nat. de Férussac*, 1826, t. VIII, p. 159).

révoquer en doute l'existence de sentiments du même ordre chez plusieurs autres Animaux. Ainsi les Hirondelles, quoique ne constituant pas des sociétés coopératives et ne formant dans les circonstances ordinaires que des attroupements, sont en réalité charitables, car elles se montrent sensibles aux peines de leurs voisines et elles sont disposées à se prêter assistance (1). Il en est de même pour quelques

mune. Plusieurs Fourmis passèrent auprès de cette victime sans y faire attention; enfin une de ses compagnes s'en approcha, échangea avec elle des mouvements d'antennes, la saisit par les mandibules et chercha à l'entraîner, mais ne pouvant y parvenir, elle lâcha prise, tourna autour de la captive, en examina avec ses antennes tout le corps, et ayant reconnu la nature de l'obstacle qui faisait échouer ses tentatives, elle saisit l'épingle, et la prenant successivement de diverses manières, elle fit sans succès des efforts pour l'arracher; alors elle se mit à caresser la tête du blessé, puis elle se retira (*a*).

Sir John Lubbock a fait diverses expériences sur la manière dont ces Insectes sociaux se comportent relativement à leurs compagnons blessés ou asphyxiés, et dans la plupart des cas il a vu les Fourmis noires rester indifférentes aux souffrances de ceux-ci; mais parfois, un individu plus compatissant que les autres ramassa le malade et le rapporta avec précaution au logis (*b*).

Il est aussi à noter que dans les circonstances ordinaires les Fourmis donnent à leurs compagnes les mêmes soins de propreté qu'à leurs nourrissons (*c*).

(1) Dupont de Nemours rapporte à ce sujet l'observation suivante : J'ai vu, dit-il, une Hirondelle qui s'était pris la patte dans le nœud coulant d'une ficelle dont l'autre bout tenait à une gouttière du collège des Quatre-Nations (aujourd'hui le palais de l'Institut) et qui restait ainsi suspendue ; elle criait de toutes ses forces et relevait de temps à autre la ficelle en cherchant à s'en aller. « Toutes les Hirondelles du vaste bassin compris entre les Tuileries et le Pont-Neuf, et peut-être de plus loin, ajoute l'auteur, s'étaient réunies au nombre de plusieurs milliers. Elles faisaient nuage, toutes poussant le cri d'alarme et de pitié. Après une assez longue hésitation et un conseil tumultueux, une d'elles inventa un moyen de délivrer leur compagne, le fit comprendre aux autres et l'on commença l'exécution. On fit place : toutes celles qui étaient à portée vinrent à

(*a*) Ebrard, *op. cit.* (*Biblioth. universelle; Revue Suisse et étrangère*, 1861, n° 5, t. XI, p. 494).

(*b*) Lubbock, *Observ. on Ants, Bees and Wasps*, part. 3 (*Journ. of the Linnean Society*, 1876, t. XII, p. 497).

(*c*) Forel, *op. cit.*, p. 136.

autres Oiseaux (1), et comme exemple d'actions qui dénotent l'existence du même sentiment chez certains Mammifères, je citerai le fait suivant :

Un naturaliste allemand, M. Brehm, dans un de ses voyages en Afrique, a eu l'occasion d'observer cette tendance à l'assistance mutuelle chez des Singes, qui cependant ne sont pas des plus intelligents : les *Cynocéphales Hamadryas*. Un jeune individu séparé de la troupe dont il faisait partie et menacé par des Chiens, se trouva en danger, mais à son appel un vieux mâle vient le délivrer et, après

leur tour, comme à une course de bagues, donnant en passant un coup de bec à la ficelle. Ces coups, dirigés sur le même point, se succédaient de seconde en seconde et plus promptement encore. Une demi-heure de ce travail fut suffisant pour couper la ficelle et mettre la captive en liberté. Mais la troupe, seulement un peu éclaircie, resta jusqu'à la nuit, parlant toujours d'une voix qui n'avait plus d'anxiété, comme se faisant mutuellement des félicitations et des récits » (*a*).

Je tiens de M. Blondel, ancien directeur de l'usine à gaz de Metz, la connaissance d'un exemple analogue d'assistance mutuelle offert par des Hirondelles qui , répondant aux cris de détresse poussés par l'une d'entre elles dont le nid venait d'être endommagé au moment où la femelle allait pondre , sont entrées en foule dans le local où celle-ci avait établi sa demeure et se sont mises toutes à réparer le désastre ; puis le travail achevé, sont ressorties et ne se sont plus préoccupées de la jeune mère.

(1) Gratiolet rapporte que si une Mouette rieuse est abattue par le plomb d'un chasseur, les compagnes de l'Oiseau blessé l'entourent, l'appellent et cherchent à le relever (*b*). J'ajouterai qu'un de mes amis , M. Servaux, a vu un Pic mâle travailler activement à délivrer sa compagne qui se trouvait emprisonnée dans son nid dont l'entrée avait été bouchée à dessein par ce naturaliste observateur (*c*).

Afin de varier les exemples de services rendus à leurs semblables par les Oiseaux, je citerai également ici un Rouge-gorge qui vivait prisonnier dans une grande volière et qui portait à un de ses compagnons de captivité une partie des aliments qu'on lui donnait (*d*).

(*a*) Anonyme (Dupont de Nemours), *Quelques mémoires sur différents sujets*, p. 188 (2ᵉ édit., 1813).

(*b*) Leuret et Gratiolet, *Anat. comp. du système nerveux*, t. II, p. 653.

(*c*) Servaux, *Note pour servir à l'histoire des Pics* (*Actes de la Soc. Linnéenne de Lyon*, 1860, t. VII).

(*d*) Ebrard, *op. cit.* (*Bibliothèque universelle; Revue Suisse*, 1861, t. XI, p. 494).

l'avoir rassuré par ses caresses, l'escorte jusqu'auprès des siens (1).

La bonté dont nous venons de constater l'existence chez divers Animaux prédispose au développement d'un autre sentiment plus particulier, quand à son objet : l'*amitié* (2). L'Être pensant qui l'éprouve, trouve du plaisir dans la société d'un certain individu de préférence à tout autre; sans que des relations sexuelles contribuent à produire l'attrait exercé de la sorte, il se montre aimant pour lui; il regrette son absence, et il ressent de la joie quand il le retrouve. Or des liens de cet ordre, ou d'un ordre analogue, peuvent s'établir non seulement entre des individus de même espèce, mais aussi entre des individus d'espèces différentes, et devenir la source d'alliances intimes.

L'habitude d'être ensemble, surtout dans le jeune âge, contribue pour beaucoup à l'établissement de relations ami-

Amitié.

(1) M. Brehm raconte avec beaucoup de détails cet incident : Une bande nombreuse d'Hamadryas, après un combat très prolongé, fut mise en fuite par les Chiens de ce voyageur et alla se réfugier sur les crêtes escarpées des montagnes voisines; mais un jeune individu de la troupe fut séparé de ses compagnons et se sauva sur un rocher isolé où les Chiens cherchèrent à l'atteindre. Aux cris de détresse qu'il poussa un vieux mâle, déjà fort loin revint délibérément sur ses pas, en imposa aux chiens par son aspect vigoureux et fier, se rendit auprès du retardataire effrayé, se mit à le caresser, puis s'en fit suivre et passa lentement devant les Chiens qu'il tenait en respect, et ramena ainsi en

sûreté le jeune Animal dont il s'était constitué le protecteur (a).

Gratiolet cite un trait de bonté beaucoup plus remarquable, mais dont l'authenticité me paraît douteuse. Il s'agit d'un très vieux Cheval qui, ne pouvant plus mâcher ses aliments, était assisté par deux voisins d'écurie qui, assure-t-on, poussaient vers lui du foin et lui donnaient de l'avoine après l'avoir broyée.

(2) L'amitié est un sentiment très analogue à l'amour, mais indépendant de tout mobile génital et se développant entre des individus de même sexe ou entre des individus de sexe différent dont l'un éprouve pour l'autre un attrait particulier, une tendresse spéciale (b).

(a) Brehm, *La vie des Animaux*, t. I, p. 82.
(b) Gratiolet et Leuret, *Anat. du système nerveux*, t. II, p. 642.

cales entre les Êtres animés de même espèce, et elle peut produire des effets lorsque les espèces sont différentes. Nous en avons des preuves dans la manière dont beaucoup d'Animaux se montrent d'ordinaire tolérants les uns pour les autres lorsqu'ils se connaissent mutuellement, tandis qu'ils sont méfiants ou même hostiles envers des étrangers, et plusieurs naturalistes ont eu l'occasion de constater le développement de sentiments qui offrent tous les caractères d'une amitié forte, entre des Animaux très dissemblables, mais qui ont été élevés ensemble ; le Lion et le Chien, par exemple (1).

Reconnaissance.

§ 6. — Une autre qualité morale qui existe chez certains Animaux, ainsi que chez la plupart des Hommes, mais pas chez tous, est la gratitude, et, de même que la bienveillance, elle joue un rôle important dans l'établissement des relations qui déterminent les associations dont la domestication est un exemple. L'amour filial est un sentiment de cet ordre qui est manifeste chez plus d'un Animal (2), et l'attache-

(1) Un des anciens fonctionnaires du Muséum d'histoire naturelle, Toscan, a raconté (dans un style qui paraît ridicule aujourd'hui mais qui était fort à la mode de son temps), l'histoire d'un Lion du Sénégal qui avait été élevé avec un petit chien et qui, pendant plusieurs années, a vécu avec lui dans les meilleurs termes. A la mort du Chien le Lion devint fort triste ; on chercha à le consoler en lui donnant pour compagnon un autre Chien, mais il l'étrangla immédiatement (a).

J'ai eu l'occasion de voir à la ménagerie du Muséum, ainsi que dans d'autres établissements analogues,

plusieurs exemples d'associations amicales de ce genre.

Quelques auteurs anciens ont rapporté des exemples de témoignages d'affection donnés par des Lions à des Hommes (tel qu'Androclès) qui leur avaient rendu service, mais l'authenticité des ces faits est contestable.

(2) Blainville cite le cas de deux Oursons de la ménagerie du Muséum qui, séparés de leur mère par une clôture à claire-voie, lui apportaient des morceaux de viande comme pour lui prouver leur affection (b). On a vu aussi de jeunes Éléphants prodiguer des témoigna-

(a) Toscan, L'Ami de la nature, p. 15 (an VIII).
(b) Gratiolet et Leuret, Anat. du syst. nerveux, t. II, p. 642.

ment du Chien pour son maître n'est pas le seul indice de l'existence de cette disposition mentale chez divers Mammifères (1).

Mais si les bonnes relations et les bienfaits engendrent la docilité, l'amitié et même la reconnaissance, les mauvais traitements portés au delà d'une certaine limite excitent toujours à la résistance et peuvent faire naître des sentiments de haine durables. L'histoire naturelle des Chevaux et des Éléphants nous en fournit des preuves multipliées (2).

On conçoit donc que des associations permanentes puissent s'établir non seulement entre l'Homme et les Animaux domesticables, mais entre des individus hétérogènes appartenant à d'autres espèces ; effectivement, les choses se passent de la sorte entre certaines Fourmis et divers Insectes appartenant soit à la même famille naturelle, soit à d'autres groupes zoologiques. Ces associations supposent chez la partie contractante qui se trouve asservie les sentiments de docilité et de reconnaissance dont je viens de parler, ainsi qu'un

Utilisation d'un Animal au service d'un autre.

ges de tendresse à leur mère qui venait d'être abattue par un coup de feu (*a*), ou chercher à la défendre contre les chasseurs qui la retenaient captive (*b*).

(1) Voyez, à ce sujet, les traits rapportés par Gratiolet et par beaucoup d'autres écrivains (*c*).

(2) Plusieurs des récits relatifs aux actes de rancune imputés à des Éléphants n'inspirent pas une confiance complète ; mais voici un exemple de la haine se substituant à l'affection par suite de sévices graves, qui a été constaté par un naturaliste éminent, Frédéric Cuvier :

Un Éléphant qui avait été soigné pendant plusieurs années par un jeune homme doux et affectueux, l'avait pris en grande amitié et lui obéissait complètement, mais il changea de sentiments à son égard lorsqu'un jour celui-ci étant ivre l'eut battu avec violence. L'Éléphant se jeta alors sur son gardien en manifestant des signes d'une grande colère, et dès ce moment il ne voulut plus se laisser approcher par cet homme (*d*).

(*a*) Anderson, *The Lion and the Elephants*, p. 280.
(*b*) Tennant, *Sketches of the nat. hist. of Ceylon*, p. 195.
(*c*) Gratiolet et Leuret, *op. cit.*, t. II, p. 641.
— Fréville, *Les Chiens célèbres*.
— Hamilton Smith, *Dogs*. (Jardin's *Naturalisti Library*, Mamm.. t. X, p. 87 et suiv.).
(*d*) F. Cuvier, *Essai sur la domesticité des Mammifères* (Ann des sc. nat., 1826, t. IX, p. 306).

certain degré d'intelligence; mais elles dénotent chez les membres dominateurs de la société des facultés mentales d'un ordre supérieur : l'aptitude à faire des raisonnements plus compliqués et à agir en conséquence de prévisions basées sur l'expérience acquise dans des circonstances exceptionnelles.

Auxiliaires des Fourmis. Un exemple remarquable de cet emploi de certains Animaux au service d'Animaux d'une espèce supérieure nous est offert par les Fourmis. Ces petits Êtres savent utiliser à leur profit d'autres Insectes qui laissent suinter de leur corps des liquides alimentaires dont elles sont avides, et pour avoir à leur disposition ces nourrices étrangères, elles bâtissent souvent entre leur demeure et le lieu habité par celles-ci, un chemin couvert qui leur sert de passage. Ce sont les Pucerons qui d'ordinaire remplissent pour elles ce rôle analogue à celui des Vaches laitières pour l'Homme (1), et parfois les Fourmis les établissent dans l'intérieur de leur propre habitation. Ces Insectes intelligents utilisent

---

(1) Linné, en parlant du Puceron, appelle cet Insecte *Aphis formicarum vacca* (a).

Les relations des Fourmis avec les Pucerons et avec d'autres Insectes de la même famille, tels que les Kermès, ont été étudiées par plusieurs entomologistes au nombre desquels je dois citer en première ligne P. Huber, M. Forel et M. Ebrard (b).

Le liquide sucré que les Pucerons fournissent aux Fourmis est expulsé de leur corps par l'anus et non, comme on le supposait généralement avant la publication des observations de M. Forel, par les appendices tubulaires situés sur les côtés de cet orifice (c). Pour provoquer la sortie de cette matière, les Fourmis chatouillent doucement le dos des Pucerons qui paraissent être très sensibles aux caresses de ce genre; elles les défendent contre leurs ennemis, les transportent d'un lieu à un autre et soignent leurs œufs; mais toutes les espèces de Formiciens ne se comportent pas de la sorte : ainsi, celles dont les entomologistes modernes ont formé le genre Leptothorax ne veulent pas s'associer ces Insectes.

(a) Linné, *Systema naturæ.* Ed. XII, t. 1, p. 7.
(b) Huber, *Rech. sur les mœurs des Fourmis*, p. 180 et suiv.
— Forel, *op. cit. (Mem. de la Soc. d'hist. nat.*, t. XX).
— Ebrard, *op. cit. (Revue Suisse*, 1861, t. XI, p. 484).
(c) Forel, *op. cit.*, p. 420.

d'une manière semblable quelques autres Animaux de la même classe qu'ils retiennent captifs dans leurs fourmilières et qu'ils y nourrissent avec soin (1).

Il y a même entre des Fourmis des associations hétérogènes dans lesquelles le rôle de défenseur est rempli par les individus appartenant à l'espèce la plus vigoureuse et la mieux armée, tandis que les travaux ordinaires nécessaires au bien-être de la communauté sont exécutés par les individus de l'autre espèce. Cela se voit dans les colonies que P. Huber a décrites sous le nom de fourmilières mixtes (2),

(1) Plusieurs espèces de Fourmis élèvent dans leurs nids des petits Coléoptères du genre Claviger qui leur fournissent également un liquide sucré dont elles se repaissent (a). D'autres hébergent dans le même but, soit des Loméchuses (b), soit des Cicadelles (c).

On manque de renseignements au sujet des relations qui existent entre les Termites et les Staphylins d'une conformation très singulière qui habitent l'intérieur de leur domaine ; mais probablement il y a aussi mutualité entre ces Insectes (d).

(2) Ainsi les grosses Fourmis rousses (*Polyergus rufescens*) que P. Huber a appelées tour à tour des *Amazones* et des *Légionnaires*, ne se contentent pas d'attaquer les colonies formées par les Fourmis non cendrées (*F. Fusca* et *F. cunicularia*) afin de les piller ; elles s'installent dans la demeure de celles-ci, dont elles enlèvent les larves pour les transporter chez elles, les y élever et vivre ensuite en bonne intelligence avec ces étrangères qu'elles se sont associées de la sorte et qui, arrivées à l'âge adulte, continuent à travailler de la façon ordinaire, tandis que les Amazones neutres, dont les mandibules ne sont pas propres à pétrir la terre, ne s'occupent qu'à aller au loin combattre et faire de nouvelles prisonnières (e). Ces singuliers Insectes, à raison de la conformation anormale de leurs mandibules, sont même incapables de manger tout seuls et doivent être nourris par leurs associés (f). Pour plus de détails relatifs aux combats que les Fourmis se

(a) P. W. Müller, *Beiträge zur Naturgesch. der Gattung Claviger* (Germar, *Mag. der Entomol.*, 1818, t. III, p. 69).

(b) Lespès, *Note sur les mœurs de la* Lomechusa paradoxa (*Bull. de la Soc. entomol.*, 1855, p. LI).

(c) Lund, *op. cit.* (*Ann. des sc. nat.*, 1831, t. XXIII, p. 126).

(d) Schiodte, *Observ. sur les Staphylins vivipares qui habitent chez les Termites à la manière des Animaux domestiques* (*Ann. des sc. nat.*, 1856, série 4, t. V, p. 181).

(e) P. Huber, *op. cit.*, chap. VII, VIII et IX, p. 210 et suiv.

(f) Lespès, *Observ. sur les Fourmis neutres* (*Ann. des sc. nat.*, 1863, série 4, t. XIX, p. 244).

et les moyens à l'aide desquels ces sociétés hétérogènes sont formées prouvent que ces Insectes agissent conformément aux dictées de la raison et possèdent des instincts susceptibles de tenir lieu de science acquise.

En effet, les Fourmis adultes ont à un haut degré ce que l'on pourrait appeler l'esprit de corps; les intérêts de la communauté paraissent être le principal mobile de leurs actions, et d'ordinaire ils n'admettent dans leur demeure aucun étranger, lors même que celui-ci serait de leur espèce; mais elles semblent savoir que la prospérité de la colonie dont elles font partie est subordonnée au renouvellement de sa population, et qu'en augmentant le nombre de leurs élèves elles fortifient leur communauté. Aussi les voit-on souvent aller prendre de vive force les larves et les nymphes d'une fourmilière voisine, les transporter avec précaution dans l'intérieur de leur demeure et les y élever comme si ces étrangères étaient leurs sœurs. Les rapts qu'elles commettent n'ont pas seulement pour objet des jeunes de leur espèce; ils s'exercent aussi sur les larves et les nymphes appartenant à des espèces différentes; et les nourrissons qu'elles se procurent de la sorte par droit de conquête se montrent parfaitement résignés à leur nouveau sort; arrivées au terme de leur développement, ces Fourmis d'origine étrangère deviennent des ouvrières non moins actives et non moins serviables que ne le sont les individus nés au logis. C'est à tort que la plupart des naturalistes les considèrent comme étant des esclaves; aucun moyen coercitif n'est employé par leurs nouvelles compagnes; ce sont des associés qui obéissent à leurs instincts naturels et aux dictées de leur intelligence comme ils l'auraient fait s'ils étaient restés au milieu de leurs semblables (1). Pour nos

livrent pour s'approprier les larves et les nymphes d'une fourmilière étrangère ou pour les défendre contre ces ravisseurs, je renverrai à l'excellent travail de M. Forel que j'ai déjà cité plus d'une fois.

(1) F. Cuvier et M. Espinasse ont insisté avec raison sur l'interpréta-

Animaux domestiques, la coercition joue presque toujours un rôle plus ou moins considérable dans l'élevage, et la résignation est en général moins complète, en sorte que ces Bêtes sont d'ordinaire très disposées à reprendre leur liberté et à retourner à l'état sauvage.

§ 7. — Les associations, comme je l'ai déjà dit plus d'une fois, ont pour base la réalisation de services réciproques; elles impliquent pour les deux parties contractantes l'obtention de certains bénéfices et l'accomplissement de certains devoirs: il y a mutualité; mais on conçoit la possibilité de services rendus par l'une des parties d'une manière toute automatique aussi bien que par suite d'un travail mental dont l'Être animé a conscience. L'Homme comprend facilement ces obligations morales, mais est-il le seul Être animé qui soit susceptible d'avoir le sentiment du devoir? Je ne le pense pas. Je n'en aperçois aucun indice chez les Animaux qui vivent solitaires, mais chez ceux qui ont l'instinct de la sociabilité il ne me semble pas faire toujours défaut. Ainsi chez quelques Chiens élevés avec soin il me paraîtrait difficile de ne pas en admettre l'existence (1).

Sentiment du devoir.

tion erronée que la plupart des entomologistes donnent des relations existant entre les membres des colonies mixtes, lorsqu'ils assimilent à des esclaves les individus d'origine étrangère adoptés de la sorte comme ouvriers par une société coopérative et y exerçant leur industrie ordinaire (a).

(1) Jadis j'ai entendu le grand physicien Arago raconter un fait dont il avait été témoin et dont il tirait la conséquence que les Chiens sont susceptibles d'avoir des notions du juste et de l'injuste. Dans une petite auberge aux environs de Montpellier, le cuisinier employait alternativement deux Chiens pour tourner la broche et dans un moment de presse ayant voulu faire faire ce travail par celui dont ce n'était pas le tour de fonctionner l'Animal se montra fort récalcitrant. L'aubergiste expliqua la cause à laquelle il attribuait la résistance de son Chien et Arago, voulant vérifier la valeur de son opinion à ce sujet, lui dit de faire venir le Chien dont c'était le tour de tra-

(a) F. Cuvier, *Sur la domesticité (Ann. des sc. nat.,* 1826, t. IX, p. 279).
— Espinasse, *Des Sociétés animales,* p. 217.

En effet, j'ai vu plusieurs de ces Animaux qui, à en juger par leurs allures, savaient parfaitement qu'ils avaient été en faute et redoutaient quelque correction, quoique leurs méfaits aient été commis à l'insu de leur maître. Chez eux la notion de culpabilité peut même exister indépendamment de toute crainte de punition corporelle; un Chien intelligent qui n'a jamais été battu, peut comprendre qu'il a désobéi à son maître et que, en agissant de la sorte, il a mérité des réprimandes; il se montre alors mécontent de lui-même et honteux de ce qu'il a fait; enfin par les effets d'une bonne éducation, il devient capable de maîtriser ses désirs par obéissance et de distinguer ce qui lui est défendu de ce qu'il peut faire légitimement (1).

vailler et de le mettre à l'œuvre. Cet ordre fut exécuté sans que le nouveau venu montrât la moindre mauvaise humeur, et après qu'il eut fait tourner la broche pendant quelque temps Arago le fit mettre en liberté et le cuisinier appela le premier Chien qui s'était montré d'abord si récalcitrant; il se soumit alors avec bonne grâce aux ordres de son maître; entra dans le tambour du tourne-broche sans regimber et y accomplit sa corvée ordinaire. Son maître expliqua cet incident en disant que dans le premier cas le Chien savait que ce n'était pas à lui à travailler, tandis qu'après avoir vu manœuvrer son camarade il comprenait que son tour était venu. Ce récit a été enregistré par Dureau de la Malle dont le père avait été témoin de faits analogues (a).

(1) M. Romanes a cité, lors de la dernière réunion de l'Association britannique pour l'avancement des sciences, des exemples très remarquables de l'existence de ce que l'on pourrait appeler le sens moral chez un Chien terrier. En revenant d'une promenade il s'aperçut que cet Animal avait mis en pièces les rideaux de la chambre où il l'avait enfermé en sortant. « Le Chien, dit cet observateur, fut très content de me revoir; mais dès que je ramassai un des morceaux du rideau, l'Animal poussa un hurlement et se réfugia en criant à l'étage supérieur de la maison. Or, ce Chien n'avait jamais, de sa vie, été battu, de sorte que je ne m'explique sa conduite que comme exprimant le remords. Ce même Chien, ajoute M. Romanes, n'a jamais volé qu'une fois dans sa vie : un jour il avait grand faim, il saisit une côtelette sur la table et l'emporta sous un canapé; j'avais été témoin de ce fait, mais je fis semblant de n'avoir rien vu et le coupable resta plusieurs minutes sous le canapé, partagé entre le désir

(a) Dureau de la Malle, *op. cit.* (*Ann. des sc. nat.*, 1831, t. XXII, p. 400).

§ 8. — La vie sociale développe chez les Animaux d'autres sentiments et d'autres facultés dont il faut tenir également compte lorsqu'on veut apprécier les aptitudes mentales de ces Êtres. Ainsi la notion de propriété et le sentiment qui porte le possesseur à défendre sa chose, n'existe pas seulement chez l'Homme ; elle est même un mobile puissant chez beaucoup de Vertébrés supérieurs ainsi que chez divers Insectes. Elle se montre lorsqu'il s'agit de relations sexuelles (1) ou d'alimentation, et même au sujet des

Notion de la propriété

d'assouvir sa faim et le sentiment du devoir. Ce dernier finit par triompher, et le Chien vint déposer à mes pieds la côtelette qu'il avait dérobée. Cela fait, il retourna se cacher sous le canapé, d'où aucun appel ne put le faire sortir. En vain je lui passai doucement la main sur la tête, cette caresse n'eut d'autre effet que de lui faire détourner le visage d'un air de contrition vraiment comique. Ce qui donne une valeur toute particulière à cet exemple, c'est que le chien en question n'avait jamais été battu, de sorte que ce ne peut être la crainte d'un châtiment corporel qui l'ait fait agir. Je suis donc forcé de voir dans ces actions des exemples d'un développement de la faculté de conscience aussi élevée qu'en peut donner la logique du sentiment sans le secours de la logique des signes, c'est-à-dire un degré presque, sinon tout à fait, aussi élevé que celui que nous trouvons chez les sauvages inférieurs, les petits enfants et un grand nombre d'idiots et sourds-muets sans éducation (*a*). »

Le Caniche dont j'ai déjà parlé plus d'une fois comprend parfaite-

ment bien comment il doit se conduire et il agit en conséquence. Il aime beaucoup le pain et vient souvent pendant nos repas en demander à son maître ; si celui-ci lui en jette un morceau sans rien dire, il se précipite dessus et le dévore. Mais si son maître lui dit, même à voix basse, « non, ce n'est pas pour toi », il n'y touche pas ; il le regarde d'un air d'envie mais ne fait aucun mouvement pour le prendre jusqu'à ce que son maître lui ait dit : « mange », et alors il s'en empare avec avidité. Je pourrais citer beaucoup d'autres actes analogues ; ainsi ce Chien sait qu'à l'office il peut se coucher sur les chaises, tandis que dans les pièces habitées par ses maîtres il n'essayera jamais de le faire, et cependant c'est par la voix et les caresses seulement que son éducation a été faite ; il habite avec nous depuis sa naissance et il n'a jamais été maltraité.

(1) Des observations très intéressantes ont été publiées récemment sur les mœurs des Otaries (*Callorhinus ursinus*) qui à l'époque de la reprotion vivent réunis en très grand nombre, mais subdivisés en autant de

(*a*) G. Romanes, *Conférence sur l'intelligence des Animaux* (*La Revue scientifique*, 1879, t. XVI, n° 27, p. 625).

lieux choisis comme demeure (1). Ainsi la plupart des Animaux dont l'intelligence est tant soit peu développée s'efforcent d'empêcher tout individu de leur enlever leurs aliments, et les Abeilles ne souffrent aucun étranger de leur espèce dans l'intérieur de leur ruche, tandis qu'au dehors ces Insectes ne se cherchent pas querelle entre eux. Cette manière d'agir semble au premier abord être la conséquence d'un instinct particulier; mais lorsqu'on l'examine attentivement on y voit des preuves de l'intervention de l'entendement comme mobile de l'action de ces petits Êtres, car les ouvrières ne se conduisent pas de la sorte dans toutes les circonstances : lorsqu'elles sont privées de leur Reine et que, par conséquent, elles n'ont plus de larves à nourrir, elles cessent de défendre leur magasin de miel et permettent aux Abeilles étrangères de pénétrer librement dans leur ruche.

Disposition au vol, etc.

Le penchant au pillage se manifeste également chez beaucoup d'Animaux (2), et devient parfois la source d'actions fort remarquables. J'en ai déjà donné des preuves en parlant des guerres des Fourmis, et des exemples de cette disposition

groupes qu'il y a de vieux mâles, chacun d'eux s'entourant d'un nombre plus ou moins considérable de femelles. Les jeunes mâles et les individus adultes du même sexe qui ne sont pas assez forts pour résister aux vieux mâles sont exclus de ces champs de reproduction et errent aux alentours (a).

(1) Les Éléphants, qui sont des Animaux d'un naturel très doux et qui à l'état sauvage vivent en troupes, ne tolèrent pas parmi eux la présence d'un individu étranger (b), et ceux qui, par suite de quelque accident, ont été séparés de leur famille, restent solitaires et deviennent en général très dévastateurs et méchants.

(2) C'est un instinct analogue qui porte les Frégates à poursuivre au vol les Fous lorsque ces Oiseaux ont fait bonne pêche et à les forcer à régurgiter leur proie dont leurs vainqueurs s'emparent ensuite avant que celle-ci soit tombée dans la mer (c).

(a) Elliott, *On the habits of the Fur-Seal* (A Report on the condition of affairs in the Territory of Alaska, 1875, p. 123 et suiv.).
(b) Tennent, *Sketches of the nat. hist. of Ceylon*, p. 114.
(c) Leuret et Gratiolet, *op. cit.*, t. 1, p. 308.

nous sont offerts aussi par les Abeilles. Ainsi parfois ces Insectes, au lieu de travailler comme d'ordinaire d'une manière paisible et persévérante à l'approvisionnement de leur ruche, vont, de concert, envahir en force la demeure d'une colonie voisine et enlever le miel qu'ils y trouvent emmagasiné (1). Enfin l'instinct de l'usurpation se manifeste d'une manière encore plus remarquable chez beaucoup d'Hyménoptères solitaires dont les jeunes ont les mêmes besoins que ceux des Insectes nidifiants, mais dont l'organisation n'est pas telle qu'ils puissent accomplir pour leur progéniture les fonctions de pourvoyeurs. Ces Animaux mettent à profit les nids construits et approvisionnés par autrui ; et, chose importante à noter, chacune des espèces frappées de ce genre d'incapacité industrielle diffère à peine, soit par sa forme générale, soit par son aspect extérieur, de l'espèce constructeur et récoltante à laquelle elle fait ces emprunts forcés. Ainsi, de même que les Coucous vont déposer leurs œufs dans les nids d'autres Passereaux, les Psithyrus vont pondre dans les nids des Bourdons, Insectes auxquels ils ressemblent extrêmement. Les Mélectes se comportent de la même façon par rapport aux Anthophores et aux Mégachiles ; les nids des Collets sont envahis d'une manière analogue par les Prosopis, et les nids des Andrènes et des Halices ont pour parasites les Sphécodes (2). Dans quelques cas, par dérogation à leurs usages ordinaires, d'autres Insectes constructeurs s'emparent de vive force d'un nid en voie de

(1) J'attribue à la crainte plutôt qu'à tout autre sentiment la conduite des Fourmis qui, malgré leur goût pour le miel, ne s'introduisent jamais dans une ruche tant qu'elle est habitée, mais s'y rendent en foule dès qu'elle vient à être abandonnée par les Abeilles qui y demeuraient (a).

(2) La ressemblance entre ces Hyménoptères usurpateurs et les Hyménoptères récolteurs dont ils utilisent les nids est si grande, que pendant longtemps les entomologistes les plus

(a) Réaumur, *Mémoires*, t. V, p. 709.

construction dont ils chassent le légitime propriétaire et dont ils achèvent l'aménagement à leur guise (1).

§ 9.— La jalousie est un sentiment qui est aussi très développé chez beaucoup d'Animaux supérieurs. Chez les Mammifères sociaux, elle porte en général les mâles adultes à chasser au loin les jeunes individus de leur sexe, dès que ceux-ci arrivent à l'âge de puberté, et même chez les espèces solitaires de ce groupe ainsi que de la classe des Oiseaux elle détermine à l'époque du rut des combats acharnés entre les mâles qui cherchent à obtenir la possession d'une femelle.

Parfois, la même passion se manifeste d'une manière encore plus remarquable chez les femelles. Ainsi parmi les Abeilles, la Reine ne souffre le voisinage d'aucun individu de son sexe, et dès qu'une jeune Reine éclot dans la ruche qui est son domaine, un combat acharné se livre entre les deux femelles et pour l'une d'elles la lutte est toujours mortelle.

Ce sentiment est aussi la cause déterminante d'une autre particularité de mœurs offerte par ces Insectes : l'essaimement, ou abandon de la ruche par une partie de sa population et la fondation d'une colonie nouvelle lorsque la mère commune, n'ayant pu se défaire de sa rivale, sort précipitamment de sa demeure entourée d'un cortège d'ouvrières (2).

(margin note) Sentiment de la jalousie.

---

habiles ne les distinguaient pas génériquement, et ce fut seulement en se plaçant à un autre point de vue que des classificateurs plus modernes en firent un groupe particulier (*a*).

(1) Réaumur a décrit avec détail un envahissement de ce genre par un Chelicodon et le combat qui s'en est suivi (*b*). On connaît d'ailleurs beaucoup de faits semblables.

(2) Ce sentiment se manifeste chez la Reine avant que la jeune femelle qui éveille sa jalousie soit sortie de l'alvéole où elle est née, et les nourrices montent la garde autour de ce nid pour empêcher la vieille Reine de venir percer de son aiguillon l'objet de sa jalousie. Le combat qui s'engage bientôt entre les deux Reines dès qu'elles se rencontrent a

(*a*) Lepelletier de Saint-Fargeau, *Hist. nat. des Insectes hyménoptères*, t. II, p. 409, etc.

(*b*) Réaumur, *op. cit.*, t. VI, p. 71.

Mais, chose à noter, toutes les femelles de la même famille naturelle ne ressentent pas cette haine pour leurs semblables, et dans un genre fort voisin des Abeilles, dans le genre Melipone, celles-ci vivent paisiblement les unes à côté des autres dans une même ruche (1), et je dois ajouter que ces Reines tolérantes sont dépourvues du puissant appareil vulnérant qui rend les autres si redoutables.

Le sentiment de haine que les Abeilles ouvrières manifestent à certaines époques pour d'autres individus de leur espèce, les mâles, semble être la conséquence d'une sorte de prévoyance inconsciente; car elle a pour effet de débarrasser la société coopérative de membres devenus inutiles et dont l'alimentation serait ultérieurement une charge trop lourde pour la colonie à laquelle ces Animaux appartiennent. C'est ainsi que l'on s'explique le carnage effectué par les neutres qui vivent paisiblement à côté des mâles pendant la belle saison, mais qui, dans les circonstances ordinaires, les détruisent tous, sans exception, aux approches de l'automne quand la récolte du miel commence à être difficile (2).

Chez certains Animaux la jalousie peut naître de sentiments d'un ordre plus élevé, du désir d'être seul à posséder l'affection d'un ami (3). Ainsi beaucoup de Chiens manifes-

---

été décrit avec beaucoup de soins par F. Huber, et c'est lorsque la vieille Reine a été empêchée de se jeter sur sa jeune rivale par la troupe d'ouvrières dont elle est entourée, qu'elle sort de la ruche, suivie par tout ce cortège et va s'établir ailleurs (a). Le nouvel essaim est donc conduit par la vieille Reine et la ruche abandonnée par celle-ci est repeuplée par les compagnes de la jeune Reine.

(1) Voy. ci-dessus, p. 5.

(2) C'est à coup d'aiguillons que les Abeilles tuent ainsi les mâles (ou Faux-Bourdons). Le massacre a lieu d'ordinaire en juillet ou en août, mais, dans les ruches qui sont privées de Reines, et où, par conséquent, les ouvrières n'auront bientôt plus de nouveau-nés à nourrir, les mâles ne sont pas maltraités même en hiver (b).

(3) Un Cynocéphale de la ména-

(a) F. Huber, *Nouv. observations sur les Abeilles*, t. I, p. 171.
(b) F. Huber, *op. cit.*, t. I, p. 195 et suiv.

tent du mécontentement lorsqu'ils voient leur maître caresser des enfants ou jouer avec eux (1).

Disposition à la gaieté et à la tristesse. § 10. — La joie, l'espérance, la tristesse et le découragement sont aussi des sentiments moraux auxquels divers Animaux ne sont pas étrangers. Le Chien manifeste sa joie de la manière la plus évidente, non seulement lorsque, après une absence plus ou moins longue, il retrouve les personnes qu'il aime, mais aussi à l'idée d'un plaisir futur, par exemple à celle d'une promenade amusante ou d'une partie de chasse (2). Des témoignages irrécusables du même sentiment sont donnés quelquefois par d'autres Quadrupèdes à la vue d'un ancien ami (3), et dans certaines circonstances il semble y avoir des indices d'un état mental analogue chez les Abeilles. Mais, chez les Bêtes dont nous ne pouvons apprécier les pensées que par leurs allures, la tristesse est plus facile à constater, et sous ce rapport, comme sous beaucoup d'autres, ce sont les Chiens, parmi les Mammifères, et les Insectes sociaux, parmi les Invertébrés, qui paraissent être les mieux doués. Chez le Chien, l'abattement moral produit par la perte d'un ami devient parfois tellement grand que la mort s'ensuit, et là encore, la supé-

gerie du Muséum donna des preuves évidentes de la jalousie qu'il éprouva en voyant un homme embrasser une jeune fille qu'il affectionnait (a).

(1) Weissborn en cite un exemple remarquable (b).

(2) Le Caniche dont j'ai parlé précédemment m'en donne chaque jour des preuves.

(3) Gérard, chasseur de Lions non moins intelligent que hardi et infatigable, a donné la relation d'une scène qui s'est passée dans la ménagerie du Muséum d'histoire naturelle, lorsque, après une séparation de plusieurs mois, il s'est montré à un des Animaux de cette espèce dont il avait fait son compagnon et ami. La joie du Lion en le revoyant touchait au délire (c).

(a) Boitard, *Le Jardin des plantes; description et mœurs des Mammifères de la ménagerie*, p. 43 (1842).
(b) *Jealousy of a dog* (Charlesworth's *Mag. of Nat. Hist.*. 1838, t. II, p. 568
(c) J. Gérard, *La chasse au Lion* (1855).

riorité mentale de cet Animal comparé à la plupart des autres Bêtes, est évidente. Ainsi, quand des liens d'amitié établis entre un Lion et un Chien tenus captifs dans une même loge, viennent à être rompus par le départ ou la mort de l'un de ces Animaux, ils deviendront tristes tous les deux ; mais, en général, le Lion se laissera distraire de son chagrin si on lui donne un nouveau compagnon de même espèce, tandis que dans plus d'un cas on a vu le Chien rester inconsolable de la perte de son camarade et ne prendre aucun goût à la société d'un autre Animal. Chez les Abeilles, la tristesse et le découragement s'emparent de toutes les ouvrières lorsqu'elles ont été privées de leur mère commune, de leur Reine, dont dépend la prospérité, l'existence même de leur société coopérative. Ces Insectes, d'ordinaire si actifs, ralentissent ou suspendent alors leurs travaux ; ils peuvent même devenir indifférents aux intérêts de la communauté et ne plus défendre leurs magasins de vivres, à moins que l'arrivée d'une nouvelle Reine ou l'espoir d'en obtenir une en élevant d'une certaine manière des larves de neutres (1), ne leur redonne du courage. Si, au contraire, on rend à la colonie la Reine dont elle a été privée pendant quelques heures, les ouvrières l'accueillent avec des témoignages d'allégresse et reprennent bientôt leurs allures ordinaires (2).

§ 11. — Nous voyons, par conséquent, que chez les Êtres animés si divers dont je viens de parler, il y a des passions comme dans l'espèce humaine, et que ces passions sont similaires des deux côtés. Il me paraît également évi- Résumé.

(1) Voy. tome XIII, p. 475.

(2) Le découragement produit dans une ruche par la perte de la Reine a été constaté par Swammerdam, par Huber et par plusieurs entomologistes. Au sujet du bon accueil que les ouvrières font à la Reine lorsqu'elle revient au logis, je renverrai également aux observations de Huber (op. cit., t. I, p. 192).

dent que chez quelques Animaux, de même que chez la plupart des Hommes, la raison peut en neutraliser l'influence. Ainsi la patience est un indice de cet empire de l'intelligence sur les mouvements irréfléchis suscités par les désirs, et il suffit d'observer les allures d'un Chat qui guette un Oiseau dont il veut faire sa proie, pour se convaincre que la patience ne lui manque pas (1).

Autres similitudes mentales entre l'Homme et les Bêtes.

§ 12. — Quelles sont donc les facultés mentales qui, possédées par l'Homme, font complètement défaut chez tous les autres Animaux? Serait-ce le sentiment du beau? serait-ce l'imagination, cette créatrice d'idées nouvelles par l'association et la transfiguration d'idées préexistantes dans l'esprit? serait-ce le pouvoir d'abstraction qui est un des instruments les plus puissants du travail intellectuel, et qui permet à la pensée humaine de s'élever au-dessus des limites du monde visible? serait-ce l'aptitude à communiquer à autrui les sentiments que l'Être animé éprouve ou les idées qu'il a conçues? y aurait-il entre l'Homme et les Bêtes une différence radicale, parce que l'Homme seul serait capable d'avoir le sentiment du bien et du mal moral, le sentiment de la religiosité et la croyance à une vie future, ainsi que le suppose notre éminent anthropologiste M. de Quatrefages? Enfin notre supériorité mentale serait-elle une conséquence de la perfectibilité de l'espèce humaine et de l'inaptitude de l'intelligence des Bêtes à grandir, d'abord chez les individus, puis chez les descendants des individus ainsi perfectionnés, ou, en d'autres mots, à se développer de génération en génération par suite d'influences héréditaires?

Sentiment du beau.

Les moyens d'investigation dont nous pouvons disposer pour étudier ce qui se passe dans l'esprit des Bêtes, sont si

(1) Les approches prudentes de certaines Araignées chasseresses prouvent aussi que ces Animaux ont beaucoup de patience. (Voy. t. XIII, p. 401.)

bornés et si imparfaits, qu'il me paraît bien difficile d'affirmer que telle ou telle aptitude mentale leur manque, et dans beaucoup de cas il suffit de les observer attentivement dans certaines circonstances particulières pour apercevoir en eux des indices de l'existence de facultés dont, au premier abord, ils semblent être tous dépourvus.

Ainsi certains Oiseaux paraissent ne pas être étrangers aux charmes de la beauté, car on les voit se donner beaucoup de peine pour orner leur demeure de choses inutiles, mais remarquables par la variété ou la vivacité de leurs couleurs (1), et j'incline à croire que la propension bien connue des Pies à s'emparer d'objets brillants et à les emmagasiner dans leurs retraites est la conséquence d'un goût de ce genre. Je me demande même si une tendance à l'admiration n'existerait pas chez quelques Vertébrés supérieurs, qui recherchent la compagnie d'autres individus, soit de leur espèce, soit d'espèce différente, et si cette disposition de l'esprit ne contribuerait pas à l'établissement de l'autorité exercée sur eux par leurs chefs naturels ou par l'Homme lorsqu'ils ont appris à reconnaître sa supériorité (2).

(1) Comme exemple du goût de l'ornementation chez les Animaux, je citerai la manière dont un Oiseau de la famille des Corbeaux, le *Ptilonorhynchus holosericeus* de l'Australie, décore son lieu de résidence, en y construisant une espèce de bosquet entouré d'objets brillants, tels que des coquilles vides et des plumes de couleurs éclatantes (*a*).

L'*Amblyornis* de la Nouvelle-Guinée, dont j'ai déjà eu l'occasion de parler, embellit le pourtour de sa hutte avec des bouquets de fleurs multicolores qu'il va cueillir au loin et qu'il dispose devant l'entrée de sa demeure (*b*).

(2) Chez nous, l'admiration est en général la conséquence d'une disposition innée de l'esprit, d'une sorte d'instinct moral plutôt que d'un raisonnement ou d'une opération quelconque de l'entendement; néanmoins la faculté mentale dont elle dépend

(*a*) Gould, *Birds of Australia*, t. IV, pl. x.
(*b*) Voy. tome XIII, p. 552.
— O. Beccari, *Le capane e i giardini dell' Amblyornis innornata* (*Annali del museo civico di storia nat. di Genova*, 1877, t. IX, p. 38², pl. VIII).
— Gould, *The Birds of New Guinea*, part 9, pl. III (1879).

Goût
de
la propreté.

Le goût de a propreté est plus développé chez beaucoup de Bêtes que chez la plupart des Hommes non civilisés; mais, en général, il paraît résulter seulement des sensations désagréables produites par les mauvaises odeurs ou par la présence de matières irritantes sur la surface extérieure du corps (1). Néanmoins, lorsqu'il porte un individu

est restée rudimentaire chez beaucoup d'Hommes et ne grandit que par suite du développement de l'intelligence. Elle peut être inspirée par l'idée de grandeur ou de puissance aussi bien que par la beauté des formes, par l'harmonie et l'éclat des couleurs ou des sons et par le charme de la pensée. Le respect y ressemble beaucoup, et, dans plus d'une circonstance, il m'a paru y avoir des indices de sentiments de ce genre dans la manière dont le Chien se comporte envers son maître.

Chez la plupart des Oiseaux, la notion du beau est probablement fort obscure; cependant elle ne me semble pas être étrangère à l'impression que le chant mélodieux du mâle paraît produire sur sa femelle, et j'incline à croire, avec M. Darwin, que la paonne admire le magnifique éventail déployé devant elle par le Paon. Ce naturaliste attribue une grande importance à l'influence de l'admirativité dans la sélection naturelle qu'il suppose avoir amené peu à peu le mode de coloration brillante du mâle chez beaucoup d'Oiseaux ainsi que chez une foule d'Insectes (a); mais l'hypothèse qu'il propose pour l'explication de ces particularités organiques ne me paraît pas reposer sur

des bases assez solides pour être adoptée et ne s'accorde guère avec le fait de l'apparition de la parure brillante du mâle chez diverses femelles devenues stériles par vieillesse (b).

(1) Ainsi que chacun le sait, le goût ou le besoin de la propreté personnelle est développé à un haut degré chez le Chat, qui passe souvent beaucoup de temps à nettoyer ses poils avec le bout de sa patte préalablement humectée par un coup de langue. Les Oiseaux prennent d'ordinaire des soins analogues de leur plumage, et lorsque, ayant été longtemps emprisonnés dans une cage étroite, ils ont été salis par leur fiente, on les voit saisir avec empressement l'occasion de se baigner et de se nettoyer minutieusement avec le bec. Le Bruant, le Bouvreuil et le Sizerin sont d'une grande propreté, mais d'autres Passereaux ont au contraire les pieds toujours sales (c). Presque tous les Oiseaux maintiennent aussi l'intérieur de leur demeure dans un état parfait de propreté et ne laissent jamais les excréments de leurs nouveau-nés séjourner dans leur nid. Le Moineau chanteur de la Louisiane est particulièrement remarquable sous ce rapport (d).

(a) Darwin, *On the Origin of Species*, p. 89.
(b) Voy. tome X, p. 60.
(c) Bechstein, *Naturgesch. der Hof und Stubenvögel*, § 3.
(d) Audubon, *Ornithological Biography*, t. I, p. 126.

à nettoyer ses compagnons, ainsi que cela a lieu parfois chez les Fourmis, il me paraîtrait difficile d'attribuer à une impulsion automatique les actes qui en sont la conséquence (1).

Quelques naturalistes supposent que l'Homme est le seul Être pensant qui ait de l'imagination, mais on peut facilement se convaincre du contraire en observant un Chien de chasse endormi, car il est évident que souvent cet Animal a des rêves (2). Or, les rêves sont le résultat d'un travail mental, involontaire mais conscient, par l'effet duquel les idées préexistantes se groupent diversement et font naître dans l'esprit des conceptions nouvelles, opérations qui, a l'état de veille, caractérisent le genre d'activité intellectuelle appelée l'*imagination* (3). En effet, ce que l'on dé-

Imagination.

(1) Quelques auteurs ont pensé que les ouvrières ne lèchent leurs compagnes que pour profiter des matières sucrées dont leur corps peut être enduit, mais on les voit nettoyer de la même façon, ou en s'aidant de leurs mandibules, les individus qui sont salis par de la boue dont ceux-ci ne peuvent se débarrasser seuls, et elles agissent de même envers les cocons (a).

(2) Des faits de ce genre sont bien reconnus depuis l'antiquité (b), et les Chiens ne sont pas les seuls Bêtes dont le sommeil soit susceptible d'être agité par des rêves. Ainsi les Perroquets qui ont appris à parler prononcent parfois, étant endormis, des paroles entrecoupées (c).

(3) Pendant le sommeil la perception consciente des impressions sen- sorielles est très affaiblie ou même complètement suspendue ainsi que la volition ; mais le travail mental conscient peut continuer d'une manière indépendante de la volonté et faire sugir des idées dues à des impressions préalables, associer entre elles ces idées de manières variées, et effectuer ainsi la formation d'autres idées qui sont plus ou moins nouvelles pour l'esprit. C'est la perception consciente de ces résultats par l'esprit non endormi qui constitue le rêve. Lorsque le repos mental ou état d'indifférence du *moi*, du *conscient*, devient plus complet, la faculté de rêver est suspendue, et, d'autre part, des phénomènes sensoriaux plus ou moins analogues peuvent être produits sans que ni la sensibilité ni la volition aient à

(a) Forel, *Les Fourmis de la Suisse*, p. 135.
(b) Lucrèce, *De natura rerum*, lib. IV, V, 988.
(c) Vulpian, *Leçons sur le syst. nerv.*, p. 907.
— Gratiolet et Leuret, *Anat. du syst. nerv.*, t. II, p. 473 et suiv.

signe ainsi est l'aptitude à combiner les idées actuelles de façon à faire naître des idées nouvelles qui n'en sont pas la conséquence logique comme dans le raisonnement.

Notion du mieux. A l'exception de l'Homme, les Êtres animés, même les plus intelligents, sont peu inventifs, cependant la faculté d'inventer ne leur fait pas toujours défaut. J'en vois la preuve dans les travaux dont j'ai déjà eu l'occasion de parler comme ayant été exécutés par des Abeilles, pour empêcher les Sphynx d'envahir leur demeure (1) ; car l'invention consiste en un emploi de l'imagination pour faire découvrir une cause, ou un effet qui n'est pas une conséquence directe des faits connus, mais une prévision vérifiée par l'expérience ; or, en rétrécissant l'entrée de leur ruche pour empêcher leurs ennemis d'y passer, ces Insectes firent, incontestablement, œuvre d'invention (2).

Il me semble y avoir aussi des indices d'un certain travail intellectuel du même ordre dans la détermination que prennent parfois les colonies de Fourmis lorsque ces Insectes

fonctionner ; cela se voit dans l'état d'engourdissement des sens et de la volonté qui coïncide avec une certaine activité du travail d'idéalisation dans l'état de rêverie ; les opérations mentales dont résulte la formation des idées par la perception d'impressions préexistantes ou nouvelles, deviennent alors prédominantes relativement à l'action volitionnelle et aux impressions sensorielles actuelles. Enfin, le même genre de travail mental peut avoir lieu sous l'influence de la volonté pendant la veille, et il constitue alors un acte d'imagination, mais on doit considérer tous ces phénomènes psychiques comme étant de même ordre, et c'est pour cette raison que Gratiolet a dit que le rêve chez le Chien était une preuve de l'existence de l'imagination chez cet Animal (a).

(1) Voy. tome XIII, p. 442.

(2) L'imagination, lorsqu'elle s'exerce au profit de la science, est la faculté de saisir des rapports inconnus entre les idées ou les faits dont l'esprit est en possession. M. Carpenter est entré dans beaucoup de détails intéressants relativement à la manière dont des conceptions de cet ordre ont pris naissance chez plus d'un Homme de génie (b).

(a) Gratiolet, *Théorie de l'imagination* (op. cit.), t. II, p. 668.
(b) Carpenter, *Mental physiology*, p. 504 et suiv.

abandonnent leur demeure et vont chercher fortune au loin en emportant avec eux leurs principales richesses qui sont les larves et les nymphes dont la possession est nécessaire à la prospérité future de leur association. On ignore les causes déterminantes de ces émigrations, mais dans plus d'une circonstance on a vu toute une peuplade changer ainsi de pays et dans ce but exécuter de longs voyages. Or, très probablement les Fourmis n'agissent ainsi que parce qu'elles s'imaginent trouver ailleurs plus de bien-être que dans leur ancienne demeure (1).

Quoi qu'il en soit à cet égard, tous les Êtres animés, à l'exception de l'Homme, sont d'ordinaire essentiellement routiniers ; ils paraissent n'avoir presque jamais la pensée que leur situation pourrait être améliorée, si ce n'est en recouvrant la liberté lorsqu'ils sont captifs ; ils n'ont d'ordinaire, tout au plus, que des notions vagues et obscures de l'avenir, et de génération en génération ils restent à peu près stationnaires. Néanmoins, ni leurs instincts, ni leur intelligence ne sont immuables et inaptes à grandir ou à s'abaisser. Nous avons déjà vu des preuves d'une certaine perfectibilité mentale chez divers Animaux, et si je pouvais consacrer ici plus de temps à l'étude des aptitudes de cet ordre chez nos races domestiques, je ferais voir que chez quelques-unes d'entre elles le développement des facultés mentales est en rapport avec la direction plus ou moins intelligente qui a été donnée à leur éducation. J'attribue en partie à cette circonstance l'infériorité du Dingo ou Chien australien, comparé aux Chiens des peuples civilisés (2).

(1) Lund a vu, au Brésil, une troupe innombrable de Fourmis voyager ainsi en ligne droite devant elle pendant cinq jours consécutifs (*a*).

(2) Comme preuve de l'influence que l'éducation bien dirigée peut exercer sur l'intelligence de ces Animaux, je citerai l'habileté avec la-

(*a*) Lund, *op. cit.* (*Ann. des sc. nat.*, 1831, t. XXIII, p. 119).

Influence de l'Homme sur l'état mental des Animaux.

§ 13. — La supériorité mentale des Animaux sociaux sur les Animaux qui, tout en étant constitués à peu près de la même manière, vivent isolés entre eux, se manifeste dans une foule de circonstances, et c'est généralement parmi ceux dont l'Homme a fait depuis longtemps ses associés que l'intelligence est arrivée au plus haut degré de développement; mais chez quelques-uns il en a été autrement. En effet, l'aptitude des facultés mentales à être modifiées héréditairement par des influences étrangères est mise en évidence par la dégradation qu'elles subissent dans certaines circonstances, aussi bien que par le perfectionnement dont elles sont susceptibles. Nos Moutons nous offrent un exemple de l'état d'abaissement intellectuel qui, à la longue, peut résulter de la substitution de la volonté d'autrui à l'initiative individuelle et de l'emploi de la violence comme moyen de domestication. Aujourd'hui nos Bêtes ovines seraient incapables de pourvoir par elles-mêmes à leur sûreté, et si elles étaient abandonnées à leurs seules ressources elles périraient bientôt, à moins de retrouver, par l'exercice de la liberté, l'agilité, les instincts et l'intelligence qu'elles devaient avoir avant d'être réduites en esclavage, et que nous voyons exister chez tous les Animaux sauvages de la même famille, le Mouflon par exemple (1). Ce change-

quelle des Chiens de berger conduisent parfois des troupeaux tout en étant seuls à les gouverner. M. Houzeau a réuni plusieurs exemples très remarquables de ce talent, qui ne peut être qu'une aptitude acquise (a).

(1) Il existe encore beaucoup d'incertitude au sujet de la souche primitive dont nos diverses races ovines sont descendues, mais les Animaux qui se trouvent encore à l'état sauvage et qui ressemblent le plus à nos Moutons sont les Mouflons; or, ces Quadrupèdes sont loin d'être aussi stupides qu'eux et possèdent l'intelligence et les instincts nécessaires pour pouvoir échapper d'ordinaire aux causes de destruction auxquelles ils sont exposés, tandis que nos Brebis, abandonnées à elles-mêmes pé-

(a) Houzeau, *op. cit.*, t. II, p. 299.

ment peut être expliqué en partie par le soin avec lequel leur propriétaire pourvoit à leur sûreté ainsi qu'à la satisfaction de leurs besoins naturels, d'où résulte pour elles l'inutilité de tout effort mental tendant à assurer l'obtention de ces choses; mais je l'attribue aussi en partie à l'intervention brutale du Chien de berger dans le gouvernement de ces Animaux paisibles. Si nos Moutons n'avaient eu que l'Homme pour maître, quelques-unes de leurs facultés mentales se seraient probablement développées sous l'influence de l'éducation rationnelle dont ils auraient été l'objet, et ils auraient appris à connaître ce qu'ils étaient requis de faire, tandis que les violences exercées sur eux par les Chiens commis à leur garde n'ont fait naître en eux que la crainte et ont troublé leur faible raison au lieu de leur inspirer de la confiance et de la reconnaissance, comme cela se voit chez le Chien et le Cheval devenus les compagnons de l'Homme.

§ 14. — Les diverses opérations de l'entendement que nous avons vu faire par les Bêtes sont toutes fort simples; elles ne supposent jamais l'existence de beaucoup d'intelligence. Mais il y a des cas dans lesquels il semble y avoir quelque chose de plus. Ainsi, attacher une idée particulière à certaines qualités organoleptiques des objets sans tenir compte des autres propriétés que ces mêmes objets peuvent avoir, par exemple, détester une couleur déterminée, quelle que soit la forme des corps qui l'offrent, est la conséquence d'une opération mentale fort semblable à beaucoup d'abstractions faites par l'esprit humain. Par conséquent les sentiments de colère excités chez divers Animaux par la couleur rouge est, à mon avis, une preuve de l'existence d'un certain pouvoir d'abstraction. Beaucoup de Bêtes ont aussi

Faiblesse des facultés mentales des Bêtes.

riraient bientôt, à moins de retrouver par l'exercice de la liberté les facultés que leurs ancêtres devaient posséder quand l'Homme ne les avait pas encore réduits en esclavage.

la faculté de généraliser un petit nombre de conclusions tirées de faits particuliers; par exemple, de prendre en méfiance tous les Hommes lorsqu'ils ont eu à souffrir de quelques-uns d'entre eux ¡avec lesquels cependant ils ne confondent pas les autres; mais je n'insisterai pas davantage sur ce sujet, car mon but a été seulement de montrer que les principales facultés mentales que l'Homme est susceptible de posséder existent à un état plus ou moins rudimentaire chez quelques Animaux. Il ne s'agit pas ici de la grandeur de ces facultés ni de l'étendue des connaissances que tel ou tel Être animé a pu acquérir, mais seulement des propriétés fondamentales de l'intellect.

Quant à la notion de l'existence d'un pouvoir suprême, régulateur de l'univers, qu'un naturaliste éminent a considéré comme constituant un des caractères propres à l'espèce humaine et motivant dans nos systèmes de classification zoologique une séparation complète entre cette espèce et le reste du Règne animal (1), c'est une conception de l'intelligence et non l'indice de l'existence d'une faculté mentale particulière; c'est, de même que l'idée des lois de l'attraction universelle, une conquête intellectuelle qui atteste la grandeur possible de l'esprit humain, et non un caractère psychique indicatif d'une nature spéciale chez cette puissance mentale. Par conséquent, je n'ai pas à m'en occuper ici.

Reste à examiner la faculté de manifester au dehors ses pensées et de comprendre, à l'aide de phénomènes d'un certain ordre, ce qui se passe dans l'esprit d'autrui. ·

Aristote a dit avec raison : « les Animaux ont la voix, l'Homme seul à la parole, » et souvent j'ai entendu dire à des personnes familières avec les qualités mentales d'un

(1) Voy. ci-dessus, p. 84.

Chien : il comprend et il ne lui manque que de savoir parler. Cela est parfaitement vrai, et aucune Bête n'a le pouvoir de parler, comme nous le faisons ; mais devons-nous croire que les communications mentales soient impossibles chez tous les Êtres animés sauf l'Homme, et que certaines Bêtes n'aient aucun langage expressif de leurs sentiments et de leurs pensées ? Non, et dans la prochaine leçon, nous verrons que beaucoup d'entre eux se transmettent mutuellement leurs impressions et leurs idées.

CENT TRENTE-SIXIÈME LEÇON

SUITE DE L'ÉTUDE COMPARATIVE DU TRAVAIL MENTAL DANS L'ENSEMBLE DU RÈGNE ANIMAL. — Modes de manifestations des émotions, des sentiments et des idées. — Langage automatique dans l'espèce humaine. — Expression par les mouvements du visage, etc. — Physiognomonie. — Concordance entre l'état mental et les gestes. — Signification des cris, etc. — Langage d'imitation. — Langage de convention. — Emploi de la parole. — Preuve de l'existence de moyens de communication mentale chez diverses Bêtes. — Transmission des idées chez les Abeilles et chez d'autres Insectes. — Langage antennaire. — Communications mentales entre les Oiseaux et entre divers Mammifères. — Possibilité de la compréhension de la parole humaine par quelques Bêtes, notamment par les Chiens.

Facultés expressives.

§ 1. — Chez beaucoup d'Êtres animés le travail mental a pour résultat non seulement la perception consciente des impressions, l'acquisition d'idées, la formation de jugements et l'accomplissement des actes divers dont l'examen vient de nous occuper, mais aussi l'expression de la pensée et l'établissement de relations psychiques entre les individus. Ces manifestations extérieures de ce qui se passe dans l'esprit, des émotions et de la pensée, s'effectue principalement à l'aide de mouvements ou de sons qui correspondent chacun à une sensation ou à une idée et qui acquièrent de la sorte une signification pour ceux qui les sentent, les voient ou les entendent. Ces échanges supposent donc d'une part une certaine faculté d'expression, d'autre part l'aptitude à comprendre la valeur des signes produits, et ces signes peuvent être des objets matériels, des images, des indications graphiques, aussi bien que des mouvements ou des sons.

Langage instinctif et langage conventionnel.

En abordant l'examen des manifestations extérieures de l'état mental et des résultats du travail intellectuel, il est nécessaire de distinguer en premier lieu le langage instinctif et le langage conventionnel.

Le langage instinctif ne nécessite de la part de celui qui l'emploie l'exercice d'aucune faculté intellectuelle ; pour être compris par autrui il faut que l'individu auquel les signes parviennent en connaisse la valeur, sache en tirer des conséquences, ou, en d'autres mots, puisse les interpréter, et par conséquent ces manifestations n'acquièrent d'utilité comme moyen de communication psychique que chez les Êtres doués d'entendement ; mais leur production ne suppose l'intervention ni de la raison, ni même de la volonté, et elle peut être une conséquence de relations originelles entre la puissance mentale et le système musculaire analogues à celles dont résultent les actions nerveuses réflexes. De même que certaines impressions sensorielles déterminées par des agents extérieurs peuvent provoquer dans l'organisme certains actes spéciaux, tel ou tel mouvement, par exemple l'éternuement ou des nausées, une émotion mentale ou une pensée, peut mettre en jeu la puissance excito-motrice, et les effets produits de la sorte peuvent varier suivant la nature de l'émotion ou de la pensée qui en est la cause. Par conséquent, chacun de ces phénomènes appréciables par autrui peut être indicatif de ce qui se passe dans l'esprit de celui qui le produit et servir à l'établissement de relations mentales entre lui et son entourage.

C'est uniquement par des moyens de ce genre que l'Homme, dans les premiers temps de la vie, exprime ce qu'il sent, avertit autrui de ses besoins, de ses souffrances ou du bien-être dont il jouit ; en un mot, communique avec ses semblables, et cela d'abord à son insu, puis, lorsqu'il a appris à en tirer profit, volontairement, par suite d'un raisonnement élémentaire, d'une sorte de calcul mental.

§ 2. — Ces indices automatiques de choses invisibles qui se passent dans l'intérieur de notre organisme consistent principalement en mouvements de la face, en gestes et en

Mouvements expressifs.

cris ou autres sons inarticulés. Ils sont provoqués d'autant plus facilement que la volonté et la raison exercent moins d'influence sur les opérations mentales, et lorsque les facultés intellectuelles cessent d'être dans un état rudimentaire, ils ne sont produits involontairement que sous l'influence d'impressions intenses ou inattendues susceptibles de déterminer des actions nerveuses réflexes, ou de paralyser en quelque sorte certaines facultés intellectuelles en même temps qu'elles produisent sur d'autres facultés des effets contraires et amènent ainsi l'espèce de trouble mental dont j'ai déjà eu l'occasion de parler en traitant des émotions (1).

La surprise, la crainte, la colère sont, comme nous l'avons vu, des phénomènes de cet ordre. Or, ces états de l'esprit influent chacun d'une manière spéciale sur les actions nerveuses excito-motrices et sont susceptibles de provoquer ainsi la contraction de certains muscles dont le jeu détermine à son tour des effets appréciables par les sens et propres à traduire au dehors ce qui se passe dans l'esprit ; ce sont, par conséquent, autant d'indices des mouvements de la pensée, et pour connaître ces mouvements, il suffit d'apprendre la signification de ces signes. Cette connaissance s'acquiert facilement, et, de la sorte, des communications mentales s'établissent d'individu à individu.

Mimique. Dans l'espèce humaine, ainsi que je viens de le dire, ces phénomènes expressifs qui n'ont rien de conventionnel et qui sont des conséquences de la nature de notre organisme, consistent principalement en mouvements du visage, en gestes et en cris inarticulés. Ils résultent d'harmonies préétablies entre les propriétés physiologiques de diverses parties de notre corps, et ils peuvent être produits automatiquement sans l'intervention de la volonté ou de la raison ; mais presque tous

(1) Voy. tome XIII, p. 484.

sont susceptibles d'être déterminés aussi par la puissance volitionnelle, et ils peuvent de la sorte être utilisés, avec intention, pour la manifestation des sentiments et pour la transmission de la pensée. Leur étude est donc d'un intérêt considérable, non seulement pour le physiologiste, mais aussi pour les personnes qui cultivent les arts imitatifs, et elle a fixé l'attention de plus d'un observateur. Aristote a laissé sur la physionomie un écrit remarquable ; vers la fin du siècle dernier, un auteur allemand, Engel, a publié sur l'espèce de langage constitué par les gestes et les mouvements du visage un livre fort estimé (1), et de nos jours, le célèbre physiologiste Charles Bell s'est occupé longuement de certaines parties du même sujet (2) ; enfin Gratiolet l'a traité de main de maître, et ce sont principalement ses publications dont je recommanderais la lecture à ceux qui vou-

(1) C'est principalement au point de vue de leurs applications à l'art théâtral qu'Engel a étudié ces phénomènes expressifs (a).

(2) Ch. Bell a montré que les principales expressions de la physionomie humaine résultent de l'action des muscles sous-cutanés qui existent en nombre considérable dans la région faciale et qui sont sous l'empire des nerfs de la septième paire. Il a constaté diverses relations entre ces mouvements et l'état de la respiration, mais il attribue à cette dernière fonction un rôle beaucoup trop considérable dans la production des phénomènes expressifs (b).

On doit aussi à M. Herbert Spencer des considérations intéressantes sur les phénomènes expressifs de cet ordre qu'il appelle le langage des émotions. Il insiste avec raison sur les distinctions qu'il faut faire entre les mouvements provoqués par des actions excito-motrices générales (ou décharges nerveuses diffuses), ou par des actions excito-motrices spéciales ; sur les relations qui existent entre l'intensité des excitations diffuses et les parties du système musculaire mises en action ; enfin sur les caractères des manifestations extérieures déterminées par des sensations pénibles de tel ou tel ordre (c).

(a) Engel, *Idées sur le geste et sur l'action théâtrale*, trad. de l'allemand, 1788 (Conservatoire des sciences et des arts, t. III, p. 320 ; t. IV, p. 192 ; t. V, p. 309).
(b) Ch. Bell, *Essays on the Anatomy and Physiology of Expression*, in-4°, 1824. — Trad. en majeure partie dans les *Annales des sciences naturelles*, 1826, 1re série, t. VIII, p. 245.
(c) Herbert Spencer, *Principes de physiologie*, t. II, p. 562 et suiv.

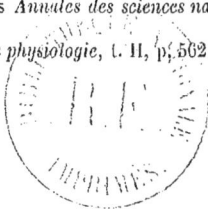

draient obtenir sur les questions de cet ordre plus de renseignements que je ne saurais en donner dans ces leçons (1).

Les jeux de physionomie dépendent principalement de la
contraction des divers muscles sous-cutanés de la face qui
tirent dans différentes directions la peau de cette partie de
la tête, ou qui agissent sur les yeux de manière à rendre le
regard tantôt fixe, tantôt mobile ; mais, par suite de l'influence exercée par la pensée sur l'action des nerfs vaso-
moteurs, des phénomènes d'un autre genre peuvent être
également indicatifs de l'état mental : par exemple, la pâleur
ou la rougeur subite du visage qui coïncide avec certaines
émotions telles que la frayeur ou la colère. Le brillant des
yeux qui accompagne souvent l'excitation et l'émission des
larmes causée par des émotions pénibles résultent aussi de
l'influence du cerveau sur les nerfs vaso-moteurs des glandes
lacrymales et deviennent par conséquent des signes expressifs de la pensée (2).

Physiogno-
monie.

§ 3. — Lorsque, par suite de particularités originelles ou
des effets de la répétition fréquente d'actes psychiques similaires, certaines dispositions mentales, certaines inclinations,
certaines manières de sentir, de penser et d'agir sont devenues habituelles, elles déterminent ce que l'on appelle le
caractère moral d'une personne, et elles peuvent se traduire
au dehors par des signes visibles analogues à ceux qui sont
produits par les émotions ou par d'autres phénomènes du

(1) Gratiolet désigne sous le nom
de *cinéséologie* la science qui traite
des mouvements fugaces par lesquels
les Êtres animés traduisent pour
ainsi dire leurs volontés, leurs sentiments, leurs passions, leurs instincts
actuels et leurs pensées diverses ; il
a cherché à classer ces phénomènes
d'une manière naturelle et à en poser
les lois (a).

(2) Chaque mouvement de l'âme,
dit Cicéron (en parlant de l'art
oratoire), a naturellement une physionomie qui lui est propre.

(a) Gratiolet et Leuret, *Anat. comp. du syst. nerv.*, t. II, p. 656 et suiv. — Gratiolet, *Considérations sur la physionomie en général et en particulier sur la théorie
des mouvements d'expression* (*Ann. des sc. nat.*, 1865, série 5, t. III, p. 143).

même ordre, mais plus ou moins fugaces, dont je viens de parler. Il en résulte que l'aspect ordinaire du visage peut fournir des indices sur les tendances de l'esprit, et que la physionomie est, jusqu'à un certain point, expressive de l'état ordinaire de l'âme; mais l'art d'interpréter les signes fournis de la sorte est difficile; dans l'état actuel de nos connaissances, il n'est soumis à aucune règle fixe, et pour l'exercer il faut un grand talent d'observation (1).

§ 4. — Les gestes ont des relations analogues avec les sentiments et les émotions; ils constituent aussi des moyens d'expression, et lorsque l'Être intelligent s'est rendu compte de la signification des signes de cet ordre, il ne tarde pas à les produire volontairement pour manifester au dehors les pensées qu'il veut faire connaître. Il acquiert ainsi possession d'une sorte de langage muet, mais visible, qui n'a rien d'arbitraire (2) et qui, par conséquent, peut être compréhensible

Gestes expressifs.

(1) La physiognomonie, ou l'art de juger du caractère par l'expression du visage, a été l'objet de plusieurs publications intéressantes, mais très conjecturales, dans lesquelles on a cherché à juger du caractère des Hommes par la ressemblance plus ou moins grande de leur figure avec celle de diverses Bêtes dont le caractère est bien marqué. Porta, Lavater et Camper ont fait beaucoup d'observations sur ce sujet (a).

(2) Les gestes significatifs sont en partie automatiques, et il en est aussi qui sont, en quelque sorte, des dérivés de ceux-ci, ou qui en proviennent si facilement, qu'on les observe chez presque tous les peuples; le mou-vement d'abaissement de la tête en avant comme témoignage d'acquiescement, par exemple. D'autres signes du même genre, quoique moins généralement employés, paraissent tirer aussi leur origine de mouvements du même ordre, par exemple le redressement brusque de la tête pour exprimer un sentiment de résistance ou de révolte, ou simplement la négation, ainsi que cela est d'usage en Sicile; mais je ne m'explique pas comment les mouvements latéraux de la tête ont acquis une signification analogue et cependant ils sont compris presque partout. Gratiolet s'est beaucoup occupé de l'étude des mouvements significatifs, et il a publié à

(a) G. B. della Porta, *Della Fisionomia dell' Huomo*, 1644.
— Lavater, *Essai sur la physiognomonie*, 1 vol. in-fol., 1781.
— Camper, *Dissertations sur les variétés naturelles qui caractérisent la physionomie, etc.*, 1792.

pour tous les peuples. Ce mode de communiquer les idées est susceptible d'être étendu et perfectionné sous l'influence de l'intelligence ; il constitue la base de la mimique, de la panto-mime, et il peut même être utilisé artificiellement de façon à devenir une sorte de télégraphie de convention tenant lieu de la parole chez les sourds et muets (1).

ce sujet des observations intéres-santes (a). Diderot a traité aussi du ca-ractère métaphorique des gestes (b).

(1) Les enfants sourds-muets de naissance qui ne sont pas idiots, comme la plupart des crétins, et qui n'ont reçu aucune instruction spé-ciale, inventent pour se faire com-prendre d'autrui, une sorte de panto-mime qu'ils perfectionnent peu à peu, à mesure que leurs désirs se mul-tiplient et que leurs idées deviennent de plus en plus variées. Leurs pro-grès dépendent beaucoup du succès qu'ils obtiennent auprès des per-sonnes dont ils veulent se faire com-prendre, et lorsque plusieurs enfants de ce genre se trouvent réunis, ils arrivent assez promptement à avoir un langage mimique commun à tout le groupe et composé en partie de gestes naturellement expressifs, en partie de signes conventionnels. Mais les résultats obtenus de la sorte ne pouvaient être que d'un emploi très limité, et lorsque, dans les premières années du XVIe siècle, quelques hom-mes dévoués au service de l'huma-nité s'appliquèrent à donner de l'instruction à ces malheureux, on comprit bientôt qu'il serait très utile de régulariser méthodiquement ce

mode de communication mentale. Dans ce but, un savant espagnol du XVIIe siècle, Jean-Paul Bonet, eut recours à l'emploi d'une sorte de langage visible, consistant en signes faciles à faire avec les mains et cor-respondant chacun à un objet ou à une pensée déterminée. A la *dacty-lologie* ou *alphabet manuel*, d'autres instituteurs joignirent un système de signes méthodiques, et cette espèce de télégraphie à la fois digitale et mimi-que a été portée à un haut degré de perfection ; les sourds apprennent ra-pidement à converser entre eux de la sorte par gestes. Mais ainsi que j'ai eu l'occasion de le dire précédemment (c), la lecture des mouvements labiaux dont résulte l'articulation des sons vocaux et l'imitation de ces mouve-ments exécutés par les personnes qui parlent, sont des moyens de com-munication dont on tire non moins d'avantages pour l'éducation des en-fants qui, étant privés du sens de l'ouïe, ne peuvent apprendre à parler par les procédés ordinaires. Pour plus de renseignements sur l'emploi de la mimique, de la dactylologie et d'autres inventions analogues, je renverrai aux ouvrages spéciaux sur ce sujet (d).

(a) Gratiolet et Leuret, *op. cit.*, t. II, p. 656 et suiv.
(b) Diderot, *Lettres sur les sourds et muets* (Œuvres, t. VI, p. 273).
(c) Voy. tome XII, p. 589.
(d) Voy. De Gérando, *De l'éducation des sourds-muets de naissance*, 1827.

§ 5. — L'interprétation de tous ces signes visibles de la pensée nécessite l'exercice de plusieurs facultés intellectuelles, de l'attention, de la mémoire, de la réflexion et du raisonnement; néanmoins il est bien évident que, dans maintes circonstances, non seulement les Animaux les plus intelligents, mais aussi beaucoup d'autres dont l'entendement est très borné, en comprennent la signification et en tirent des conclusions logiques (1). Ainsi la fixité du regard sur un objet quelconque suppose d'ordinaire, de la part de l'Être qui regarde, une attention soutenue dont le mobile est le désir de tirer de la connaissance soit des actes de celui-ci, soit de ses propriétés, un certain profit. Or, par expérience ou par instinct, la plupart des Animaux intelligents saisissent promptement cette relation entre la pensée de l'observateur et l'expression de ses yeux et ils s'en émeuvent. En se voyant surveillés de la sorte ils deviennent à leur tour attentifs et plus prudents que dans les circonstances ordinaires; souvent ils en éprouvent de l'inquiétude, il s'effrayent, et la peur causée de la sorte peut même troubler si complètement leur raison qu'ils ne savent plus ni rester en repos ni fuir le danger dont ils se croient menacés. C'est ainsi que s'explique l'espèce de fascination produite sur beaucoup de petits Oiseaux par les Serpents dont le regard reste toujours fixe à cause de l'absence de paupières mobiles (2), et c'est également en conséquence d'inductions analogues que les dompteurs d'Animaux féroces exercent souvent une grande influence sur leurs sujets en tenant les yeux toujours braqués sur eux. La fuite est l'indice d'un sentiment de fai-

Beaucoup d'Animaux comprennent ces signes.

(1) Des faits constatés par M. Houzeau tendent à établir que parfois les Chats interprètent très bien les intentions des personnes qu'ils connaissent intimement, en observant l'expression de leur visage (a).

(2) Voy. tome XII, p. 111 et suivantes.

(a) Houzeau, *Études sur les facultés mentales des Animaux*, t. I, p. 173.

blesse, et par conséquent elle encourage toujours à l'attaque l'adversaire de l'animal qui d'avance se considère comme vaincu, tandis que le courage suppose en général l'idée d'une résistance dont l'efficacité n'est pas impossible, et l'on comprend par conséquent comment le calme de l'Homme et la fermeté de son regard en présence d'un Lion ou de toute autre Bête féroce peuvent en imposer à ceux-ci, tandis que la fuite les détermine presque toujours à attaquer la personne qui paraît reconnaître ainsi la supériorité de son adversaire.

Cris.

§ 6. — Les relations sympathiques qui existent entre l'état mental et le mode de fonctionnement de l'appareil respiratoire dans l'espèce humaine peuvent déterminer automatiquement d'autres phénomènes qui sont également expressifs de nos sentiments, de nos émotions. Ainsi la douleur tend à déterminer à la fois la contraction des muscles expirateurs, la contraction des muscles constricteurs de la glotte et le jeu des muscles dilatateurs de la bouche, mouvements dont résulte l'émission de cris aigus plus ou moins violents (1). La constance de ces relations est même telle, que les sons produits de la sorte ont une signification, et que, pour simuler la souffrance il suffit de les imiter. Les sanglots, le bâillement, le rire (2) et même le chant sont des

---

(1) D'ordinaire le cri, lorsqu'il est provoqué par une impression sensorielle, est un indice de la perception consciente de cette impression, et témoigne de la douleur éprouvée par l'Être animé qui émet ce son. Mais dans quelques circonstances l'émission d'un cri n'a pas la même signification, car elle peut résulter d'une action nerveuse réflexe qui s'effectue à l'insu de celui qui l'éprouve et qui fait contracter les muscles de la glotte en même temps que les muscles expirateurs, sans que l'excitation centripète ait produit aucun effet sur la conscience. M. Brown-Séquard a publié sur ce sujet des observations intéressantes (a).

(2) Voy. tome II, p. 493.

(a) Brown-Séquard, *Sur le siége de la sensibilité et sur la valeur des cris comme preuve de la perception de la douleur* (*Comptes rendus de l'Acad. des sc.*, 1849, t. XXIX, p. 672).

phénomènes analogues qui d'ordinaire accompagnent certaines émotions ou dispositions mentales particulières et qui en sont l'expression.

C'est seulement par des cris, des gémissements, des gestes ou d'autres signes du même genre que le très jeune enfant fait connaître ses souffrances, ses besoins; c'est d'abord automatiquement qu'il agit de la sorte; mais bientôt, par suite des résultats du travail de son intelligence, il apprend à apprécier l'utilité de ces manifestations et il y a recours volontairement pour exprimer ses sentiments et ses désirs. Il acquiert ainsi un langage expressif qui probablement n'alla pas plus loin dans les premiers temps de l'existence des sociétés humaines (1). Mais en avançant en civilisation, l'Homme a su se créer des moyens de communication d'un ordre plus élevé en articulant les sons produits par sa voix et en attachant à chacun des sons ainsi formés un sens déterminé. Ce langage conventionnel est une création de son intelligence qu'il transmet à ses descendants, non par voie

Parole.

(1) Gratiolet a étudié plus attentivement que ne l'avaient fait ses prédécesseurs le langage d'expression chez les Bêtes ainsi que chez l'Homme, et il a classé de la manière suivante les mouvements qui le constituent :

1° Les mouvements *prosboliques* ou mouvements qui ont pour but direct un objet réel et qui sont très faciles à interpréter, car ils sont en rapport intime avec les sentiments qui les déterminent : par exemple, les mouvements des yeux de celui qui regarde attentivement, les mouvements de l'oreille ou de la tête de celui qui écoute, etc.;

2° Les *mouvements sympathiques* ou mouvements automatiques qui se produisent dans un organe à l'occasion d'une action accomplie dans une autre partie de l'économie animale et qui en sont une conséquence ;

3° Les *mouvements métaphoriques* tels que les gestes par lesquels certains Êtres animés témoignent de leur affection pour autrui.

Le même auteur divise le langage de l'Homme en quatre espèces, savoir : 1° Le langage automatique et spontané, dont je viens de parler; 2° le langage de désignation; 3° le langage d'imitation; 4° le langage conventionnel qui peut être *tropique* et symbolique ou algébrique (*a*).

(*a*) Gratiolet et Leuret, *Anat. comp. du système nerveux considéré dans ses rapports avec l'intelligence*, t. II, p. 664 et suiv. (1857).

d'héritage inconscient, mais intentionnellement et en leur enseignant ce qu'il faut faire pour acquérir le talent voulu : chacun de nous a appris à parler comme il a appris à lire ou à écrire, et les sons dont l'usage lui a été enseigné varient suivant les réunions humaines dans lesquelles son éducation a été faite (1).

Nous ne savons rien relativement à la manière dont l'art de parler a pris naissance. On peut présumer que son origine date de l'époque où les premières sociétés se sont constituées, d'abord sous la forme de familles isolées puis de tribus (2) ; que partout le langage naturel a précédé l'emploi de la parole, et que c'est peu à peu, très graduellement, que les communications de la pensée ont été établies au moyen de sons articulés, lesquels se sont multipliés et perfectionnés par l'usage (3). Il me paraît également probable que toutes les langues en voie de formation

(1) De Gérando a très bien rendu compte de la manière dont le jeune enfant apprend à exprimer ses désirs et ses pensées, d'abord par des cris ou d'autres sons inarticulés, puis par des mots isolés et des signes, puis par un langage vocal combiné et de plus en plus parfait (a).

(2) Aujourd'hui la plupart des philologues s'accordent à reconnaître la pluralité des origines des langues. Effectivement, l'idée d'une langue primitive commune à toute l'espèce humaine est en désaccord avec tout ce que l'on sait concernant le langage articulé, et ne pourrait s'appliquer qu'à la portion en quelque sorte embryonnaire, du langage inarticulé, soit phonétique, soit mimique, dont j'ai parlé précédemment (p. 99).

(3) M. Renan, qui, à juste titre, jouit d'une grande autorité en philologie, professe au sujet du mode d'origine des langues une opinion différente. Il considère « le langage comme formé d'un seul coup et comme sorti instantanément du génie de chaque race, » comme étant « intégralement constitué dès le premier jour », non pas sous la forme adulte, si je puis employer ici ce mot, mais à l'état de germe, ayant déjà en lui les propriétés dont ses développements ultérieurs sont la conséquence, bien que cette évolution soit variable quant à ses caractères d'ordre secondaire, suivant les conditions dans lesquelles ce produit naturel de l'intelligence grandit (b).

(a) De Gérando, op. cit., t. I, p. 41 et suiv. (1827),
(b) E. Renan, De l'origine du langage, 2e édit., p. 16 et suiv. (1858).

ont été d'abord monosyllabiques (1) et ont consisté principalement en quelques verbes impératifs ou expressifs de désirs et en substantifs; qu'elles se sont compliquées et diversifiées suivant les circonstances dans lesquelles elles se sont développées, et que les inventions personnelles, puis les habitudes contractées par des individus et transmises des parents aux enfants ou de voisin à voisin y ont imprimé des caractères particuliers suivant les lieux de résidence et les genres d'occupation des divers agrégats humains; par l'emploi presque inconscient d'une sorte de logique naturelle de l'esprit, chacune de ces associations, dont la langue naissante est l'œuvre commune (2), a modifié progressivement les divers sons articulés qui constituent cette langue, afin de les approprier à l'expression d'idées distinctes, mais connexes entre elles, et par des procédés analogues, les mots ainsi formés ont été groupés suivant des modes particuliers qui, après avoir été consacrés par l'usage, sont devenus des règles grammaticales. Chaque langue, constituée de la sorte, s'est développée ainsi, comme se déve-

(1) Certaines langues, par suite d'une sorte d'arrêt de développement, ont conservé d'une manière plus ou moins complète ce caractère enfantin, notamment le chinois, le japonais et le siamois; tandis que d'autres se sont diversifiées par l'emploi de flexions au moyen desquelles une même racine est modifiée dans ses applications, ainsi que cela se voit au plus haut degré dans le latin.

(2) Jadis quelques auteurs supposaient que le langage articulé avait été révélé à l'homme par la puissance créatrice (a), ou, en d'autres mots, était une conséquence nécessaire de notre nature. Cette opinion a été réfutée par les philologues de l'époque actuelle, mais ceux-ci s'accordent à reconnaître que tout en étant une invention humaine, ce n'est pas une invention libre et réfléchie (b); que partout c'est le résultat du travail mental à peine rationnel et presque impersonnel de personnes vivant ensemble ou du moins se trouvant en communication fréquente entre elles.

(a) Voy. L. de Bonald, *Législation primitive considérée dans les derniers temps par les seules lumières de la raison*, t. I, p. 325 (*Œuvres*, t. II).

(b) Jacob Gremn, *Ueber der Unsprung der Sprache, Philolog. und Histor.* (*Abhandl. der Akad. der Wissensch. zu Berlin*, 1851, t. XXXIX, p. 103).

loppe un Être vivant, et, après avoir été transportée dans des contrées différentes, a engendré des langues nouvelles qui, tout en ayant chacune leur individualité, conservent avec leur mère de grandes ressemblances, et ont des traits communs dépendants d'une analogie de structure et de la possession de racines similaires (1). Ces langues sœurs issues d'une même souche constituent une sorte de famille (2), et la connaissance de leurs liens de parenté est d'une haute importance pour l'anthropologie. De nos jours, l'étude de ces relations et des lois de l'évolution des langues a fait de grands progrès, et j'aimerais à pouvoir m'y appliquer; mais les questions qu'elle soulève n'étant pas du domaine de la

(1) Les principaux caractères d'une langue sont de deux sortes : phonétiques et organiques ou grammaticaux. Pour la recherche de la filiation des langues, les premiers ont beaucoup moins de valeur que les seconds, parce qu'à raison de l'emploi des onomatopées et d'autres sons plus ou moins expressifs par eux-mêmes, ou par l'importation de mots d'origine étrangère, l'existence de racines similaires n'implique pas une communauté primordiale, tandis que l'analogie de construction dénote une parenté réelle, car les formes adoptées pour l'assemblage de ces éléments de la parole, pour leur adaptation à des usages variés, ont en général une très grande stabilité et persistent d'une manière plus ou moins complète, malgré les transformations que peuvent subir les idiomes issus d'une souche commune. On trouve dans l'ouvrage de M. Renan cité ci-dessus des exemples remarquables de cette fixité des formes grammaticales dans les langues d'origine commune, quoique devenues très dissemblables entre elles.

(2) Il n'en faudrait pas conclure que chacune de ces langues mères soit sortie d'une source unique. Ainsi que le fait remarquer M. Renan, les langues primitives paraissent avoir été illimitées, capricieuses, variées et indépendantes, mais s'être mélangées, puis fondues par groupes, de façon à constituer des individualités d'un ordre plus parfait, lorsque, au lieu d'être un assemblage confus d'éléments discordants, leurs matériaux constitutifs ont été peu à peu soumis à des règles logiques, en harmonie avec leur nature, leur génie propre. Dans le principe il y avait probablement autant de langues que de familles isolées, et c'est lorsque ces familles se sont réunies en société que leur manière de s'exprimer est devenue commune (a).

(a) Renan, *op. cit.*, p. 180 et suiv.

physiologie, je ne dois pas m'y arrêter ici (1). Je rappellerai seulement que l'usage de la parole a exercé une influence puissante sur le développement des facultés mentales et sur la genèse de nos idées. L'intelligence humaine n'a pas été toujours ce qu'elle est aujourd'hui chez les peuples civilisés, et ses progrès sont dus en grande partie à l'invention des langues, qui, en facilitant l'expression de la pensée, a donné de la précision aux idées et a mis le travail mental de chacun au service de tous.

L'invention de la représentation graphique des mots, aussi bien que des objets tangibles, a contribué également à l'agrandissement de l'esprit humain ; l'emploi d'images, de symboles, et mieux encore de l'écriture phonétique ont été de précieux auxiliaires de la parole. Ces communications intellectuelles, qui ne sont arrêtées ni par les distances, ni par le temps, ont permis aux hommes civilisés de grossir sans cesse le trésor commun des connaissances acquises, de profiter des progrès accomplis par leurs prédécesseurs ou par leurs contemporains, et d'arriver à des résultats que les efforts isolés n'auraient pas été capables de donner. Plus nous savons, plus nous devenons aptes à savoir, et l'intelligence grandit par les effets de l'exercice. Or, chez tous les Êtres animés, les particularités individuelles tendent à devenir héréditaires ; le perfectionnement mental, de même que la forme physique, est plus ou moins transmissible de génération en génération ; par conséquent, au lieu de rester des Brutes telles que nous en voyons même de nos jours dans certaines contrées, en Australie par exemple, où ils ne diffèrent guère des diverses Bêtes que par la faculté de parler, les Hommes civilisés ont pu acquérir la puissance mentale

Langage graphique, etc.

(1) Néanmoins le physiologiste ne doit pas rester indifférent aux études philologiques, car elles sont susceptibles de jeter d'utiles lumières sur les tendances de l'esprit humain.

merveilleuse dont témoignent les œuvres de quelques génies d'élite, d'Aristote ou de Newton par exemple, et ce développement intellectuel est dû en partie aux échanges d'idées effectuées au moyen de la parole, soit orale, soit écrite.

Existence d'aptitudes analogues chez beaucoup d'Animaux. § 7. — Sous le rapport des communications mentales, comme sous beaucoup d'autres, l'Homme s'est placé à une hauteur incommensurable au-dessus de tout le reste du Règne animal; mais là encore la différence dépend de la grandeur de ses facultés plutôt que de leur nature essentielle, et le zoologiste qui étudie attentivement les actes des Bêtes ne saurait méconnaître chez beaucoup d'entre elles l'existence non seulement d'un langage d'expression propre à la manifestation des sentiments qu'elles éprouvent, mais aussi d'un langage représentatif d'idées acquises par l'observation ou par le raisonnement.

Il est évident que plusieurs de ces Êtres animés, tout en étant très inférieurs à l'Homme, peuvent faire connaître à leurs semblables non seulement leurs désirs et leurs émotions, mais aussi leurs pensées, leurs intentions; qu'ils peuvent de la sorte concerter leurs actions et combiner leurs efforts en vue de l'obtention d'un résultat préconçu.

Communications mentales chez les Insectes. Effectivement, l'étude des mœurs des Insectes sociaux nous fournit des preuves variées de la transmission des nouvelles d'individu à individu et de l'influence que ces communications sont susceptibles d'exercer sur les actions de ces Animaux.

Un des exemples de relations mentales de ce genre entre des Fourmis a été observé par le célèbre physicien américain Benjamin Franklin. Voulant soustraire à ces Insectes un pot contenant de la mélasse, il suspendit ce vase au plafond au moyen d'une ficelle, et cela réussit pendant quelque temps; mais parmi les Fourmis du voisinage qui voyageaient dans la salle, une arriva par hasard jusqu'au pot suspendu de la sorte, et après s'être gorgée de mélasse, remonta le long de la ficelle jusqu'au plafond et regagna la fourmilière. Or, moins d'une heure après, une troupe nombreuse de Fourmis sortit de cette demeure commune, gagna sans hésitation le plafond, puis descendit le long du cordon suspenseur jusque dans le pot contenant la mélasse et commença à s'en repaître; il y eut un va-et-vient continuel entre ce vase et la fourmilière jusqu'à ce que le dépôt de mélasse fût épuisé; puis les Fourmis abandonnèrent complètement la route qu'elles avaient fréquentée avec tant d'empressement (1).

Un fait analogue a été constaté chez les mêmes Insectes par P. Huber. Ce naturaliste, pour étudier à loisir les mœurs de ces Animaux, en avait transporté une colonie dans une chambre où il les retenait prisonniers. D'abord ces Fourmis erraient à l'aventure dans tous les sens, mais dès que l'une d'elles eut découvert dans le plancher une fente lui permettant de s'échapper au dehors, Huber vit cet explorateur revenir au milieu de ses compagnes, leur indiquer évidemment la route que celles-ci devaient suivre, les guider et se faire bientôt accompagner de toute la troupe (2).

On observe des phénomènes semblables lorsqu'une fourmilière vient à être endommagée, ou que les nourrices redoutent quelque danger pour les larves transportées au dehors par leurs soins pour prendre l'air et se réchauffer aux rayons du soleil. Quelques-uns de ces Insectes rentrent alors précipitamment au logis, et presque aussitôt après on voit

(1) Franklin raconta ces faits au voyageur suédois Kalm, qui l'enregistra (a).

(2) P. Huber ajoute que les Fourmis déjà renseignées par la première exploration s'arrêtaient auprès des autres individus qu'elles rencontraient et paraissaient leur communiquer la nouvelle qui les intéressait tous, car elles s'en faisaient suivre, et bientôt toute la troupe décampa par le même chemin (b).

(a) Kalm, *Travels in North America*, t. I, p. 239.
(b) P. Huber, *Recherches sur les mœurs des Fourmis indigènes*, p. 137 (1810).

sortir une légion de combattants donnant des signes de colère et s'efforçant de repousser l'ennemi commun. Enfin des preuves encore plus certaines de l'existence d'une sorte de langage propre à effectuer la transmission de quelques idées de Fourmi à Fourmi ont été obtenues récemment par Sir John Lubbock au moyen d'expériences très bien combinées et analogues à celles faites précédemment sur d'autres Insectes par Dujardin (1).

(1) Les Fourmis, ainsi que je l'ai déjà dit (a), transportent chez elles toutes les larves de leur espèce qu'elles trouvent au dehors ; elles en peuplent leur fourmilière, et tantôt on voit ce travail exécuté par des individus isolés, d'autres fois par des troupes plus ou moins nombreuses d'ouvrières. Sir J. Lubbock a voulu profiter de la connaissance de ce fait pour étudier les relations mentales qui peuvent s'établir entre ces travailleuses, et dans ce but il plaça des larves dans une cachette accessible seulement par un chemin long, étroit et fort complexe ; puis il porta dans le réduit ainsi disposé une ouvrière. Celle-ci ne tarda pas à retourner à la fourmilière en y portant entre ses mandibules une larve ; puis elle recommença la même manœuvre, soit seule, soit en se faisant accompagner d'une ou de plusieurs autres Fourmis qui agirent de la même façon. Or, le nombre des auxiliaires dont ce guide se faisait suivre était en rapport avec le nombre des larves à transporter. Sir J. Lubbock prit de grandes précautions pour éviter les causes d'erreur susceptibles de fausser l'interprétation des faits qu'il observait avec une scrupuleuse attention, et d'après la manière judicieuse dont ses expériences furent combinées, je ne doute pas de la transmissibilité des idées d'individu à individu chez les Insectes sociaux dont je viens de parler (b).

Les communications mentales qui s'établissent ainsi d'individu à individu sont manifestes dans des scènes dont P. Huber a été souvent témoin et dont il a donné une description que je crois utile de reproduire ici.

« On pourrait sans doute (dit cet auteur) irriter les Fourmis qui sont à la surface du nid sans alarmer celles de l'intérieur, si elles agissaient isolément et n'avaient aucun moyen de se communiquer leurs impressions mutuelles. Celles qui sont occupées au fond de leurs souterrains, éloignées du danger, ignorant celui dont leurs compagnes sont menacées, ne viendraient point à leur secours ; mais il paraît qu'elles sont au contraire très bien et très promptement informées de ce qui se passe à l'extérieur. Quand on attaque celles du

(a) Voy. ci-dessus, p. 74.
(b) Sir J. Lubbock, *Observ. on ants, Bees and Wasps* (*Journ. of the Linnean Soc. Zool.*, 1876, t. XII, p. 465 et suiv.).

Ce dernier naturaliste ayant des Abeilles, comme sujet d'observation, eut l'idée de les nourrir avec du sucre qu'il les habitua à venir prendre auprès de lui. Puis voulant, à l'aide d'une expérience, constater la transmission d'idées chez ces Insectes, il alla au fond de son jardin, et cacha dans une niche recouverte par un treillage une soucoupe contenant un liquide sucré qui n'exhalait aucune odeur, en sorte que les Abeilles ne s'aperçurent pas de la présence de cet aliment; ensuite, approchant de l'une de ses ruches une canne humectée d'un peu de sirop, il y attira une Abeille, la porta jusque dans l'intérieur de la niche, et la déposa sur le sucre. L'Abeille s'en gorgea avidement et aussitôt son repas achevé, elle sortit de ce réduit, le regarda bien attentivement, et retourna directement au logis. Quelques instants après des ouvrières en foule sortirent de la ruche en volant, allèrent directement à la cachette où se trouvait le sucre et s'en régalèrent, tandis que les Abeilles des autres ruches ne bougèrent pas. Là il y avait évidemment communication d'idées (1).

dehors, la plupart se défendent avec courage ; mais il en est toujours quelques-unes qui se précipitent au fond de leurs galeries en jetant l'alarme dans la cité souterraine : l'agitation se communique aussitôt de quartier en quartier, et les ouvrières accourent en foule avec toutes les démonstrations de l'inquiétude et de la colère. Ce qui me paraît surtout digne d'être remarqué, c'est que les Fourmis préposées à la garde des petits et qui se tiennent dans les étages supérieurs où la température est la plus chaude, averties aussi du danger qui menace leurs élèves, et toujours dirigées par cette sollicitude que nous avons souvent admirée, se hâtent de les emporter dans les caveaux les plus profonds de leur habitation et de les mettre ainsi à l'abri de toute atteinte (a). » Beaucoup de faits analogues ont été constatés par M. Ebrard et par M. Forel (b).

(1) On doit aussi à Dujardin la connaissance d'autres observations intéressantes qui tendent également à prouver que les Abeilles se trans-

(a) P. Huber, *Recherches sur les mœurs des Fourmis*, p. 129.
(b) Ebrard, *Nouvelles observ. sur les Fourmis* (*Bibl. univ. et Revue suisse*, 1861, t. XI, p. 466).
— Forel, *op. cit.* (*Mém. de la Soc. des sc. nat.*, 1874, t. XXVI).

Faut-il attribuer à des communications d'ordre psychique l'aptitude dont jouissent les Abeilles d'une même colonie à se reconnaître entre elles et à distinguer de leurs compagnes les étrangères qui souvent cherchent à s'introduire chez elles pour y piller leurs magasins à miel ; ou devons-nous rapporter ce discernement à des impressions sensoriales particulières, déterminées par des émanations odorantes, qui auraient les mêmes caractères chez tous les habitants d'une même ruche, et qui varieraient de ruche à ruche? Des observations recueillies par quelques apiculteurs tendent à faire penser que les Abeilles ont, comme moyen de reconnaissance, un signe de convention comparable à un mot de passe, et que, suivant les circonstances dans lesquelles ces Insectes se trouvent, ils changent brusquement de moyen de ralliement (1); mais j'incline à croire que les coassociées se reconnaissent à leur odeur, et que cette odeur leur est communiquée par leur Reine, car dans une colonie qui est privée de sa Reine, les ouvrières paraissent avoir perdu la faculté de distinguer de leurs compagnes les étrangères qui viennent les piller.

mettent les nouvelles de nature à leur être profitables (a).

Récemment, Sir John Lubbock a fait des expériences du même genre sans obtenir chez les Abeilles aucune preuve certaine de ces communications mentales (b); mais, ainsi que je l'ai déjà dit, il a constaté chez les Fourmis des faits qui mettent en évidence des phénomènes de cet ordre.

(1) Dujardin cite à ce sujet des observations très curieuses publiées par un apiculteur instruit nommé Gelien, et tendant à établir que dans certaines circonstances les Abeilles changent brusquement le moyen de reconnaissance dont elles font usage pour empêcher l'introduction d'ouvrières étrangères dans leur ruche (c); mais pour accorder pleine confiance à des récits de ce genre, il me faudrait le témoignage concordant de plusieurs observateurs.

(a) Dujardin, *Quelques observations sur les Abeilles et particulièrement sur les actes qui chez ces Insectes peuvent être rapportés à l'intelligence (Ann. des sc. nat.,* 1852, série 3, t. XVIII, p. 232).

(b) Lubbock, *Observations on Bees, Wasps and Ants (Journal of the Linnean Society Zoology,* 1874-1879, t. XII et XIII).

(c) Gelien, *Le cultivateur des Abeilles,* 1815.

— Dujardin, *op. cit. (Ann. des sc. nat.,* 1852, série 3, t. XVIII, p. 237).

Les Insectes sociaux ne sont pas les seuls Animaux de cette classe qui semblent avoir la faculté de se communiquer certaines pensées ; diverses observations faites sur des Coléoptères solitaires, tels que des Scarabées, et sur des Névroptères, en ont fourni, dit-on, des preuves convaincantes, car, dans plus d'un cas, des entomologistes assurent avoir vu un de ces Animaux, lorsqu'il se reconnaissait incapable d'achever le travail dont il s'occupait, aller chercher des auxiliaires et revenir à sa tâche avec plusieurs compagnons qui, après l'avoir aidé, sont retournés à leurs affaires personnelles (1). Mais je n'oserais affirmer que les faits observés dans ces circonstances aient été bien interprétés, et j'ajouterai même que l'existence des facultés de cet ordre me paraît fort douteuse chez des Animaux qui vivent isolés entre eux. Du reste, dans tous les cas dont je viens de parler les idées transmises ne peuvent être que très simples et très peu variées.

(1) Un fait de ce genre a été observé par l'entomologiste suisse Clairville. Un Nécrophore qui voulait enterrer le cadavre d'une souris pour le faire servir à l'alimentation de la larve destinée à naître d'un de ses œufs, et ne pouvant y réussir à cause de la dureté du sol sous-jacent, alla un peu plus loin creuser une fosse dans un terrain plus meuble, et chercha ensuite à transporter dans ce trou le corps de la Souris ; mais il ne lui fut pas possible d'effectuer ce déplacement, et au lieu de s'entêter inutilement ce fouisseur s'envola ; mais peu d'instants après il revint accompagné de quatre individus de son espèce qui, assure-t-on, l'aidèrent à transporter la Souris et à l'enterrer (a).

Au dire d'Illeger un fait analogue aurait été observé chez un Insecte de la famille des Bousiers, le *Gymnophureus pililaris* (b) ; mais M. Fabre, qui a beaucoup étudié les mœurs des Coléoptères, assure que les choses ne se passent pas de la sorte et que les prétendus auxiliaires ne sont que des pillards cherchant à s'emparer de la boulette d'une voisine (c).

(a) Clairville, *Naturwissenschaftl. Anzeigen der Allgem. schweiz. Gesellschaft*, 1823, p. 88.

(b) Illeger, *Anekdote aus der Insecten welt* (*Magazin für Insektenkunde*, 1801, t. I, p. 488).

(c) J. H. Fabre, *Souvenirs entomologiques. Études sur l'instinct et les mœurs des Insectes*, p. 13 (1879).

§ 8. — Nous ne pouvons nous former que des idées très incomplètes des moyens à l'aide desquels les communications mentales s'établissent entre les Insectes. Probablement les bruits variés produits par beaucoup de ces Animaux (1) ne sont pas étrangers à ces relations, mais je ne connais à ce sujet qu'un très petit nombre de faits probants, et les signaux donnés de la sorte dans certains cas paraissent être déterminés automatiquement chez l'individu qui les produit, bien que susceptibles d'être interprétés intelligemment par ceux qui les entendent. Ainsi, dans les ruches habitées par les Abeilles, lorsqu'une jeune Reine encore renfermée dans la cellule où elle est née a besoin de sortir de cette prison protectrice, elle fait entendre un bruit particulier semblable à un petit cri. A ce signal, les nourrices savent qu'il est temps de faire sauter le couvercle de l'alvéole où elle est emprisonnée, à moins que la vieille Reine ne se trouve dans le voisinage et ne cherche à tuer prématurément sa jeune rivale, car dans ce cas les nourrices consolident la clôture de la cellule royale et y retiennent le plus longtemps possible la captive (2).

Dans d'autres cas, le signal d'avertissement est au contraire donné avec intention. Ainsi les Abeilles placées en sentinelles à l'entrée de la ruche pendant la nuit, pour empêcher les Papillons nocturnes d'y pénétrer, appellent à leur aide plusieurs de leurs compagnes lorsqu'elles en éprouvent le besoin, car elles produisent alors un son particulier qui a pour effet de faire accourir une multitude d'ouvrières (3).

Les communications mentales entre les Insectes paraissent s'effectuer principalement au moyen d'attouchements

(1) Voy. tome XII, p. 644 et suivantes.

(2) Voy. Huber, *op. cit.*, t. I, p. 291.

(3) C'est encore à F. Huber que l'on doit la connaissance du fait (*op. cit.*, t. II, p. 413).

Pour plus de détails à ce sujet, je renverrai à l'ouvrage de cet habile observateur.

opérés par les antennes. F. Huber a fait une série d'observations très probantes relatives à la propagation de certaines nouvelles dans l'intérieur de la demeure de ces Hyménoptères sociaux lorsque la mère commune de la colonie, l'Abeille-Reine, a disparu de la ruche (1).

Le langage muet résultant des attouchements des appendices frontaux des Insectes, et appelé par les entomologistes le langage antennaire, a été constaté également chez les Fourmis par P. Huber ainsi que par plusieurs autres observateurs (2).

§ 9. — L'aptitude de beaucoup de Mammifères et d'Oiseaux à avoir entre eux des communications mentales est si bien démontrée par divers faits dont j'ai rendu compte dans les leçons précédentes, qu'il me paraîtrait superflu d'en citer

Preuves de l'existence de communications mentales chez les Mammifères et les Oiseaux.

(1) Toutes les fois que F. Huber enleva la *Reine* d'un ruche, les ouvrières ne tardèrent pas longtemps à s'apercevoir de la perte qu'elles venaient d'éprouver : la nouvelle s'en répandait de proche en proche ; une grande agitation se manifesta chez tous ces Insectes et leurs travaux furent abandonnés pendant quelque temps ; mais si la Reine n'était séparée de ses compagnes que par une cloison à claire-voie, de façon qu'il fût possible à celles-ci de la toucher avec leurs antennes, le calme se rétablissait partout dès que par ces manœuvres quelques membres de la communauté s'étaient assurés de sa présence (a).

(2) Les observations de P. Huber me paraissent décisives à ce sujet. Voici un des faits dont cet auteur parle :

« Les Fourmis n'ayant pas l'art de construire des magasins et de les remplir de provisions, ne peuvent pas, comme les Abeilles, puiser leur nourriture dans des cellules sans sortir de chez elles. Celles qui restent au logis attendent donc leur subsistance des ouvrières qui sont allées à la récolte... La Fourmi qui éprouve le besoin de manger commence par frapper de ses deux antennes, avec un mouvement très rapide, celles de la Fourmi dont elle attend du secours ; on les voit aussitôt s'approcher en ouvrant leur bouche et avancer leur langue pour se communiquer la liqueur qu'elles font passer de l'une à l'autre ; pendant cette opération la Fourmi qui reçoit les aliments ne cesse de flatter celle qui la nourrit, en continuant à mouvoir ses antennes avec une activité singulière (b). »

(a) F. Huber, *Nouvelles observations sur les Abeilles*, t. II, p. 400 et suiv.
(b) P. Huber, *Rech. sur les mœurs des Fourmis*, p. 178.

d'autres (1) ; mais il nous faut examiner comment, chez ces Animaux, la manifestation des sentiments et la transmission de la pensée s'effectuent.

Beaucoup de naturalistes pensent que le chant modulé des Oiseaux a une signification et sert à établir entre ces Animaux des communications mentales plus ou moins variées. Quelques auteurs ont même cru pouvoir l'interpréter ; mais dans la plupart des cas, les traductions qu'ils en ont données sont complètement arbitraires et ne méritent pas d'être examinées ici (2) ; néanmoins il paraît bien évident

(1) J'en rapporterai cependant quelques-uns qui prouvent clairement la transmissibilité de certaines idées d'individu à individu chez plusieurs de ces Animaux.

Les Corbeaux et les autres Oiseaux de la même famille zoologique sont généralement très intelligents, et évidemment ils comprennent la signification des cris que leurs semblables poussent dans certaines circonstances. Ainsi les Corneilles qui redoutent beaucoup les Rapaces nocturnes pendant la nuit et ont pour eux des sentiments de haine, aiment singulièrement à les harceler le jour lorsque, éblouis par la lumière du soleil, ils sont incapables de se défendre. Or, aussitôt qu'une Corneille découvre dans ces circonstances un Hibou ou quelque autre Oiseau de proie nocturne, elle fait entendre un cri d'appel, et à ce signal une multitude de ses semblables arrivent de toute part se joindre à elle pour attaquer leur ennemi commun.

Gratiolet a enregistré un autre fait remarquable relatif aux cris expressifs poussés par une troupe de Corneilles à la vue de trois des leurs tombant comme foudroyées pour avoir pris des aliments contenant de la strychnine (a).

Les Chevaliers sont de petits Échassiers très méfiants, et lorsqu'ils n'aperçoivent aucun objet qui leur inspire de la crainte, ils font souvent entendre un petit cri d'appel par lequel ils invitent les bandes qui passent dans leur voisinage à venir se reposer à terre auprès d'eux. La signification de ce son est si bien connue de ces Oiseaux, qu'en l'imitant les chasseurs réussissent souvent à les attirer dans les pièges tendus pour les prendre. Sur les bords des petits étangs situés près de l'embouchure de la Somme, on en prend de la sorte, chaque année, un nombre considérable. Beaucoup de Passereaux, à l'époque des migrations, voyagent en troupes pendant la nuit et alors ils font entendre sans cesse des cris de ralliement qui les empêchent de se disperser (b).

(2) Dupont de Nemours, à qui l'on

(a) Lauret et Gratiolet, *Anatomie du système nerveux*, t. II, p. 652.
(b) Montessus, *Études ornithologiques* (*Revue des Soc. savantes*, 1877, 2e série, t. XI, p. 256).

que certains sons expriment la satisfaction résultant d'une jouissance éprouvée (1), tandis que d'autres bruits sont des signes d'alarme, des appels ou l'expression de certains désirs, de la faim par exemple ; les cris expressifs des Oiseaux sont même beaucoup plus variés qu'on ne le supposerait au premier abord (2) ; même chez la Poule ils changent de

doit beaucoup d'excellentes observations sur les mœurs et les facultés des Animaux, a donné libre carrière à son imagination en étudiant la voix des Oiseaux et a cru pouvoir préciser la signification de toute une série de sons produits par les Corbeaux ; mais ses assertions à ce sujet ne reposent sur aucune base solide, et par conséquent je ne m'y arrêterai pas ici (a). Son opinion relativement au sens du chant modulé du mâle chez deux Passereaux, tels que le Rossignol et la Fauvette, ne me paraît pas être mieux fondée, et j'incline à croire que l'impression produite sur l'Oiseau qui l'écoute sans donner aucun signe d'intelligence est analogue à l'action exercée souvent sur notre esprit par la musique instrumentale ou même par le chant, lorsqu'on ne fait aucune attention aux paroles dont la mélodie est accompagnée, et qu'elle dispose notre esprit et notre imagination à travailler dans une certaine direction sans avoir pour notre intelligence aucune signification précise. Ce chant des Oiseaux exprime probablement des sentiments et non des idées.

(1) Par exemple, le cri du Coq qui suit d'ordinaire l'accomplissement du coït.

(2) Un ornithologiste anglais qui s'est occupé particulièrement du langage vocal des Oiseaux, y distingue six classes de sons, savoir :

1° L'appel du mâle au printemps ;

2° Des cris de défi consistant en notes bruyantes, claires, animées et hautaines ;

3° Le chant d'amour, qui est doux, plaintif et mélodieux ;

4° Le cri d'effroi ou d'alarme, qui est poussé quand le nid est exposé à quelque danger ;

5° Le cri d'avertissement ou de guerre, qui indique l'apparition d'un Oiseau de proie ;

6° L'appel des parents adressé à la couvée et la réponse des petits. Le même auteur fait remarquer que le langage des jeunes change après qu'ils ont quitté le nid ; enfin que le mâle, lorsqu'il porte à manger à la femelle qui couve, fait entendre un murmure particulier auquel celle-ci répond (b).

Le Pinson, lorsqu'il émigre, fait entendre un cri analogue au son correspondant à la syllabe *yock* répétée plusieurs fois, son cri de colère ressemble aux sons *fink-fink-fink* émis précipitamment, et l'on peut représenter approximativement par les syllabes *trif-trif*, le son par lequel

(a) *Quelques mémoires sur différents sujets*, p. 176 (publicat. anonyme).
(b) Syme, *British song Birds*, 1823.

caractère suivant les circonstances dans lesquelles ils sont émis (1), et j'incline à croire que chez quelques-uns de ces Animaux, les Hirondelles par exemple, une sorte de conversation peut s'établir entre les différents individus d'une même troupe (2).

Quoi qu'il en soit à cet égard, les modulations vocales des Oiseaux chanteurs ne sont pas réglées automatiquement par l'instinct; de même que la parole humaine, leur musique

il exprime, avec des intonations différentes, soit ses sentiments de tendresse, soit son chagrin (a).

(1) M. Houzeau a étudié très attentivement les différents sons produits par le Coq, la Poule et les Poussins dans diverses circonstances, et il en a indiqué la signification (b); mais il me paraît probable que dans la plupart des cas ce n'est pas avec l'intention d'exprimer une pensée que ces Oiseaux chantent de la sorte, et par conséquent leurs actes sont automatiques plutôt que rationnels. Cette remarque ne s'applique pas au cri de ralliement de la mère qui veut rassembler autour d'elle ses Poussins.

Plusieurs voyageurs attribuent à des Oiseaux africains de la famille des Coucous, appelés *Indicateurs*, le talent d'attirer intentionnellement par certains cris l'attention des chasseurs qu'ils rencontrent, et de les guider ensuite vers des ruches d'Abeilles, afin de profiter des débris des rayons que ces personnes laissent à leur portée après s'être emparées du miel emmagasiné dans ces nids (c). Il est bien avéré que les allures des Indicateurs peuvent aider très efficacement les chasseurs d'Abeilles à découvrir la résidence de ces Insectes; mais il est fort douteux que ce soit à dessein que ces Oiseaux leur rendent ces services (d). La plupart des observations recueillies sur les mœurs de ces Cuculides par divers voyageurs ont été réunies dans un ouvrage spécial publié récemment par M. Des Murs, et les opinions relatives à la signification des faits dont je viens de parler ont été discutées par cet auteur (e).

(2) Voyez ci-dessus, p. 66.

(a) Buhstein, *Naturgeschichte der Hofund-Stubenvogel, Buckfink.*
(b) Houzeau, *Études sur les facultés mentales des Animaux,* t. II, p. 346 et suiv.
(c) J. Lobo, *Voyage historique d'Abyssinie,* p. 71 (1728).
— Sparman, *Relation itineris in Africam et descriptio novi Cuculi (Phil. Trans., 1777,* t. LXVII, p. 38).
— *Voyage au cap de Bonne-Espérance,* t. II, p. 201 et suiv.
— J. Verreaux. Voy. Chenu et O. Des Murs (*Encyclop. d'hist. nat., Oiseaux,* t. I, p. 252).
(d) Bruce, *Travels to discover the source of the Nile,* t. V, p. 180 (1796).
— Mauduit, *Ornithologie,* p. 636 (*Encyclop. méthodique*).
— Levaillant, *Hist. nat. des Oiseaux d'Afrique,* t. V, p. 129.
— Laynard, *The Birds of South Africa,* p. 242 (1867).
(e) O. Des Murs, *La vérité sur le Coucou,* p. 8 et suiv. (1879).

est un art ; ces Animaux apprennent à chanter comme l'enfant apprend à parler, par imitation ; et, suivant la société au milieu de laquelle chacun d'eux a été élevé, leur chant varie comme varient les langues acquises par des personnes élevées chez des peuples différents. A raison de la conformation de leur appareil vocal, les Oiseaux sont plus ou moins aptes à produire certains sons (1) ; mais ceux qui sont susceptibles d'exécuter les chants qu'ils entendent pendant la première période de leur existence les répètent et les adoptent. Des expériences faites il y a plus d'un siècle par un naturaliste anglais nommé Barrington mettent ce fait hors de contestation. Ainsi trois très jeunes Linottes huppées, séparées de tout individu de leur espèce et élevées, la première avec des Alouettes des champs, la seconde avec des Alouettes des bois, et la troisième avec des Farlouses, ne chantèrent pas à la manière des Linottes, mais adoptèrent chacune le chant propre à l'espèce dont elle avait été la commensale (2).

§ 10. — Dans la classe des Mammifères, les Bêtes sont pour la plupart fort mal partagées quant aux moyens d'exprimer leurs pensées et de communiquer ainsi avec leurs semblables (3). Néanmoins, chez quelques-uns de ces Ani- *Langage des Mammifères.*

(1) Voy. tome XII, p. 610 et suivantes.

(2) Cet auteur a varié de diverses manières ses expériences relatives aux effets de l'exemple sur le chant des Oiseaux lorsque ceux-ci sont encore extrêmement jeunes (a), et des faits semblables à ceux constatés de la sorte ont été enregistrés par plusieurs autres naturalistes (b). Il est cependant à noter que les jeunes Oi-

seaux apprennent plus facilement à chanter comme le font leurs parents qu'à imiter le chant d'une autre espèce. Ainsi des Serins (*Fringilla canaria*) élevés par leurs parents dans une chambre où se trouvent d'autres Oiseaux chanteurs, ne chantent qu'à la manière des premiers (c).

(3) L'existence de communications mentales d'individu à individu chez divers Mammifères est mise en évi-

(a) Barrington, *On the singing of Birds (Phil. Trans.*, 1773, p. 249).
(b) Voy. Wallace, *Natural selection*, p. 221.
(c) Barrington, *op. cit. (Phil. Trans.*, 1773, p. 257).

maux on aperçoit, pour ainsi dire en germe, les aptitudes
à donner signe de leurs sentiments et à manifester leurs
pensées à peu près comme le fait un Homme privé de la
faculté de parler.

Par suite de l'absence de la plupart des muscles sous-cutanés qui donnent tant de mobilité au visage humain, les
Mammifères inférieurs, de même que les Vertébrés des autres classes, n'offrent aucun de ces jeux de physionomie qui
sont susceptibles d'être si expressifs chez nous. Cependant
plusieurs d'entre eux témoignent de leurs sentiments par des
mouvements particuliers dont quelques-uns ne sont pas sans
analogie avec ceux que l'Homme exécute automatiquement.
Ainsi, de même que l'Homme baisse automatiquement la
tête, s'incline, semble chercher à se rapetisser lorsqu'il est
sous l'empire de la crainte, le Chat (1), dans les mêmes circon-

dence par beaucoup de faits que j'ai
rapportés précédemment ; néanmoins
je citerai encore quelques exemples
d'actes accomplis par des Chiens et
dont l'explication me paraîtrait impossible si ces animaux étaient incapables de s'entendre entre eux.

Tilesius, naturaliste éminent dont
le talent comme observateur est bien
prouvé par ses nombreux travaux
zoologiques, raconte que son Chien,
après avoir été maltraité par un individu de son espèce, s'abstint pendant
plusieurs jours de manger la totalité
de la ration qui lui était donnée, et
mit en réserve une partie de ses
aliments ; puis il sortit et ramena
avec lui plusieurs Chiens du voisinage
qui se régalèrent des provisions ainsi
amassées. Cela fait, tous ces Animaux
sortirent ensemble, et, conduits par

leur hôte, allèrent fort loin, à l'endroit où demeurait le Chien dont
celui-ci avait à se plaindre, et là se
jetèrent tous sur lui et le punirent
sévèrement de ses méfaits. Hamilton
Smith, en rapportant le récit de Tilesius, cite un autre exemple d'un
Chien qui, pour se venger d'un Animal de son espèce, s'était procuré
l'aide d'un camarade (a). Je ne suppose pas que ces Chiens aient raconté à leurs alliés ce qui leur
était arrivé ou leur aient dit ce
qu'ils voulaient d'eux, mais je pré-
sume que par des cris d'appel ils
s'en étaient fait suivre, et que par
d'autres moyens non moins simples, ils les avaient ensuite déterminés à les imiter et à leur porter
secours.

(1) Nos Chats domestiques ont aussi,

(a) Hamilton Smith, op. cit. (The Naturalit's library, edited by W. Gardene, t. X,
p. 84).

stances, baisse les oreilles et rampe plutôt qu'il ne marche, à moins qu'il ne cherche à fuir. Cet Animal exprime son contentement en clignant des yeux et en faisant entendre un ronflement particulier. Les Chiens, lorsqu'ils éprouvent des sentiments analogues, remuent la queue et lèchent souvent la figure ou les mains des personnes qu'ils aiment. Ce dernier témoignage de tendresse est parfois donné par d'autres Mammifères, tels que la Girafe; les Éléphants se caressent entre eux en se tapant légèrement avec le bout de la trompe; enfin c'est en se prodiguant des espèces de baisers que quelques Oiseaux, notamment les Tourterelles appareillées, expriment les sentiments d'affection mutuelle, on dirait presque d'amour, qui les unissent l'un à l'autre. Mais ce langage plus ou moins expressif ne saurait être considéré comme susceptible d'être utilisé pour la transmission d'idées obtenues par des opérations de l'entendement, et quand des communications de ce genre paraissent s'effectuer, comme lors des appels faits par une Hirondelle pour invoquer l'assistance de ses semblables (1), c'est probablement au moyen de cris particuliers que les avertissements sont donnés; mais dans l'état actuel de nos connaissances, nous ne pouvons caractériser nettement aucun des signes de cet ordre.

à l'époque du rut, un langage vocal très remarquable, au moyen duquel les conjoints préludent à l'accouplement et paraissent converser entre eux; mais les Animaux de cette espèce qui ont été transportés dans certaines parties du nouveau monde, où la température est uniforme pendant toute l'année, et qui s'accouplent en toutes saisons, ont perdu l'habitude de s'entretenir de la sorte, et ne font jamais entendre les lamentables miaulements par lesquels nos Chats expriment leurs désirs. Ce fait a été constaté par Roulin, qui était un excellent observateur et qui a séjourné pendant plusieurs années en Bolivie (a).

(1) Comme dans les cas rapportés ci-dessus, p. 67.

(a) Roulin, *Histoire naturelle et souvenirs de voyage*, p. 71.

Aptitude
de divers
Animaux
à
comprendre
la
parole
humaine.

§ 11. — Les Bêtes les mieux douées sous le rapport de l'intelligence qui vivent en compagnie avec l'Homme et reçoivent de lui une certaine instruction, ne font pas grand progrès quant aux moyens d'exprimer ce qu'ils sentent ou ce qu'ils pensent (1) ; mais ils peuvent arriver à com-

(1) Le langage vocal des Chiens est cependant susceptible de perfectionnement, et les modifications qui s'y manifestent sous l'influence d'une sorte de civilisation, sont transmissibles par voie d'hérédité et peuvent aussi se perdre par les effets d'une longue désuétude.

L'emploi de l'aboiement comme moyen expressif paraît être chez ces Animaux une conséquence de notions acquises par suite de leur association avec l'espèce humaine, et doit être considérée comme une habitude devenue héréditaire plutôt que comme le résultat d'un instinct primordial. En effet, le Dingo, ou Chien australien dont l'éducation séculaire n'a été faite que par une race d'hommes restée dans un état d'incapacité mentale primitive, ne sait pas se servir de sons explosifs pour exciter l'attention de son maître ou de ses semblables; il se borne à grogner ou à hurler, comme le font les Chacals et les Loups, quoiqu'ils sont très hargneux (a).

Les Chiens esquimaux, sans être muets, n'aboient pas, mais leurs descendants mêlés aux Chiens ordinaires apprennent peu à peu à s'exprimer de la sorte (b). Ceux des chasseurs aborigènes du nord de l'Amérique n'aboient que très imparfaitement et fort peu (c). Enfin nos Chiens domestiques abandonnés à eux-mêmes dans des îles inhabitées perdent assez promptement l'habitude de produire des sons de ce genre, ainsi que cela a été constaté à l'île Juan Fernandez (d), à l'île Juan de Nova (e) et dans d'autres localités où les Chiens marrons sont devenus très nombreux (f).

Il est aussi à noter que plusieurs Chacals élevés depuis le jeune âge avec des Chiens, dans la ménagerie du Muséum, ont appris spontanément à aboyer comme ceux-ci (g).

J'ai amené très facilement un Chien

(a) Krefft, *The mammels of Australia*. Sydney, 1871.

(b) Le Chien des Esquimaux sur lequel F. Cuvier a publié des observations dans son grand ouvrage sur les *Mammifères* (t. II) aboyait un peu, mais c'était un métis de race pure et de chien de Terre-Neuve (Sabine, *Appendice to Parry's first voyage*, pl. CLXXXVI.

(c) Richardson, *Fauna Boreali Americana*, p. 80.

(d) Voy. Roulin, *Hist. nat. et souvenirs de voyage*, p. 65 et suiv. — Houzeau, *op. cit.*, t. II, p. 342.

(e) G. Clarke, *Notes in Nat. Hist.* (*Ann. and Mag. on Nat. Hist.*, 1845, t. XV, p. 140).

(f) Tilessius, *Naturgesh. des Eisfuches der Kaukasichen Schakals* (*Nova Acta And nat. curios.*, t. XI, p. 395).

(g) Isid. Geoffroy Saint-Hilaire, *Hist. nat. gén. des Règnes organiques* t. III, p. 114 (1862).

prendre au moins en partie notre langage, à attacher un sens précis à plusieurs des mots dont nous faisons usage et à régler leurs actions d'après les informations qu'ils obtiennent de la sorte; ils apprennent à interpréter ainsi la pensée de leur maître et à obéir à sa parole aussi bien qu'à ses gestes. Cette aptitude de leur esprit se manifeste même chez le Cheval, dont les facultés mentales sont d'ailleurs fort bornées (1) ; elle est plus grande chez l'Éléphant (2), mais c'est chez le Chien qu'elle est développée au plus haut degré. Les observateurs qui ont écrit sur les facultés de ces Animaux nous fournissent d'abondantes preuves de ce genre de compréhension chez beaucoup d'entre eux (3), et si de nouveaux faits étaient nécessaires pour justifier mon

à employer une sorte de gémissement lorsqu'il voulait me faire ouvrir la porte de mon cabinet, au lieu d'y gratter avec sa patte comme il avait l'habitude de le faire, et cet Animal a pu apprendre aussi à exprimer par un bruit particulier des sentiments joyeux lorsqu'il joue avec son maître ; mais je doute fort de l'exactitude des observations transmises à notre ancienne Académie des sciences par Leibniz, au sujet d'un Chien qui était dressé à imiter la parole humaine et qui, dit-on, prononçait d'une manière intelligible divers mots (a).

(1) Tous les Chevaux de nos charretiers apprennent facilement à comprendre la signification de plusieurs sons que leurs maîtres ont l'habitude de proférer quand ils veulent les arrêter ou les faire tourner, soit à droite, soit à gauche ; à cet effet ils

disent *Ho*, à *Dia* ou à *Hu*, et dans les cirques nous voyons souvent ces Animaux obéir à d'autres exclamations.

(2) Les Chiens de trait que les Esquimaux attellent à leurs traîneaux comprennent également bien des expressions analogues ; chacun de ces Animaux connaît très bien le nom qui lui est propre, et pour le stimuler dans sa course ainsi que pour le diriger il suffit de la parole de son maître (b).

(3) A ce sujet je citerai un Chien, nommé *Parade*, dont Toscan a parlé, en exagérant probablement beaucoup ses aptitudes (c).

Dureau de la Malle a enregistré aussi des exemples de Chiens dressés de manière à faire certaines choses dès qu'ils entendaient prononcer le mot correspondant (d).

(a) *Hist. de l'Acad. des sc.*, 1715, p. 3.
(b) Richardson, *Fauna Boreali Americana*, p. 77.
(c) Toscan, *L'ami de la nature*, p. 193 (an VIII).
(d) Dureau de la Malle, *op. cit.* (*Ann. des sc. nat.*, 1821, t. XXII, p. 408).

opinion à cet égard, il me serait facile d'en fournir dont la signification ne saurait être révoquée en doute ; car en ce moment une personne de ma famille possède un Caniche qui connaît le sens de beaucoup de mots, les distingue au milieu de phrases variées et exécute les ordres que son maître lui donne verbalement sans que celui-ci accompagne ses paroles d'aucun geste ou varie les inflexions de sa voix quand il veut communiquer à son Chien des instructions différentes (1). Mais il ne faut accueillir qu'avec beaucoup de réserve les récits que quelques auteurs nous font relativement à l'intelligence, en apparence merveilleuse, déployée dans certains exercices par les Chiens dits *savants*, car dans plus d'une circonstance j'ai pu constater que leur prétendu savoir consistait seulement à simuler des mouvements d'investigation et à s'arrêter devant un certain objet au moment où leur maître faisait entendre un bruit très léger qui passait inaperçu des spectateurs ordinaires (2).

(1) Ce Chien connaît très bien les noms de plusieurs personnes de ma famille ; non seulement il se rend auprès de celles que son maître lui désigne nominativement, mais dans plus d'une circonstance il a manifesté clairement qu'il associait à un nom en particulier l'idée de la personne à laquelle ce nom s'appliquait, lors même qu'elle n'était pas présente. Ainsi son maître, en lui parlant un jour d'un enfant qui l'aimait beaucoup et qui avait l'habitude de jouer avec lui, mais qui était absent de Paris depuis plusieurs mois, lui dit : « Où est Jean ? va le chercher. » On le vit monter à l'étage supérieur et se rendre à la chambre à coucher de son ami. Il comprend aussi parfaitement le sens des mots « ménagerie, promener, échelle », et plusieurs

autres expressions qui se rapportent à des objets sur lesquels son attention est souvent fixée.

M. Houzeau a constaté que plusieurs de ses Chiens comprenaient la signification des cris particuliers poussés par les Poules de sa basse-cour, quand ces Oiseaux étaient effrayés par l'approche d'un ennemi ; lorsque ce cri dénotait la présence d'un homme ou d'un quadrupède, ces gardiens vigilants s'élançaient au dehors pour protéger la volaille, mais le son n'en était pas tout à fait le même quand il était motivé par la vue d'un Oiseau de proie planant dans l'air, et les Chiens reconnaissant la différence, ne se dérangeaient pas (a).

(2) Leuret a fait mention de trois Chiens qui, il y a environ soixante ans,

(a) Houzeau, *Etudes sur les facultés mentales des Oiseaux*, t. II, p. 349.

§ 12. — En présence des divers faits que nous venons de Conclusions passer en revue, pouvons-nous affirmer que les Hommes soient les seuls Êtres animés capables de se communiquer mutuellement leurs pensées, d'avoir un langage intelligible pour leurs semblables et de pouvoir employer ce langage pour engager leurs compagnons à agir conformément à leurs désirs, à leurs volontés ou à leurs conseils? Je ne le pense pas. Notre langage est certainement beaucoup plus perfectionné qu'aucun des leurs; mais tant que ceux-ci ne seront pas compréhensibles pour nous, pouvons-nous être sûrs que la langue parlée par les peuples les moins avancés en civilisation soit notablement supérieure à la langue de certaines Bêtes, des Fourmis par exemple? J'en doute. Mais il me paraît évident que les moyens à l'aide desquels l'échange des idées peut s'effectuer sont incomparablement plus perfectibles chez l'Homme que chez aucun autre Être, et que

excitèrent à un haut degré l'admiration du public parisien par la manière dont ils répondaient à toutes sortes de questions en assemblant des cartes étalées à terre, et sur lesquelles étaient inscrites les différentes lettres de l'alphabet. On appelait l'un de ces Chiens savants *Munito* et les deux autres *Fido* et *Bianco*. Leuret fut témoin des prétendues preuves de savoir données par ces deux derniers, mais sans pouvoir découvrir l'existence d'aucun moyen de communication entre ces Animaux et leur maître ou toute autre personne, et il se contenta d'enregistrer les faits dont il avait été question (a). Il n'avait pas eu l'occasion d'observer Munito qui excellait également dans des exercices analogues, et passait

pour être de première force au jeu des dominos. Mais sous ce rapport j'ai été plus heureux que mon ancien confrère Leuret, car en jouant quelques parties avec ce Chien savant j'ai trouvé facilement l'explication de tout ce qu'il faisait; il se bornait à flairer successivement les dominos étalés devant lui et à pousser du museau celui devant lequel il se trouvait au moment où son maître, qu'il ne voyait pas, mais qui voyait le jeu et lui servait de guide, faisait entendre au moyen de mouvements exécuté savec ses ongles, un son tellement faible que ce bruit n'aurait été entendu que de Minuto si je n'avais pas été placé tout à côté de lui, et si je n'avais pas eu l'oreille très fine.

(a) Leuret et Gratiolet, *Anat. comp. du syst. nerveux*, t. I, p. 467.

c'est en partie au progrès de son langage qu'est dû le développement de son intelligence.

§ 13. — Lorsqu'on veut approfondir davantage l'étude des moyens de communication mentale dont l'Homme fait usage, on est conduit à se demander si l'emploi de la parole est la conséquence du fonctionnement d'une faculté mentale particulière ou d'un talent acquis, d'un art créé par l'intelligence. Quelques physiologistes considèrent cette aptitude comme étant due à l'existence d'un pouvoir psychique spécial développé par l'activité propre d'une portion déterminée du cerveau humain dont la désorganisation entraîne l'aphasie ou incapacité de parler. Je reviendrai sur cette opinion lorsque je traiterai de la localisation des fonctions mentales dans des parties diverses de l'encéphale; et ici je me bornerai à faire remarquer que le langage phonétique, pas plus que l'écriture et le dessin, n'est un talent inné, un don naturel; c'est une invention de l'intelligence développée, lentement perfectionnée par elle, variable et transmise de génération en génération, par voie d'enseignement et non par voie d'hérédité.

§ 14. — En résumant les conclusions partielles tirées successivement des nombreux faits dont l'étude nous a occupés dans les dernières leçons, nous voyons que sous le rapport des facultés mentales, comme sous le rapport des autres propriétés physiologiques de l'organisme des Êtres animés, il existe dans le Règne animal une multitude incalculable de différences de grandeur, de puissance, mais que rien d'essentiel ne sépare l'espèce humaine des espèces inférieures.

L'Homme ne possède aucune aptitude psychique fondamentale qui, à un moindre degré, ne se manifeste chez certaines Bêtes; celles-ci ont des instincts, des penchants, des sentiments, des passions, de l'entendement, de la rai-

Marginalia: Hypothèse relative à la localisation des facultés mentales dont dépend l'art de parler.

Marginalia: Résumé général.

son et de la volonté comme nous, mais chez eux les actes automatiques jouent un plus grand rôle, l'intelligence est plus faible, la raison a moins d'empire et le travail mental est toujours fort simple.

Il ressort également de cet examen comparatif que la distinction entre les actes automatiques déterminés par une disposition mentale innée, les actes dépendant d'habitudes acquises et les actes intentionnels, n'est pas aussi nette qu'on le suppose communément et que l'instinct est loin d'être invariable ; il peut être modifié sous l'influence des conditions dans lesquelles l'Être pensant se trouve placé, se développer ou s'éteindre, fonctionner seul ou s'associer à la raison, et donner ainsi des résultats différents à certains égards, tout en restant similaires en ce qu'ils ont d'essentiel.

Enfin, nous avons vu que des qualités mentales acquises par les individus, soit sous l'influence de leur expérience personnelle, soit en conséquence des instructions ou des exemples donnés par autrui, sont, jusqu'à un certain point, susceptibles de transmission héréditaire ; que, de la sorte, des instincts acquis peuvent se perpétuer dans une race et offrir, à la longue, tous les caractères des instincts originels ; mais que, dans l'état actuel de la science, rien ne nous autorise à croire que toutes les facultés de cet ordre soient nées de la sorte, et qu'aucune d'elles ne résulte d'une disposition primordiale de l'organisme analogue à celle dont dépend telle ou telle action nerveuse réflexe, soit excito-motrice, soit excito-mentale.

La perfectibilité intellectuelle et morale des races humaines est démontrée par les changements que la civilisation a amenés dans l'intelligence et dans les sentiments des hommes policés comparés aux hommes encore plongés dans un état de barbarie primitive. Dans les autres espèces zoologiques, les individus sont beaucoup moins aptes à profiter ainsi du progrès intellectuel accompli par les individus dont ils sont entourés ou dont ils descendent, mais ils paraissent ne pas en être incapables, et si le cadre assigné à mes leçons m'en laissait la liberté, je montrerais que les facultés mentales du Chien ont subi, sous l'influence de l'Homme, dont cet Animal est devenu le compagnon et l'associé, des modifications considérables et diverses ; mais l'examen de cette question spéciale m'entraînerait trop loin de l'objet principal de ce cours, et j'ai hâte de passer à l'étude de faits d'un autre ordre dont l'importance est plus grande.

CENT TRENTE-SEPTIÈME LEÇON

CONDITIONS ORGANIQUES ET PHYSIOLOGIQUES DONT DÉPEND LA PUISSANCE MEN-
TALE. — États alternatifs d'activité et de repos. — Influence de la circulation du sang sur l'activité cérébrale. — Relations de cette activité avec
le travail nutritif dont l'encéphale est le siège et avec les produits de ce
travail, tels que chaleur et matières excrémentitielles. — Du sommeil, des
rêves. — Somnambulisme, délire, etc.

§ 1. — Ayant passé en revue les principaux modes de manifestation de la puissance mentale des Êtres animés considérés d'une manière générale, il convient d'examiner quelles sont les conditions biologiques nécessaires à la réalisation des phénomènes de cet ordre ; quels sont les instruments à l'aide desquels le travail psychique s'accomplit, et quelles sont les relations entre le développement de ces organes et la grandeur des résultats obtenus par leur fonctionnement.

Conditions
nécessaires
pour
l'accomplis-
sement
du
travail
mental.

Nous avons vu, dans une précédente leçon, que chez les Animaux vertébrés supérieurs, l'activité physiologique du cerveau est indispensable à la manifestation de la puissance mentale, soit sous la forme de travail intellectuel, soit avec le caractère plus automatique propre aux instincts, aux sentiments affectifs et aux passions. Chez ces Êtres, ni le cervelet, ni les lobes optiques, ni la portion antérieure du cordon rachidien qui concourent aussi à former l'encéphale, ne jouent un rôle essentiel dans les actes de l'entendement, tandis qu'aucun de ces actes ne s'accomplit lorsque le cerveau proprement dit a été désorganisé ou enlevé (1). Nous avons con-

Rôle
du
cerveau.

_____

(1) Flourens, dans ses nombreuses expériences sur les effets de l'ablation de diverses parties de l'encéphale des Oiseaux et des Mammifères, n'a constaté la perte d'aucune faculté mentale ou d'aucun instinct lorsque le cerveau continuant à fonctionner, le cervelet ou les lobes opti-

XIV.

9

staté également que l'activité de cet appareil producteur ou transformateur de force est subordonnée à la réalisation du travail nutritif dont sa substance est le siège, et que ce travail à son tour est dépendant principalement de l'action exercée sur cette substance par le sang artériel. Enfin, que le cerveau, pour être apte à fonctionner de la sorte sous l'influence du liquide nourricier, doit être constitué d'une certaine manière et doit être vivant.

En effet, toute manifestation de la puissance mentale chez les Vertébrés supérieurs est subordonnée, non seulement à l'existence de la vie dans l'individu zoologique, ou en d'autres mots, de la vie générale de l'Être animé, mais à l'existence de la vie propre de l'encéphale, de ce que l'on peut appeler la vie locale, la vie particulière de cette partie du système nerveux, et cette vie locale ne saurait exister à moins que la substance constitutive de cet instrument physiologique ne réunisse certaines conditions de structure et de composition chimique, conditions sur lesquelles nous n'avons d'ailleurs que des connaissances très incomplètes.

Chez les Animaux inférieurs, les facultés psychiques ne sont pas localisées de la sorte; elles peuvent s'exercer à l'aide d'autres instruments et ne pas faire complètement défaut, même dans des organismes où le développement de la puissance nerveuse n'est pas lié à l'activité fonctionnelle d'une partie du corps de l'animal plutôt que de toute autre partie. Mais, ainsi que nous le verrons bientôt, le degré de perfection des résultats fournis par le travail mental

ques avaient été mis hors de service (a), et les conclusions qu'il a tirées de ses recherches relativement à la localisation de ces facultés dans les lobes ou hémisphères cérébraux des Vertébrés supérieurs sont en accord avec tout ce que nous savons d'ailleurs sur les fonctions de l'encéphale.

(a) Flourens, *Recherch. expérimentales sur les propriétés et les fonctions du système nerveux*, p. 35 et suiv. (1824).

est lié à la spécialisation des agents qui y prennent part et à la diversité des aptitudes de ces différents ouvriers coopérateurs.

En ce moment, je ne m'occuperai pas des relations qui peuvent exister entre la conformation des organes de la pensée et le mode de fonctionnement de ces instruments physiologiques ; mais, prenant mes exemples dans l'embranchement des Vertébrés, j'examinerai quelles sont les conditions nécessaires à la manifestation de la puissance mentale chez les Êtres animés les plus parfaits.

§ 2. — Des faits nombreux prouvent que chez les Vertébrés supérieurs toute manifestation de la puissance mentale est liée à l'accomplissement du travail nutritif dont le cerveau est le siège, et que ce travail est, en partie, dépendant de la combustion physiologique locale entretenue par l'oxygène dont le sang artériel est chargé. Dans la première partie de ce cours, nous avons vu que la circulation du sang dans l'encéphale est indispensable au maintien de l'activité fonctionnelle de cette partie du système nerveux, et que le sang veineux n'est pas apte à exercer sur elle cette influence (1) ; il faut que ce soit du sang vermeil, c'est-à-dire du sang riche en oxygène libre ou faiblement uni aux globules rouges et capable, par conséquent, d'alimenter la combustion respiratoire qui a lieu dans la substance cérébrale (2).

Relations entre l'activité du cerveau et sa nutrition.

___

(1) Les effets de l'hémorrhagie sur les facultés mentales sont démonstratifs à cet égard, et le fait de la suspension de ces facultés par l'interruption de la respiration prouve que le sang veineux ne suffit pas à leur entretien. Je rappellerai également comme preuve de cette insuffisance les expériences de Bichat sur les effets produits par la substitution du sang noir au sang vermeil dans la circulation encéphalique (a).

(2) Les belles expériences de Legallois sur la moelle épinière (b)

(a) Voy. tome I, p. 361.
(b) Voy. tome XIII, p. 79.

L'activité mentale est aussi en rapport avec l'activité de

avaient conduit ce physiologiste à penser que si l'on pouvait maintenir la circulation du sang artériel dans la tête d'un Animal décapité, les fonctions mentales ne seraient pas abolies par le fait de la décollation (a). Or, la justesse de ces vues a été démontrée récemment par M. Brown-Séquard. Ayant décapité un Chien et ayant laissé deux minutes s'écouler après la cessation de tout indice d'excitabilité, cet expérimentateur injecta dans les quatre artères encéphaliques du sang chargé d'oxygène, et au bout de quelques minutes, il vit les mouvements en apparence volontaires se rétablir dans les yeux et les autres parties de la face. M. Brown-Séquard prolongea l'expérience pendant un quart d'heure, et lorsqu'il suspendit cette circulation artificielle tous ces mouvements cessèrent et furent remplacés par des convulsions précédant de peu la mort (b).

La nécessité de l'irrigation physiologique du cerveau pour l'exercice des facultés mentales a été prouvée aussi au moyen d'expériences dans lesquelles le cours du sang artériel vers cet organe a été incomplètement interrompu par la ligature des quatre artères de la tête : les deux carotides et les deux artères vertébrales. Astley Cooper fut le premier à pratiquer cette expérience. Lors même que l'arrivée du sang dans l'encéphale n'est pas complètement empêchée par suite des communications anastomotiques existantes entre les artères thyroïdiennes supérieures et inférieures, cette opération détermine de l'insensibilité et des effets analogues à ceux qui sont produits par l'intoxication alcoolique (c).

J'ajouterai que l'influence de la circulation locale sur le travail mental a été très nettement démontrée par des expériences dans lesquelles cette circulation a été interrompue en oblitérant les vaisseaux capillaires du cerveau au moyen de matières pulvérulentes très fines et inertes (telles que de la poudre de lycopode) injectées dans les artères encéphaliques (d).

Néanmoins l'arrêt du mouvement circulatoire n'abolit pas immédiatement tout travail psychique dans le cerveau ; M. Schiff a constaté des indices de ce genre d'activité après l'arrêt du cours du sang dans l'encéphale (e), et les faits constatés par ce physiologiste me conduisent à penser que les phénomènes chimiques, physiques et physiologiques

(a) Legallois, *Expér. sur le principe de la vie* (*Œuvres*, t. 1, p. 131).
(b) Brown-Séquard, *Recherches expérimentales sur les propriétés physiologiques du sang noir et du sang rouge* (*Journal de physiologie*, 1856, t. I, p. 119).
(c) Astley Cooper, *Some experiments and observations on tying the carotid and vertebral arteries* (*Guy's Hospital Reports*, 1836, t. I, p. 457).
— Voy. aussi à ce sujet : Ehrmann, *Rech. sur l'anémie cérébrale*, 1858, et *Des effets produits sur l'encéphale par l'oblitération des vaisseaux artériels*, 1860.
(d) Vulpian, *Leçons sur la physiologie du système nerveux*, p. 455.
(e) Schiff, *Recherches sur l'échauffement des nerfs et des centres nerveux à la suite des irritations sensorielles et sensitives* (*Archives de physiologie*, 1870, t. III, p. 457).

la circulation dont l'encéphale est le siège (1). Cela est mis en évidence par beaucoup de faits, et il y a même lieu de croire que le premier de ces deux phénomènes est souvent la principale cause du second (2). Nous savons que les actions nerveuses vaso-motrices peuvent déterminer, d'une part, la dilatation des vaisseaux capillaires et l'hyper-hémie ou l'augmentation de la quantité de sang en circula-tion dans un organe, d'autre part, la contraction de ces canaux nourriciers et, comme conséquence de ce resser-rement, un état d'anémie locale. Or, la diminution de l'activité de l'irrigation physiologique est au nombre des causes susceptibles de produire l'affaiblissement ou même la suspension des facultés mentales, comme cela se voit pen-dant le sommeil, et les circonstances qui déterminent l'accélération de la circulation, soit générale, soit encépha-

dont résultent les manifestations de la puissance mentale peuvent être produits par l'action du plasma fourni à la substance nerveuse par le sang emmagasiné, pour ainsi dire, dans ce tissu, mais ne s'y trouvant qu'en trop petite quantité pour alimenter pendant longtemps ce travail local.

(1) Ainsi que nous l'avons vu précédemment (a), les artères qui portent le sang à l'encéphale de l'Homme et des autres Vertébrés su-périeurs sont au nombre de deux paires : les artères carotides internes et les artères vertébrales. Elles sont très grosses. Les veines de l'encé-phale débouchent dans de grands réservoirs appelés sinus de la dure-mère (b). La quantité de sang en circulation dans l'encéphale est très considérable.

(2) Je dis souvent et non toujours, parce que chez les Insectes où des variations analogues dans l'activité mentale se manifestent, l'irrigation physiologique est effectuée de manière à impliquer la non-existence de chan-gements de ce genre dans l'état physique des conduits sanguinifères. M. Carpenter a présenté des consi-dérations intéressantes sur le rôle probable de l'état des capillaires sanguins dans l'activité fonctionnelle du cerveau ; il y attribue avec raison une grande importance, mais il n'a apporté aucun fait nouveau à l'appui de cette opinion (c). Je dois ajouter aussi que l'hyperhémie du cerveau, lorsqu'elle dépasse certaines limites, constitue un état pathologique sou-vent très grave, mais dont je n'ai pas à m'occuper ici.

(a) Voy. tome III, p. 531 et suiv.
(b) Voy. tome III, p. 582.
(c) Carpenter, *Principles of mental physiology*, p. 382, 710, etc.

lique en particulier, tendent ordinairement à activer le travail cérébral (1).

(1) Quelques auteurs ont pensé qu'à raison de la clôture complète de la cavité crânienne et de l'inflexibilité de ses parois après l'ossification des fontanelles, la quantité de sang contenue dans les vaisseaux du cerveau devait être constante (a); mais cette opinion n'est pas fondée. Il est vrai que cette cavité est toujours pleine, mais la quantité de liquide céphalo-rachidien qui s'y trouve (b) peut varier notablement et établir ainsi une compensation lorsque le volume du sang contenu dans les vaisseaux cérébraux augmente ou diminue (c).

Il est aussi à noter que le degré de réplétion des sinus de la dure-mère et des troncs veineux situés dans l'intérieur de la boîte crânienne, sous le cerveau, est également susceptible de variations, et que ces changements peuvent contre-balancer des différences dans la capacité des vaisseaux intrinsèques de cet organe. Du reste, quel que soit le procédé de compensation qui rend ces changements possibles, leur existence a été mise en évidence par beaucoup d'observations et d'expériences, telles que les suivantes, dues à M. Donders.

Ce physiologiste, ayant, à l'aide du trépan, pratiqué une fenêtre à la voûte crânienne d'un Animal vivant, rétablit la clôture de la cavité sous-jacente au moyen d'une plaque de verre hermétiquement ajustée, et il constata alors de visu des changements considérables dans le calibre des vaisseaux sanguins de la pie-mère sous l'influence des mouvements respiratoires et autres causes analogues (d). Des expériences semblables ont été faites par plusieurs physiologistes et ont fourni des résultats du même ordre (e).

L'étude de la circulation encéphalique et des variations que peuvent éprouver les vaisseaux sanguins du cerveau se lie d'une manière étroite à celle des mouvements de cet organe produits par le jeu de la pompe thoracique, et depuis la pu-

(a) Voy. tome XI, p. 236.

(b) Monro, On the Brain, etc., p. 45 (1797).

— Killie, An account, etc., with some reflexions on the pathology of the Brain (Transact. of the medico-chirurg. Soc. of Edinburg, 1824, t. I, p. 86).

— Abercrombie, Observ. on apoplexy (Edinb. med. and surg. Journal, vol. XIV).

(c) Les déplacements du liquide céphalo-rachidien (voy. t. XI, p. 236) ont été étudiés expérimentalement par plusieurs physiologistes dont les travaux sont très bien analysés dans une publication récente de M. Salathé (Rech. sur les mouvements du cerveau et sur le mécanisme de la circulation dans le centre nerveux (1877).

(d) Donders, Die Bisseyungen des Gehirns (Nederland. Lancet, 1850).

(e) Kussmaul et Tenner, Untersuch. über Ursprung und Wesen der fallsuchtartigen Zuckungen bei der Verblutung, sowie der Fallsucht überhaupt (Moleschott, Untersuch. zur naturlehre des menschen und der Thiere, t. III, 1857).

— J. Ermann, Rech. sur l'anémie cérébrale, thèse. Strasbourg, 1858, p. 9.

— A. Müller, Die Mechanick des Blutcirculates im innern des Schädels (Allem. Zeisschr. für Psych., 1860, t. XVII).

Il est également à noter que l'excitation artificielle de la couche corticale du cerveau dont résultent les actions nerveuses excito-motrices étudiées par M. Ferrier (1), provoque

blication du volume dans lequel j'ai parlé de ces phénomènes (a), divers travaux qui touchent au sujet dont je m'occupe ici ont été publiés sur ce point. La variabilité du calibre des vaisseaux du cerveau a été mieux démontrée et mieux expliquée en tenant compte des mouvements du liquide céphalo-rachidien, et l'on a constaté que l'état de la circulation peut déterminer des changements très notables dans le volume du cerveau.

On sait par les expériences récentes de M. F. Franck sur la circulation dans les membres, que l'état de réplétion ou de vacuité relative des vaisseaux sanguins d'un organe détermine des différences considérables dans son volume (b). Or, des changements analogues et attribuables à la même cause ont été constatés dans le cerveau humain, chez des malades où une portion de cet organe était à découvert par suite de lésions de la boîte crânienne, et dans des cas de ce genre la turgescence peut être provoquée par le travail mental (c). Pour la déterminer, il suffit parfois de faire exécuter au malade un petit calcul de

tête. Du reste, les mouvements généraux de l'encéphale qui sont produits par la poussée du sang dans les vaisseaux intracrâniens, et le gonflement ou la dépression du cerveau qui résulte de la même cause, dépendent des mouvements respiratoires beaucoup plus que de l'état tonique des parois des vaisseaux capillaires de cet organe, et les phénomènes dont il est ici question sont beaucoup plus complexes qu'on ne serait porté à le supposer au premier abord. M. Salathé vient de publier un travail important sur ce sujet (d).

J'ajouterai que M. Duret a fait récemment une étude très approfondie du mode de distribution des vaisseaux sanguins dans les différentes parties de l'encéphale, et que cet anatomiste s'est appliqué à la détermination des limites de ce qu'il appelle le territoire de chacune des branches terminales des artères du cerveau, chose qui doit avoir beaucoup d'influence sur les effets physiologiques produits par des changements de calibre dans ces divers conduits irrigatoires (e).

(1) Voyez tome XIII, p. 234.

(a) Voy. tome IV, p. 340 et suiv. (1859).
(b) Giacomini et Mosso, *Étude graphique des mouvements du cerveau* (*Comptes rendus de l'Acad. des sc.*, 1877, t. LXXXIV, p. 41).
— Bressard et F. Franck, *Inscription des mouvements d'expansion et de rétraction du cerveau, chez une femme présentant une vaste perte de substance du pariétal gauche* (*Physiol. expérim.*, travaux du laboratoire de M. Marey, 1877, t. III, p. 137).
(c) Franck, *Du volume des organes dans ses rapports avec la circulation du sang* (Marey, *Physiologie expérimentale*. Laboratoire, 1876, t. II, p. 1).
(d) Salathé, *Rech. sur les mouvements du cerveau*, 1877 (Thèse Faculté de médecine, Paris).
(e) Duret, *Recherches anatomiques sur la circulation dans l'encéphale* (*Archives de physiologie*, 1874, 2e série, t. I, p. 69, etc.).

en même temps dans la partie de l'encéphale mise en action un état d'hyperhémie (1), et que des changements dans l'état des petits vaisseaux sanguins logés dans la substance cérébrale peuvent être déterminés par l'activité fonctionnelle des organes nerveux producteurs des forces vaso-motrices (2).

Dégagement de chaleur qui accompagne le travail mental. L'action du sang sur l'encéphale y cause un dégagement de chaleur, et l'élévation de la température locale qui en résulte augmente quand l'esprit travaille (3). Cette relation entre l'activité mentale et la température du cerveau a été même constatée à l'extérieur de la tête à l'aide d'instruments thermo-électriques d'une grande sensibilité (4).

(1) L'afflux du sang vers la partie du cerveau excitée de la sorte peut devenir très considérable (a).

(2) La contraction des vaisseaux sanguins encéphaliques peut être déterminée par l'excitation galvanique du système nerveux ganglionnaire dans la région cervicale (b).

(3) Le dégagement de chaleur pendant le passage du sang dans l'encéphale a été démontré par des expériences de Claude Bernard. Ce physiologiste a constaté que chez le Chien le sang est plus chaud en sortant des sinus de la dure-mère qu'en arrivant à la tête, et que la différence augmente lorsqu'on excite les fonctions du cerveau (c).

M. Schiff a fait des expériences galvanométriques directes sur la température du cerveau à l'état de repos et sous l'influence des excitations sensorielles. Il a trouvé que ces excitations ne détermineraient aucune variation dans la température locale du cervelet; mais qu'elles étaient suivies d'un dégagement de chaleur dans certaines parties des hémisphères cérébraux (d).

(4) Un appareil thermo-électrique particulier inventé par M. Lombard (e) lui a permis de constater

(a) Ferrier, *Experimental researches on cerebral physiology and pathology*, p. 5 (extrait du *West-riding Lunatic assylum*, t. III).

— Carpenter, *Mental physiology*, p. 381.

(b) Waller, *Mém. sur le syst. nerveux* (*Comptes rendus de l'Acad. des sc.*, 1853, t. XXXVI, p. 378).

— Callenfels, *Ueber den Einfluss der vasomotorrschen Nerven auf den Kreislauf und die Temperatur* (*Zeitschr. für ration. Med.*, 1853, série 2, t. VII).

— Nothnagel, *Des nerfs vaso-moteurs des vaisseaux du cerveau* (*Gazette hebdomadaire de méd.*, 1867, p. 750).

— Vulpian, *Leçons sur l'appareil vaso-moteur*, t. I, p. 109.

(c) C. Bernard, *Leçons sur la chaleur animale*, p. 164 (1876).

(d) Schiff, *Recherches sur l'échauffement des nerfs et des centres nerveux* (*Archives de physiologie*, 1870, t. III, p. 5, et suiv.).

(e) J. S. Lombard, *Description d'un nouvel appareil thermo-électrique pour l'étude de la chaleur animale* (*Arch. de physiol.*, 1868, t. I, p. 498).

La substance constitutive du cerveau est riche en matières organiques combustibles, telles que des corps gras,

des variations très faibles de la température de la tête. Il a trouvé que cette température s'élevait toutes les fois que le sujet étant dans un état de repos mental, l'attention de celui-ci était éveillée par un bruit, la vue d'un objet ou toute autre cause semblable ; qu'un travail intellectuel très actif déterminait une élévation plus considérable, mais toujours inférieure à un vingtième de degré centigrade ; que le même phénomène se produit sous l'influence d'une émotion ou pendant la lecture d'une chose très intéressante ; enfin que cette production de chaleur ne dépend ni de changements dans les mouvements du cœur ni de contractions musculaires (a).

M. Broca est arrivé à des résultats analogues, et il a observé comparativement la température des parties de la tête correspondantes, soit aux deux hémisphères du cerveau, soit aux différents lobes d'un même hémisphère. Il a constaté ainsi des inégalités très notables ; enfin il a vu que sous l'influence du travail mental nécessité pour la lecture à haute voix, la température céphalique s'élève de presque un demi-degré (b).

Mais je dois ajouter que, d'après diverses expériences faites par M. Schiff, les variations thermométriques observées ainsi à l'extérieur de la tête dépendraient en grande partie de changements dans l'état de la circulation capillaire locale de la peau ; car des phénomènes analogues constatés expérimentalement sur divers Mammifères cessèrent d'être appréciables lorsque ce physiologiste opérait sur des Animaux dont il avait coupé préalablement les nerfs vaso-moteurs de cette partie du système cutané (c).

Plus récemment M. Lombard a publié de nouvelles observations thermométriques sur le même sujet ; elles tendent aussi à mettre en évidence l'existence d'une relation entre l'activité mentale et le développement de chaleur dans le cerveau, et j'aurai bientôt à y revenir (d). Enfin, il résulte des expériences de M. Mendel que chez les Animaux la température intérieure du crâne comparée à celle du rectum s'élève notablement sous l'influence de l'alcoolisme et s'abaisse lors de l'intoxication par le chloroforme, le chloral ou la morphine (e).

(a) J. S. Lombard, Experiments on the relation of Heat to mental work (New-York medical Journal, 1877). — Expér. sur l'influence du travail intellectuel sur la température de la tête (Arch. de physiol., 1868, t. I, p. 670).

(b) Broca, Sur la thermométrie cérébrale (Revue scientifique, 1877, t. XIII, p. 257).

(c) Schiff, Recherches sur l'échauffement des nerfs et des centres nerveux à la suite des irritations sensorielles et sensitives (Archives de physiologie, 1870, t. III, p. 461).

(d) J. S. Lombard, Experimental researches on the temperature of the head (Proceed. of the Royal Society, 1878, t. XVII, p. 167 et p. 454).

(e) Mendel, Die Temperatur die Skädelhähle in normalen und pathologischen Zustande (Archiv für pathologischen Anatomie, 1870, t. L, p. 12).

et d'après des recherches chimiques qui ont été faites récemment sur des aliénés et qui paraissent être dignes de confiance, la proportion de ces corps serait en général notablement au-dessous de la moyenne chez les malades atteints d'idiotie et de quelques autres affections mentales dénotant de l'inertie intellectuelle générale ou partielle (1).

Actions chimiques.

Des relations non moins remarquables paraissent exister entre le degré d'activité desorganes de la pensée et la quantité de divers produits excrémentitiels du travail nutritif, notamment des matières urinaires (2).

(1) M. Marcé a trouvé aussi que chez les aliénés la proportion d'eau contenue dans la substance cérébrale est plus grande que [d'ordinaire (a), et M. Addisson a [constaté la même particularité, ainsi qu'une diminution notable des matières grasses dans l'hémisphère malade chez des hémiplégiques; mais il n'a reconnu aucune relation entre l'état mental et la proportion des matières grasses phosphorées du cerveau.

(2) D'après des recherches expérimentales faites récemment par M. Byasson sur la composition de l'urine pendant le repos de l'esprit et pendant l'activité mentale, ce physiologiste considère comme démontré, non seulement que la production des matières excrémentitielles due à la combustion respiratoire locale est augmentée par tout travail intellectuel comme par tout travail musculaire, mais que la nature de ces produits varie suivant que c'est l'appareil moteur ou le cerveau qui fonctionne. L'exercice de l'activité mentale, dit-il, s'accompagne de la production plus abondante et de l'apparition simultanée dans les urines d'urée, de phosphates et de sulfates, tandis que l'activité musculaire coïncide avec une production plus abondante d'acide urique aussi bien que d'urée (b).

L'existence d'une grande quantité de phosphates alcalins dans l'urine de plusieurs malades atteints d'affections aiguës du cerveau ou d'autres parties du système nerveux avait été constatée par Prout, par Bence Jones et par quelques autres pathologistes (c), mais il n'en est pas toujours ainsi (d).

Je rappellerai aussi à ce sujet que

(a) Marcé, *De l'œdème du cerveau* (Gaz. hebdom. de méd., 1859, t. VI, p. 658. — Potin, art. CERVEAU (Dict. encyclop. des sc. méd., t. XIV, p. 218).

(b) Byasson, *Essai sur la relation qui existe, à l'état physiologique, entre l'activité cérébrale et la composition des urines* (Journ. d'anat. et de physiol. de Robin, 1869, p. 557).

(c) Bence Jones, *Contributions to the chemestry of the urine* (Phil. Trans., 1846, p. 449).

— Milner, cité par Durham (op. cit., Guy's Hospital Reports, 1860, série 3, t. VI, p. 159).

(d) Mendel, *Die Phosphosäure im urin von Gehirn Kranken* (Archiv für Psychiatrie, 1872, t. III, p. 636).

La nature des substances introduites dans le cerveau par le liquide nourricier en circulation dans les vaisseaux irrigateurs de cet appareil influe puissamment sur les opérations de l'esprit, et par l'action locale de ces agents le travail mental peut être excité, ralenti, arrêté ou troublé et dévié de sa direction normale. Il y a des poisons de l'intelligence (1) comme il y a des poisons dont l'action s'exerce de préférence sur les foyers d'action excito-motrice situés dans la moelle épinière ou sur certains conducteurs de la force nerveuse, et il y a lieu de penser que dans la plupart des cas les phénomènes psychiques produits sous leur influence sont causés par des modifications locales résultant de leur contact avec la substance constitutive du cerveau (2).

d'après les analyses faites par Couerbe la quantité de matières phosphorées contenues dans la substance cérébrale serait plus grande chez les aliénés que chez les personnes à l'état normal, et serait au-dessous de la moyenne chez les idiots ainsi que chez les Animaux ; mais les expériences faites par ce chimiste paraissent avoir été trop peu nombreuses pour légitimer les conclusions qu'il en tira (a).

(1) M. Ch. Richet a publié récemment sur ce sujet un écrit intéressant (b).

(2) Flourens fut le premier à étudier expérimentalement et avec précision l'action spéciale de certains poisons sur les diverses parties du système nerveux. Il conclut de ses recherches que chez les Moineaux et autres petits Oiseaux, l'opium administré à une dose déterminée n'exerce aucune influence appréciable sur les diverses parties du système nerveux, à l'exception des lobes cérébraux, mais que cette substance toxique produit sur ces organes les mêmes effets que les lésions mécaniques, et laisse sur eux des traces visibles de son action, notamment de la rougeur ou même des extravasations sanguines (c).

Plus récemment, Claude Bernard, par ses belles expériences sur les propriétés des anesthésiques et des stupéfiants, est arrivé à des résultats plus significatifs au sujet de l'action directe de ces agents chimiques sur la substance constitutive de diverses

(a) Dumas, *Rapport sur un mémoire de M. Couerbe relatif au cerveau considéré sous le point de vue chimique* (Ann. des sc. nat., 2ᵉ série, t. II, p. 251).

(b) Ch. Richet, *Les poisons de l'intelligence*, 1877.

(c) Flourens, *Recherches physiques touchant l'action déterminée ou spécifique de certaines substances sur certaines parties du cerveau*, 1823 (Rech. expér. sur le syst. nerv., 1824, p. 242).

Enfin la congestion du cerveau, en entravant l'activité de cet appareil ou en y mettant fin, trouble ou anéantit la puissance mentale comme le fait l'arrêt du travail nutritif causé par le manque de fluide nourricier ou par la désorganisation de la substance cérébrale. J'en ai fourni maintes preuves dans plusieurs des leçons précédentes, et c'est probablement à cause du ralentissement déterminé dans le

parties du système nerveux et sur la diversité des effets physiologiques de cette action, suivant les parties atteintes (a). Ainsi il a constaté qu'une anesthésie locale peut être déterminée par le contact du chloroforme avec la partie terminale des nerfs sensitifs, mais que ce contact n'est pas nécessaire pour qu'il y ait perte temporaire de la sensibilité générale ; ce phénomène est produit par l'arrivée du sang chargé de l'anesthésique dans les vaisseaux irrigateurs du cerveau, lors même que ce liquide ne circule pas dans les autres parties de l'organisme. Dans ce dernier cas, les nerfs sensitifs des membres postérieurs, par exemple, conservent leur excitabilité et leurs propriétés conductrices ; mais les impressions qu'ils transmettent à l'encéphale ne donnent pas naissance à des sensations, parce que le cerveau est devenu incapable de les percevoir, et que la transformation de ces excitations en idées n'a plus lieu. La démonstration de ces faits a pu être donnée avec une grande précision par des expériences faites sur des Grenouilles, et les conclusions que Claude Bernard en a tirées ont été

ensuite étendues aux Vertébrés supérieurs.

Les expériences de ce grand physiologiste sur la morphine et d'autres alcaloïdes contenus dans l'opium ont fourni des résultats qui tendent également à mettre en évidence l'action locale de ces substances sur le cerveau ou même sur des parties très circonscrites de l'encéphale, action qui peut être excitante ou arrestative, suivant la nature de ces agents ou suivant les conditions dans lesquelles leur influence s'exerce. Ainsi, parmi ces alcaloïdes, la thébaïne, la papavérine et la narcotine déterminent des convulsions et agissent par conséquent comme stimulants sur les foyers nerveux excito-moteurs, tandis que la narcine, la morphine et la codéine sont des soporifiques, et ralentissent ou arrêtent le fonctionnement de l'appareil mental, soit directement, soit après avoir agi comme excitants. La narcotine peut laisser subsister la sensibilité tout en déterminant des actions excito-motrices et en causant promptement la mort, à raison probablement de son action sur les foyers nerveux situés dans la moelle allongée.

(a) Cl. Bernard, *Recherches expérimentales sur l'opium et ses alcaloïdes (Comptes rendus de l'Acad. des sc.*, 1864, t. LIX, p. 406). — *Leçons sur les anesthésiques et sur l'asphyxie*, 1875, p. 99 et suiv.

travail nutritif du système nerveux par le froid, que l'abaissement de la température porté à un certain degré dispose au sommeil et peut devenir une cause de léthargie, état dans lequel les facultés mentales sont suspendues, et la puissance nerveuse excito-motrice considérablement réduite.

§ 3. — Il est aussi à noter que la diminution ou même la cessation temporaire du travail mental peut être la conséquence de deux états physiologiques très différents, mais que beaucoup d'auteurs confondent : d'un état dans lequel le cerveau devient incapable de développer la puissance dont ce travail dépend, ou d'un état dans lequel la production de cette force continue, bien que son emploi soit suspendu. Le premier est une sorte de torpeur appelée dans le langage médical *coma* ou *carus;* c'est un état pathologique dont l'organisme ne saurait profiter; le second qui constitue le sommeil normal est, au contraire, un état réparateur durant lequel la réserve dynamique se reconstitue, les pertes occasionnées par une dépense plus grande que la production sont réparées, et l'organisme, devenu à certains égards inactif par épuisement, redevient apte à remplir ses fonctions normales (1). Sous ce rapport, le travail mental exécuté par le cerveau ressemble au travail vital dont résultent les décharges électriques d'une Torpille ou d'un Gymnote, la contraction musculaire ou le travail excito-moteur effectué par la moelle épinière; il ne saurait être continu. A toute période d'activité plus ou moins prolongée doit succéder

Suspension du travail mental.

_____

(1) Le sommeil, ainsi que le font remarquer MM. Littré et Robin, doit être considéré comme réparant les forces, non pas, à proprement parler, par le fait du repos, mais par suite de la prédominance de l'assimilation sur la désassimilation, qui rétablit l'état moléculaire des éléments anatomiques, la constitution intime de la substance organisée telle qu'elle était avant la fatigue (a).

(a) Littré et Robin, *Dict. de méd.*, etc. (art. SOMMEIL), p. 1429 (édit. de 1873).

une période de repos partiel dont la durée est proportionnée à la grandeur de la dépense de force faite pendant l'état de veille (1).

Ce phénomène psychique est très général ; on l'observe chez des animaux des plus inférieurs et même chez certaines plantes, aussi bien que chez tous les Vertébrés ; mais la différence entre l'Être animé qui dort et celui qui veille est d'autant plus considérable que les facultés mentales sont plus développées, et c'est surtout dans l'espèce humaine que son étude offre de l'importance. Là beaucoup de physiologistes habiles s'en sont occupés très attentivement ; ses caractères ont été bien observés, et cependant on ne sait que peu de chose concernant sa nature et ses causes immédiates. C'est évidemment une chose plus complexe qu'elle ne paraît l'être au premier abord, et les phénomènes qui l'accompagnent souvent sont de nature à jeter d'utiles lumières sur ce que l'on pourrait appeler le mécanisme du travail mental. Le genre d'activité psychique dont résultent l'assoupissement, les rêves, le somnambulisme, l'extase, le délire et les différentes espèces de folie, sont pour le physiologiste indispensables à étudier, et, comme nous allons le voir, beaucoup de faits observables lorsque l'organisme est dans ces divers états tendent à faire penser que différentes opérations de l'esprit sont jusqu'à un certain point indépendantes les unes des autres et dues au fonctionnement d'instruments physiologiques distincts.

Sommeil.   § 4. — Le sommeil normal (2) consiste principalement

---

(1) La loi de l'intermittence de toute action nerveuse a été mise en évidence par Bichat vers le commencement du siècle actuel (a).

(2) Je dis « sommeil normal » parce qu'il y a aussi un sommeil particulier dans lequel l'incapacité temporaire de certaines parties de l'ap-

(a) Bichat, *Rech. sur la vie et la mort* (*Anatomie générale et Rech. physiologiques*, édit. de 1820, t. I, p. 26).

en une diminution considérable de l'excitabilité sensorielle, de l'intelligence, de la raison et de la puissance volition- nelle. Ainsi que chacun le sait, le sommeil peut être léger ou profond. Dans le premier cas, les relations entre le *conscient*, le *moi*, et le monde extérieur sont plus difficiles à établir que dans l'état de veille ; les actions nerveuses réflexes, de même que les actions nerveuses excito-motrices spontanées, continuent d'avoir lieu à peu près comme dans ce dernier état (1), mais le pouvoir de penser et de juger s'affaiblit, l'intellection devient même impossible, et les impressions produites sur l'organisme par les excitants exté- rieurs agissent moins fortement sur l'esprit et restent ina- perçus, à moins d'avoir assez de force ou de nouveauté pour déterminer le réveil (2). Néanmoins, les communi-

pareil mental coïncide avec un degré d'activité anormale dans d'autres par- ties du même appareil, ainsi que cela se voit souvent chez les somnam- bules dont j'aurai bientôt à parler.

(1) Ainsi, non seulement les mou- vements du cœur, de l'appareil res- piratoire, etc., continuent à peu près comme dans l'état de veille, quoique plus ou moins ralentis (*a*) ; mais la pupille demeure très con- tractée et les yeux sont dirigés obli- quement en haut et en dedans, comme dans la syncope, position qui est due à la contraction des muscles grands obliques, lesquels, à leur tour, sont sous l'empire des nerfs pathéti- ques (*b*). Cela implique la persis- tance de l'activité fonctionnelle de la portion de la moelle allongée où ces nerfs prennent naissance.

(2) Les habitudes mentales ont une grande influence sur les effets produits sur une personne endormie par des excitations sensoriales diver- ses, quoique d'égale intensité ; les stimulants, toutes choses égales d'ailleurs, déterminent le réveil d'au- tant plus facilement qu'ils sont moins attendus, plus nouveaux et de nature à faire naître des pensées auxquelles, dans l'état de veille, le dormeur attache plus d'intérêt. J'ai déjà eu l'occasion d'en donner des preuves en parlant de l'influence de l'habi- tude sur l'attention (*c*) ; mais il ne me paraît pas inutile de citer ici quelques autres faits propres à met- tre cette vérité en évidence. Chacun a pu constater par son expérience personnelle, que d'ordinaire le som- meil n'est pas interrompu par un bruit de médiocre intensité qui se répète souvent et auquel on ne s'in-

(*a*) Voy. tome IV, p. 74, et tome II, p. 483.]
(*b*) Voy. tome XII, p. 122.
(*c*) Voy. tome XIII, p. 402.

cations nerveuses entre l'appareil mental et le reste de l'organisme ne sont jamais complètement interrompues; ce ne sont pas les récepteurs des excitations sensorielles ni les conducteurs centripètes de ces impressions qui sont devenues inaptes à fonctionner (1); c'est essentiellement le percepteur conscient de ces impressions qui a perdu temporairement son excitabilité, et lorsque le sommeil est profond, l'isolement du *moi* devient presque complet; mais chez l'Être animé qui dort, le travail mental n'est pas nécessairement suspendu en totalité et le *moi* peut avoir conscience des résultats que ce travail fournit. Cela a lieu dans les rêves; les opérations de l'esprit s'effectuent alors indé-

téresse pas, tandis qu'un autre son, sans être plus fort, peut déterminer le réveil quand on n'y est pas habitué. Un coup de canon tiré au lever du soleil à bord d'un navire de guerre éveillera en sursaut un passager nouvellement embarqué; mais l'effet produit sur lui par ce bruit assourdissant diminue de jour en jour, et bientôt ne troublera plus son sommeil, tandis que pour les hommes de l'équipage, appelés ainsi au travail, ce signal conservera toute son efficacité. M. Carpenter cite aussi l'exemple d'une personne qui se réveillait facilement lorsque son nom était prononcé à proximité de son oreille, mais restait endormie lorsque d'autres sons, même beaucoup plus intenses, frappaient son oreille (*a*).

(1) L'excitabilité des nerfs sensoriels peut être plus ou moins affaiblie par l'invasion du sommeil, mais ce n'est pas à raison de cette circonstance que les communications du *moi* avec le monde extérieur sont

interrompues. Ainsi l'appareil auditif du dormeur continue à être impressionné par les sons et à transmettre ces excitations au cerveau; seulement elles n'attirent plus l'attention et passent inaperçues; on en a la preuve par les effets que produit souvent, dans les cas de ce genre, la cessation brusque d'un bruit monotone, changement qui détermine fréquemment le réveil et qui ne produirait rien si pendant le sommeil les nerfs auditifs étaient inexcitables. Il en est de même pour la vue; l'assoupissement qui précède le sommeil complet n'empêche pas la lumière d'agir sur la rétine ou la rétine de transmettre des excitations au cerveau, mais l'intelligence ne comprend plus la signification des images formées dans l'œil, celles-ci deviennent confuses et cessent bientôt d'agir sur les centres nerveux dont l'activité fonctionnelle est nécessaire à l'exercice de la perceptivité consciente.

(*a*) Carpenter, art. SLEEP (*Cyclopædia of Anatomy and Physiology*, t. IV, p. 683 et suiv.).

pendamment de la volonté, elles font naître des pensées, et ces pensées laissent dans la mémoire des traces plus ou moins durables. Il y a même lieu de croire que, pendant le sommeil normal mais partiel, le travail mental rationnel peut avoir lieu automatiquement d'une manière inconsciente et fournir ainsi des résultats d'un ordre élevé (1). Cela

(1) Ce que j'ai dit précédemment de l'influence de l'habitude sur la production des actions nerveuses excito-motrices (a) est applicable aussi au travail mental, qui, dans certaines circonstances, devient presque automatique. En revenant à l'esprit, une idée qui a été associée à une autre idée tend à la faire réapparaître, et plus cette association a été forte, moins l'intervention de l'intellect est nécessaire pour que la manifestation de l'une détermine automatiquement la manifestation de l'autre. Une opération mentale, qui d'abord était essentiellement rationnelle, peut de la sorte être effectuée d'une manière inconsciente. La plupart des conséquences que nous tirons d'impressions qui ne sont pas nouvelles sont déduites sans le secours du raisonnement, parce que, dans notre estime, ce sont des résultats déjà acquis et utilisables sans examen. Souvent le cerveau du mathématicien travaille d'une façon analogue lorsque celui-ci effectue des calculs algébriques, et l'on conçoit que des phénomènes psychiques même très complexes puissent être pro-

duits de la sorte sans fixer l'attention de celui qui les produit.

Pendant le sommeil, lorsque la volonté, le jugement et les facultés sensorielles sont endormis, la conscience, la mémoire, la concaténation des idées et l'imagination peuvent être en action, ainsi que cela se voit dans les rêves, et opérer même avec plus de rapidité et de force que dans l'état de veille, car dans ce dernier cas le *moi* reçoit du dehors d'autres impressions et l'attention n'est pas concentrée uniquement sur ce qui se passe dans une partie de l'appareil mental.

Quelques physiologistes, Leibnitz et Jouffroy par exemple, soutiennent que l'âme ne cesse jamais de penser (b), diverses personnes ayant fait, étant endormies, des inventions, des calculs ou des poèmes remarquables (c); mais je n'accorde que peu de confiance aux récits sur lesquels ils se fondent, et il me paraît probable que dans la plupart des cas cités comme des exemples d'un travail mental considérable, sensé et pas seulement de caractère imaginatif, exécuté pendant le sommeil, les opérations de l'esprit dont

(a) Voy. tome XIII, p. 402 et 452.
(b) Voy. Cabanis, *Rapports du physique et du moral de l'Homme*, t. II, p. 395.
— Burdach, *Traité de physiologie*, t. V, p. 212 et 226.
— Maury, *Le sommeil et les rêves*, p. 175.
(c) Leibnitz, *Nouveaux essais sur l'entendement humain* (Opera philosophica, p. 223 et suiv.)
— Jouffroy, *Mélanges philosophiques*, t. I, p. 118 et suiv. (1832).

est loin d'être démontré, mais me paraît très probable, et même dans l'état de veille, les habitudes de l'esprit ainsi que l'imagination peuvent, à l'insu de la personne qui agit, exercer sur ses actions une influence directrice analogue à celle qui est déterminée par la volonté. Des expériences de M. Chevreul sur les faits observables chez les hommes qui croient pouvoir découvrir une source souterraine en employant ce que l'on a appelé la baguette divinatoire et sur d'autres phénomènes psychiques analogues le montrent clairement (1).

Quoi qu'il en soit à cet égard, lorsque le sommeil devient profond, toute manifestation extérieure de la puissance mentale cesse, mais l'aptitude à exécuter le travail nerveux dont résulte la faculté de sentir, de penser et de vouloir continue,

il est question ont en réalité eu lieu entre deux sommes, pendant que les sens étaient encore engourdis, tandis que les organes cérébraux à l'aide desquels l'imagination s'exerce étaient au contraire en pleine activité (a). Du reste, je ne vois pas comment on pourrait prouver que le travail d'idéation n'est pas interrompu lorsqu'il ne se manifeste d'aucune manière, mais cette activité continue me paraît très improbable et serait en désaccord avec le mode général de fonctionnement des organes de la vie de relation.

(1) L'influence inconsciente qu'une idée préconçue est susceptible d'exercer sur les mouvements volontaires a été très bien mise en évidence par les effets que l'interruption des impressions visuelles produit sur divers phénomènes de ce genre (b). Plusieurs physiciens s'en sont occupés expérimentalement à l'occasion de la prétendue action de la pensée ou de forces occultes sur les mouvements accomplis par des objets inanimés, tels que le pendule explorateur et les tables dites tournantes (c).

(a) Parmi les auteurs qui ont traité du travail mental latent ou inconscient je citerai particulièrement :
— Carpenter, *Dreaming* (*Cyclop. of anat. and Physiol.*, t. IV, p. 687). —*Principles of mental Physiology*, chapter XIII (1874).
— W. Hamilton, *Lectures on metaphysics*, t. I, p. 310 et suiv. (1859).
— Stuart Mill, *Examination of sir W. Hamilton's Philosophy*, chap. XV.
— Ireland, *Can unconscious cerebration be proved* (*Journ. of medical science*, 1875).
(b) Chevreul, *Lettre à M. Ampère sur une certaine classe de mouvements musculaires* (*Revue des deux mondes*, 1833, t. XVII, p. 258). — *De la baguette divinatoire*, 1854.
(c) Faraday, *On Table-Mouving* (*Atheneum*, July 1853, 801).

car cette aptitude, diminuée ou suspendue par la fatigue résultant d'un exercice trop prolongé ou trop fort, est rétablie par l'effet du repos.

§ 5. — Ces différences dans le caractère du sommeil normal ne résultent donc pas seulement du ralentissement plus ou moins grand d'un seul et même travail, mais semblent être la conséquence de l'extension de l'état de repos fonctionnel à des agents ou à des organes divers. Les phénomènes se présentent comme si une influence sédative envahissait progressivement des parties du système nerveux dont les propriétés psychiques seraient différentes et, en premier lieu, réduirait ainsi à l'inactivité l'organe dont le jeu est nécessaire au développement de la force nerveuse qui donne à l'Être animé la faculté de raisonner, de comprendre et de sentir; puis arrêterait dans l'accomplissement de ses fonctions l'organe producteur de la force volitionnelle; enfin suspendrait le travail effectué dans les organes de la pensée tout en laissant subsister dans chacun de ces instruments à l'état latent les propriétés dont dépend leur aptitude à agir lorsqu'ils y sont sollicités par leurs stimulants ordinaires (1).

Certaines parties de l'appareil cérébral peuvent être endormies pendant que d'autres sont en action.

(1) Bichat a bien compris la possibilité du sommeil partiel ou local de certaines parties de l'organisme, ayant lieu pendant que d'autres parties seraient à l'état de veille, c'est-à-dire demeureraient aptes à fonctionner (a). Mais ce qu'il dit de cet arrêt du travail effectué par les organes des sens doit être appliqué aux centres nerveux, dans lesquels les excitations produites dans ces organes sont transmises au cerveau par l'intermédiaire des nerfs. Si le dormeur cesse successivement d'entendre, de voir et de jouir du sens du toucher, ce n'est pas parce que l'œil, l'oreille ou la peau deviennent inaptes à éprouver les modifications que la lumière, les vibrations sonores ou le contact des corps tangibles y déterminent, mais parce que les impressions produites de la sorte sur les parties périphériques du système nerveux ne trouvent pas en arrivant à l'encéphale les organes percepteurs en état d'entrer en action sous leur influence. Je ne prétends pas que la fatigue ne puisse avoir sur les nerfs sensitifs une influence sédative; nous en avons eu des preuves en étudiant le mode

(a) Bichat, *Recherches physiologiques sur la vie et la mort* (Œuvres, t. 1, p. 27)

Le besoin de sommeil ne résulte pas seulement de la dépense de force occasionnée par le travail mental ; il est aussi une conséquence ordinaire du fonctionnement prolongé des organes de la sensibilité, et il se manifeste d'une manière encore plus impérieuse à la suite de tout grand déploiement de la force excitatrice qui met en jeu le système musculaire ; tous ces genres d'activité sont plus ou moins solidaires entre eux et semblent être dépendants d'une puissance nerveuse commune, accumulable pendant ce repos mental et susceptible d'être appliquée à des usages divers, à mettre en mouvement, soit les agents excito-moteurs ou les agents sensitifs, soit les instruments de la pensée ; aussi dans le jeune âge l'emploi de la puissance nerveuse pour la production de la chaleur animale, pour le développement de la force musculaire et l'entretien du travail trophique étant beaucoup plus considérable que chez l'adulte, et surtout que chez les vieillards, la fatigue causée par l'activité mentale se manifeste plus tôt, et il faut plus de sommeil qu'à un âge avancé (1).

d'action de la lumière sur la rétine (a), mais les phénomènes déterminés ainsi sont de minime importance, comparés à ceux dont le cerveau est le siège dans les cas de ce genre.

(1) En général, les enfants dorment d'autant plus qu'ils sont plus jeunes, et avant la naissance, un état très analogue au sommeil est presque continuel ; le fœtus se réveille de temps à autre et exécute alors dans le sein de sa mère quelques mouvements qui paraissent offrir le caractère d'actes volitionnels, mais d'ordinaire, il semble être endormi, et très probablement son cerveau n'est

pas encore apte à effectuer aucune espèce de travail intellectuel.

A toutes les époques de la vie, chez les individus de même espèce, le besoin d'un sommeil réparateur est d'autant plus grand que la puissance productrice de l'économie animale est moindre ; ainsi les convalescents qui ont été affaiblis par une maladie grave dorment beaucoup, et en général, l'Homme, après avoir fait une grande dépense de force, soit musculaire, soit mentale, dort profondément, à moins que la fatigue n'ait déterminé dans son système nerveux un état pathologi-

(a) Voy. tome XII, p. 382 et suiv.

On remarque aussi que l'Homme, Être dont l'activité mentale est incomparablement plus grande que celles d'aucun autre Animal, a besoin de plus de sommeil que la plupart de ceux-ci (1).

Le repos musculaire, ainsi que la tranquillité de l'esprit sont des conditions favorables à l'établissement de l'état du cerveau dont dépend le sommeil; celui-ci, pour être complet, nécessite même une position telle qu'aucun déploiement de force ne soit nécessaire pour le maintien de l'équilibre; aussi les Êtres animés qui se disposent à dormir se placent-ils de façon à n'avoir besoin de contracter aucun muscle locomoteur (2). Cependant, le sommeil n'est pas incompatible avec la persistance de mouvements volontaires exécutés automatiquement.

La volonté n'est pas sans influence sur le sommeil; elle peut souvent lutter victorieusement contre l'envahissement de cette espèce d'incapacité temporaire des centres nerveux de la vie animale; mais c'est à la condition que le besoin de repos mental ne soit pas très grand, car dans le cas contraire, on ne parvient que rarement à s'en affranchir pendant un

Conditions qui influent sur le sommeil.

---

que de nature à causer l'insomnie.

Il est aussi à noter que l'habitude a beaucoup d'influence sur la grandeur de ce besoin, ainsi que sur la périodicité de son retour.

(1) Ainsi le Cheval et l'Éléphant ne dorment que très peu.

(2) Cette condition se trouve réalisée quand le corps est étendu sur une base de sustentation solide (a); aussi presque tous les Êtres animés qui vivent à terre se couchent-ils pour dormir, et les Animaux na-

geurs à respiration aérienne qui dorment sur l'eau, sont ceux dont le corps, à raison de la graisse ou des gaz logés dans son intérieur, flotte à la surface du liquide sans qu'ils aient besoin d'exécuter aucun mouvement natatoire (b). Beaucoup d'Oiseaux dorment perchés sur une branche d'arbre ou debout sur une seule patte; mais alors ce support est organisé de façon à demeurer tendu sans l'intervention d'aucune action musculaire (c).

(a) Voy. tome XI, p. 14.
(b) Par exemple, les Pélicans et autres Oiseaux de haute mer. Voy. tome XI, p. 73.
(c) Voy. tome XI, p. 151.

laps de temps notable (1). Parfois elle est capable d'en fixer d'avance la durée, pouvoir que la physiologie n'explique pas (2), et chez quelques personnes elle peut aussi en déterminer l'arrivée (3), mais l'action directe qu'elle est susceptible d'exercer en ce sens est en général très faible.

L'absence d'excitations sensorielles et d'excitations mentales, comme chacun le sait, favorise l'établissement de l'état physiologique particulier dont résulte le sommeil (4), et des effets analogues peuvent être produits par des agents physiques ou chimiques aptes à ralentir la combustion

(1) Dans beaucoup de circonstances, le besoin de sommeil devient tellement impérieux, que l'Homme ne peut y résister, malgré le désir qu'il peut avoir de rester éveillé. Les faits de ce genre sont si généralement connus, qu'il me paraît inutile d'en citer des exemples.

(2) Ainsi, il arrive souvent qu'une personne, voulant être debout à une heure déterminée, dorme très bien jusqu'à ce moment, mais se réveille alors spontanément.

(3) A cet égard, les aptitudes individuelles varient beaucoup ; le célèbre physiologiste J. Müller nous dit qu'il pouvait à volonté s'endormir très promptement (a), tandis que d'autres personnes, sans éprouver de la douleur, sont parfois sujettes à des insomnies qu'aucun effort de volonté ne peut vaincre.

(4) Ainsi l'obscurité et le calme de la nuit prédisposent en général au sommeil, car la lumière, de même que le bruit excitent fortement le système nerveux. La monotonie des sons et l'ennui, quelle qu'en soit la cause, agissent sur nous d'une manière analogue, et j'incline à penser que si les Animaux nocturnes dorment le jour tandis qu'ils veillent la nuit, c'est en grande partie parce qu'en raison du mode de conformation de leurs yeux (b), ils sont incapables de distinguer entre elles les impressions visuelles produites sur leur rétine par une lumière vive qui les éblouit, et qu'au contraire ils voient très bien la nuit.

L'action soporifique de l'obscurité sur la plupart des Oiseaux est très marquée; non seulement le sommeil les gagne d'ordinaire dès que le soleil descend au-dessous de l'horizon, mais parfois aussi au milieu du jour, lorsqu'il survient une éclipse. On peut à volonté produire sur eux le même effet en les plongeant dans l'obscurité, et lorsque le jour commence à poindre, ils se réveillent presque tous. Quelques espèces sont encore plus matinales, et l'on remarque une grande régularité dans les heures auxquelles ces Animaux commencent à chanter. Des obser-

(a) J. Müller, *Manuel de physiologie*, t. II, p. 549.
(b) Voy. tome XII, p. 414 et suiv.

respiratoire qui s'opère dans la profondeur de toutes les parties vivantes de l'organisme : un froid intense par exemple (1).

§ 6. — L'insuffisance de l'irrigation nutritive de l'encéphale provoque aussi le sommeil, tandis qu'au contraire l'accélération de la circulation peut suffire pour l'éloigner, et le repos fonctionnel du cerveau qui le caractérise essentiellement est attribué par beaucoup d'expérimentateurs modernes à un resserrement des vaisseaux sanguins de cette partie du système nerveux, phénomène qui peut résulter de l'activité fonctionnelle de certaines parties de l'appareil nerveux vaso-moteur (2) ou d'un arrêt dans l'activité des nerfs vaso-dilatateurs (3), et qui, dans diverses circonstances, paraît effectivement se produire dans les capillaires encéphaliques. Suivant d'autres physiologistes, le sommeil serait causé par la réplétion de ces vaisseaux et le ralentissement du cours du sang dans la substance du cerveau que cette congestion amènerait; enfin, quelques auteurs l'attribuent à une accumulation de certains

Influence de la circulation sur le sommeil.

vations intéressantes sur la périodicité du réveil de divers Oiseaux et sur les circonstances qui sont susceptibles de la modifier, ont été faites par Dureau de la Malle et par plusieurs autres naturalistes (a).

(1) Dans une autre partie de ce cours, nous avons vu que chez beaucoup d'Animaux à sang froid, ainsi que chez les Mammifères dits hibernants, le froid détermine un ralentissement progressif de toutes les fonctions, dont résulte un état de léthargie de plus en plus profonde,

et que ce sommeil peut durer sans interruption pendant plusieurs mois (b).

L'influence assoupissante qu'un froid intense exerce sur l'Homme est bien connue depuis longtemps et l'on a eu fréquemment l'occasion de constater que les effets nuisibles produits ainsi sur l'économie augmentent beaucoup lorsque le sommeil survient dans ces circonstances. Des faits de ce genre sont donc inutiles à citer ici.

(2) Voy. tome XIII, p. 264.
(3) Voy. tome XIII, p. 268.

(a) Dureau de la Malle, *Observations sur les heures du réveil et du chant de quelques Oiseaux diurnes* (Ann. des sc. nat., 1848, 3e série, t. X, p. 115).
— Lécuyer, *Langage et chant des Oiseaux* (Revue des Sociétés savantes, 1877, 3e série, t, XI, p. 108).
(b) Voy. tome VIII, p. 59 et suiv.

produits locaux qui agiraient sur le cerveau à la manière des narcotiques, et qui, durant l'état de veille, seraient emportés ou détruits moins rapidement qu'ils ne sont formés, tandis que pendant le repos mental le lavage irrigatoire incessant en enlèverait des quantités plus grandes que celles fournies par le travail nutritif.

Toutes ces choses peuvent en effet déterminer de l'assoupissement en ralentissant ou en arrêtant même le développement de la force nerveuse dans l'appareil dont l'activité fonctionnelle se manifeste par l'exercice des facultés mentales ; mais cet assoupissement n'est pas toujours de même nature, il ne constitue pas toujours le sommeil proprement dit, ou en d'autres mots un état dans lequel l'excitabilité étant diminuée, ainsi que l'aptitude de l'agent conscient à mettre en jeu les foyers excito-moteurs ou d'autres appareils analogues, sans que le travail dont résulte le développement de la nervosité soit affecté de la même manière, la recette dynamique dépasse la dépense et la réserve de force se reconstitue. Ce genre de repos réparateur ne paraît pouvoir être causé ni par une congestion cérébrale, ni par l'espèce d'intoxication locale dont je viens de parler, et j'incline à croire qu'il dépend d'une diminution temporaire du calibre des petits vaisseaux nourriciers de la partie de l'encéphale qui s'endort, mais cela n'est pas encore complètement démontré.

Diverses observations faites sur des personnes dont la boîte crânienne avait été ouverte par accident ou à l'aide du trépan, et quelques expériences pratiquées sur des Chiens ou sur des Lapins sont favorables à cette opinion. Ainsi, dans des circonstances de ce genre, il a été constaté plus d'une fois que la surface du cerveau s'abaisse pendant le sommeil, et que cet organe paraît se gonfler lors du réveil (1). Or, nous

(1) L'affaissement de l'encéphale pendant le sommeil a été observé par Blumenbach chez un jeune homme dont la boîte crânienne avait été lar-

savons que le volume des organes varie suivant l'état de vacuité ou de plénitude de leurs vaisseaux sanguins (1) et par
conséquent ces changements dans l'état du cerveau sont
considérés par la plupart des physiologistes comme indi-
quant que, pendant le sommeil, l'encéphale reçoit moins de
sang que dans les circonstances où d'ordinaire il y a activité
mentale. Il est vrai que ces phénomènes sont susceptibles
d'une autre interprétation et pourraient dépendre des mouvements du cerveau déterminés par le jeu de la pompe thoracique ou par les contractions du cœur (2). Par conséquent,
ils ne suffisent pas pour prouver que la quantité de sang
reçue par le cerveau diminue pendant le sommeil; mais les
conclusions tirées de ces faits ont été corroborées par beaucoup d'observations directes sur le calibre des vaisseaux
cérébraux, non seulement chez divers Animaux dont le crâne
avait été ouvert, mais aussi chez l'Homme. Dans plus d'une
circonstance on a pu constater que pendant le sommeil
normal le cerveau pâlit et que ses vaisseaux irrigatoires sont
resserrés, tandis qu'au réveil une teinte rosée s'y répand,
les voies circulatoires s'y élargissent, et la quantité de sang
artériel en mouvement dans sa substance augmente évidemment (3).

gement ouverte, et cet auteur en argua
pour établir que la cause prochaine
du sommeil est une diminution dans
la quantité du sang qui se porte au
cerveau (a).

Des changements analogues dans
la position de la surface du cerveau
furent observés aussi en 1821, à
Montpellier, chez une femme dont la
boîte crânienne était restée ouverte

sur une étendue considérable à la
suite d'une fracture (b).

(1) Voy. ci-dessus, p. 135.
(2) Voy. tome IV, p. 311.
(3) Parmi les faits de cet ordre
constatés expérimentalement, je citerai en premier lieu ceux dont nous
devons la connaissance à M. Durham.

Ayant anesthésié un Chien par le
chloroforme, ce physiologiste en-

(a) Blumenbach, *Institutions physiologiques*, traduites par Pugnet, p. 111, note 2,
et p. 168 (1797).
(b) Voy. Dendy, *The philosophy of mystery*, p. 283.

J'ajouterai que parfois le sommeil peut être déterminé à

leva au moyen du trépan une rondelle de la portion pariétale du crâne, puis il incisa la dure-mère de manière à mettre à découvert la surface du cerveau dans le point correspondant à l'espèce de fenêtre pratiquée de la sorte, et il constata que les vaisseaux sanguins de l'encéphale étaient distendus par du sang noir; mais à mesure que les effets de l'anesthésique se dissipèrent, l'Animal parut dormir d'une manière de plus en plus naturelle et en même temps des changements correspondants se manifestèrent dans l'aspect du cerveau. La surface de cet organe devint pâle, et s'abaissa au-dessous du niveau des bords de l'ouverture de la boîte crânienne; les veines cessèrent de paraître gonflées, et quelques petits vaisseaux contenant du sang vermeil devinrent visibles, tandis que d'autres artérioles remplies précédemment de sang noir disparurent presque complètement. Après un certain temps de repos, l'Animal se réveilla, et à ce moment une légère teinte rose apparut à la surface du cerveau, et cet organe remonta contre les bords de la fenêtre crânienne. A mesure que l'Animal fut plus excité la pie-mère de cette partie du cerveau devint de plus en plus rouge; d'innombrables vaisseaux qui étaient invisibles pendant le sommeil s'y montrèrent, et le sang parut y circuler rapidement; enfin la différence de teinte entre les artérioles et les veines devint très marquée. Le Chien se mit à manger, puis il s'endormit de

nouveau, et parut jouir d'un sommeil tranquille; or, le cerveau redevint alors pâle comme durant la période de repos précédente, et les vaisseaux sanguins observés à la loupe ou même au microscope parurent reprendre le calibre qu'ils avaient à ce moment. M. Durham constata les mêmes changements alternatifs dans l'aspect de la surface du cerveau pendant l'état de veille et l'état de sommeil lorsque cette surface, au lieu d'être exposée à l'air, était recouverte d'une lame de verre mise dans l'ouverture faite par le trépan. Enfin cette expérience, pratiquée sur divers Animaux, donna toujours des résultats similaires, mais elle réussit mieux sur les Chiens que sur les autres Mammifères (a).

D'autres observations et expériences faites par Hammond viennent à l'appui des conclusions tirées des recherches de Durham, et montrent que dans la période d'excitation déterminée par les anesthésiques, il y a dans le cerveau hyperhémie ou même congestion, tandis que l'établissement d'un sommeil semblable au sommeil normal est accompagné d'une diminution du calibre des vaisseaux encéphaliques. Les observations que cet auteur a eu l'occasion de faire sur un Homme dont les parois du crâne avaient été détruites dans une très grande étendue et dont la portion correspondante du cerveau n'était recouverte que par le cuir chevelu, ne furent pas très significatives (b); mais les expériences qu'il

(a) Durham, *The physiology of sleep* (*Guy's Hospital Reports*, 1860, série 3, t. VI, p. 153).

(b) Hammond, *On Wakefulness with an introductory chapter on the physiology of sleep*, p. 28 (1866). — *Sleep and its derangements.*

volonté par un certain degré de compression exercée sur les artères carotides près de leur entrée dans le crâne (1).

pratiqua sur des Chiens donnèrent des résultats très nets (a). Les observations de Schröder van der Kolk sont également favorables à l'opinion énoncée ci-dessus (b).

J'ajouterai que Claude Bernard n'hésite pas à affirmer que dans les expériences faites sur des Animaux trépanés, le cerveau paraît toujours plus pâle pendant le sommeil normal que pendant l'état de veille (c).

M. Ch. Richet considère les faits cités ci-dessus comme étant peu démonstratifs (d); mais je ne saurais partager son opinion à ce sujet.

Je ne parle pas ici des conclusions relatives à l'état des vaisseaux sanguins du cerveau déduites de l'état des vaisseaux du même ordre dans l'intérieur du globe oculaire, parce que rien ne prouve que les actions nerveuses vaso-motrices dont résultent la constriction ou la dilatation des vaisseaux de la rétine ou de l'iris exercent une influence analogue sur les vaisseaux propres du cerveau. Je me bornerai à ajouter que l'état des vaisseaux du globe oculaire pendant

le sommeil a été récemment l'objet d'études intéressantes. On a souvent remarqué que la pupille est alors contractée et qu'elle se dilate au moment du réveil. Il a été constaté aussi que le rétrécissement de cette fenêtre oculaire se manifeste toutes les fois que, par suite de la position déclive de la tête, il y a congestion dans cette partie de l'organisme (e), et que la même contraction accompagne la suspension de la sensibilité générale déterminée par les anesthésiques.

Quelques auteurs en ont inféré que pendant le sommeil il y avait aussi pléthore dans les vaisseaux cérébraux (f); mais cette conclusion n'est pas justifiée.

(1) Un médecin anglais, M. Fleming, a publié sur ce sujet quelques observations intéressantes. En comprimant sous les doigts les deux artères carotides près de la base du crâne, il a pu déterminer à volonté et presque instantanément un sommeil profond accompagné de rêves et d'une légère pâleur de la face. Lorsqu'il comprimait en même temps

(a) Hammond, *op. cit.*, p. 19 et suiv., p. 29.
(b) Schröder van der Kolk, *Pathol. und Ther. der Gesteskr.*, 1865, p. 55.
(c) Cl. Bernard, *Des fonctions du cerveau* (*Revue des deux mondes*, 1872, t. XCVIII, p. 379).
(d) Ch. Richet, *Structure des circonvolutions cérébrales*, p. 89 et suiv. (Thèse d'agrégation, 1878).
(e) Brown-Séquard, *Expériences prouvant qu'un simple afflux de sang à la tête peut être suivi d'effets semblables à ceux de la section du nerf grand sympathique au cou* (*Comptes rendus de l'Acad. des sc.*, 1854, t. XXXVIII, p. 117).
— Burrows, *Cerebral circulation.* — Cappie, *The causation of sleep.* 1872.
— Regard, *Sur l'équilibre des liquides dans la cavité crânienne : application au sommeil.* Thèse Paris, 1876.
(f) Langlet, *Étude critique sur quelques points de la physiologie du sommeil*, p. 35 (1872).

En me fondant sur cet ensemble de faits, j'incline donc à croire que le sommeil normal résulte d'un certain degré d'anémie cérébrale, et cette opinion est aussi celle de la plupart des physiologistes (1) ; mais, ainsi que le fait remarquer M. Vulpian, il existe encore de l'incertitude au sujet de la cause immédiate de ce genre de repos mental, et je conviens qu'il est souvent très difficile, ou même impossible, de distinguer entre le sommeil proprement dit et l'assoupissement plus ou moins profond, mais non complet, dû à un état opposé de la circulation encéphalique, savoir la congestion.

Les auteurs qui attribuent le sommeil normal à un état de réplétion des vaisseaux sanguins du cerveau et au ralentissement du courant circulatoire local résultant de l'élargissement de ces canaux (2), se fondent principalement sur les signes de congestion encéphalique observés ordinairement lors de la suspension des facultés mentales par l'action des anesthésiques ou des narcotiques (3) ; mais l'état d'iner-

les veines jugulaires, ces effets étaient moins faciles à produire (a).

Cette expérience a été répétée par M. Hammond et a donné des résultats analogues. Sur des Chiens et sur des Lapins les effets de la compression des carotides sont à peu près les mêmes, mais si l'obstacle au cours du sang est maintenu pendant plusieurs minutes, il en résulte des mouvements convulsifs (b).

(1) Parmi les auteurs qui, à la suite de Durham et des autres expérimentateurs dont je viens de parler, ont adopté cette hypothèse, je citerai particulièrement M. J. Ermann au-

quel on doit un travail très estimable sur les relations qui existent entre l'état de sommeil ou de veille et l'état des vaisseaux sanguins de l'encéphale (c).

(2) Les anciens supposaient que le sommeil était causé par une pression exercée sur la base du cerveau par les vaisseaux veineux de cette région et plus particulièrement par le confluent des sinus de la dure-mère auquel, pour cette raison, on a donné le nom de *pressoir d'Héro-phile* (d).

(3) Quelques physiologistes, qui attribuent le sommeil à une grande

(a) Fleming, *Notes on the induction of sleep and anesthesia by compression of the carotids (British und foreign med. chir. Review*, 1855, t. I, p. 529).

(b) Hammond, *op. cit.*

(c) Ermann, *Recherches sur l'anémie cérébrale*. Thèse Strasbourg, 1858.

(d) Voy. tome III, p. 584.

tie déterminé par ces agents, tout en ressemblant au sommeil sous divers rapports, en diffère beaucoup, car pendant sa durée, le développement de la force nerveuse ne continue pas dans le cerveau, et la réserve dynamique ne s'y reconstitue pas; le sommeil proprement dit est un repos réparateur; la torpeur est un repos improductif, une inaptitude temporaire du cerveau à fonctionner comme producteur de nervosité sous une forme quelconque, et si cette incapacité pathologique résulte d'un excès de réplétion des vaisseaux cérébraux, on n'en saurait conclure que le sommeil normal soit produit par la même cause (1).

Quant à l'hypothèse de l'arrêt du travail mental par l'action que les matières excrémentitielles résultant de ce même

réplétion des vaisseaux sanguins du cerveau, ont cherché à expliquer par cette hypothèse l'influence assoupissante qu'exerce sur l'Homme le froid externe; l'abaissement de la température de la peau et des autres parties superficielles de l'organisme y détermine le rétrécissement du système vasculaire, et le sang en circulation ne pouvant plus passer librement dans ces conduits, se porte en plus grande quantité vers les organes intérieurs, ce qui détermine une augmentation de la pression exercée par ce liquide sur les parois du système vasculaire (a). Il paraît fort probable que, sous l'influence du froid, des phénomènes de cet ordre peuvent être produits dans l'encéphale, comme on les voit se manifester dans les poumons chez les jeunes Oiseaux qui se refroidissent (b); mais la torpeur qui en pourrait résulter me semblerait être assimilable au coma produit par les congestions cérébrales, plutôt qu'au sommeil normal et réparateur des forces nerveuses.

(1) C'est principalement à raison de cette différence essentielle entre le sommeil normal et l'espèce de sommeil pathologique déterminée par les anesthésiques ou par les narcotiques que la plupart des observations faites sur l'état des vaisseaux sanguins du cerveau chez des personnes où cet organe se trouvait à découvert ne jettent que peu de lumière sur la question dont nous nous occupons ici. M. Langlet a discuté d'une manière très judicieuse la signification de la plupart des faits dont divers auteurs ont argué pour soutenir que le sommeil est produit par une sorte de congestion cérébrale, et il a montré leur peu de valeur (op. cit.).

(a) Carpenter, op. cit. (Cyclop. of Anat. and Physiol., t. IV, p. 682).
(b) Flourens, Observ. sur quelques maladies des Oiseaux (Ann. des sc. nat., 1829, t. XVIII).

travail exercerait sur le cerveau (1), elle paraît au premier abord très plausible, et nous manquons de faits pour la juger; mais si le rétablissement des aptitudes psychiques du cerveau était une conséquence de la résorption de ces substances sédatives, le réveil semblerait devoir toujours se produire très graduellement et non d'une manière brusque, ainsi que cela a lieu d'ordinaire (2). La rapidité avec laquelle ce changement s'opère s'expliquerait plus facilement si le

(1) Dans cette hypothèse, le sommeil normal résulterait, comme le sommeil déterminé par les narcotiques, de l'action chimique d'une matière particulière sur la substance constitutive de certaines parties du système nerveux, action qui modifierait la constitution moléculaire de cette substance, et la rendrait incapable de remplir ses fonctions physiologiques; de même que le réveil serait une conséquence de l'élimination de cet agent stupéfiant par le lavage local opéré par le courant circulatoire et de l'excrétion finale de la matière en question par les organes sécrétoires. Claude Bernard interprète de la sorte le mécanisme de l'action anesthésique du chloroforme sur les nerfs et la cessation de cette action après que le sang non seulement cesse de fournir à la substance nerveuse de nouvelles quantités de cette matière, mais au contraire en reprend dans le tissu anesthésié (a). Néanmoins, s'il fallait chercher dans des actions chimiques l'explication de l'inaptitude temporaire du cerveau à remplir ses fonctions ordinaires lorsque le sommeil se déclare, j'inclinerais plutôt à supposer que ce temps de repos est amené par l'épuisement de quelque produit du travail nutritif effectué dans le foyer nerveux, produit qui serait comparable au *protagon*, dont la proportion contenue dans le tissu des nerfs paraît baisser sous l'influence de l'activité fonctionnelle de ces parties (b). Mais, ainsi que je viens de le faire remarquer, la rapidité avec laquelle le réveil a lieu d'ordinaire rend les suppositions de cet ordre peu probables.

(2) M. Carpenter, qui attribue à des différences dans le mode de circulation du sang dans le cerveau résultant d'actions nerveuses vasomotrices, le passage de l'état de sommeil à l'état de veille, ou *vice versa*, argue aussi de la rapidité avec laquelle ces changements psychiques s'effectuent souvent et particulièrement dans les cas pathologiques désignés sous le nom de *coma hystérique*. On a vu parfois le malade s'endormir au milieu d'une phrase, et son réveil s'effectuer avec non moins de promptitude après un assoupissement complet de très longue durée (c).

(a) Claude Bernard, *Leçons sur les anesthésiques*, p. 154 et suiv. (1875).
(b) Voy. tome XIII, p. 9.
(c) Carpenter, *Mental physiology*, p. 573.

sommeil était une conséquence de l'anémie locale due à la contraction des vaisseaux sanguins de certaines parties de l'encéphale, car alors on concevrait que le réveil pourrait être déterminé par toute action nerveuse, réflexe ou autre, susceptible de mettre en jeu l'appareil vaso-dilatateur correspondant à la portion du système nerveux dont le travail, pendant le sommeil, serait interrompu par une constriction locale des capillaires (1). Mais je ne m'arrêterai pas davan-

(1) Cette hypothèse est aussi plus en accord avec le fait si fréquent d'une reprise de sommeil très peu de temps après un premier réveil.

Si la contraction des vaisseaux nourriciers du cerveau est, comme je le pense, une cause efficiente du sommeil, on peut facilement concevoir comment une prolongation trop grande de cet état de repos est susceptible de nuire à l'exercice de la puissance mentale, fait qui est attesté par beaucoup de médecins. Effectivement, par l'effet de l'habitude ces canaux irrigatoires peuvent perdre en partie leur aptitude à se dilater sous l'influence des nerfs vaso-dilatateurs, et la diminution permanente de la quantité de sang en mouvement dans la substance cérébrale paraît devoir entraîner une diminution correspondante dans le travail nutritif réparateur de cette même substance.

Par l'hypothèse indiquée ci-dessus on s'explique aussi très facilement la cause du réveil spontané après un sommeil prolongé pendant un temps plus ou moins long ; car l'action des nerfs vaso-constricteurs doit être intermittente comme celle des autres parties du système nerveux, et après

avoir fonctionné pendant un certain temps, ces organes doivent se mettre au repos, ce qui détermine dans les parois des vaisseaux capillaires correspondants une détente dont il résulte une augmentation dans le diamètre de la colonne sanguine en mouvement dans leur intérieur et un surcroît d'activité dans le travail nutritif local. Le réveil spontané ne serait donc pas la conséquence d'une action excitante exercée sur le cerveau par l'âme, comme le supposent quelques physiologistes (a), mais dépendrait de l'épuisement temporaire de la puissance excito-motrice dans certains foyers innervateurs de l'appareil vaso-constricteur. Enfin le réveil provoqué par des impressions sensorielles serait dû à l'action de ces stimulants nerveux sur les centres vaso-dilatateurs en relation avec la partie de l'encéphale soumise à l'influence du sommeil, et l'activité anormale d'une portion de l'appareil cérébral pourrait être déterminée par une certaine augmentation de la quantité de sang en circulation dans la substance constitutive de cette partie.

L'insomnie, qui parfois est très persistante, serait également explicable

(a) Jouffroy, *Mélanges philosophiques*, t. 1, p. 118.

tage sur ce sujet, car tout ce que j'aurais à en dire serait trop conjectural, et je me bornerai à présenter cette interprétation théorique des faits comme une hypothèse probable.

§ 7. — Quelle que soit cette cause, le sommeil, chez l'Homme et les autres Vertébrés, résulte certainement d'un état particulier du cerveau, état qui paraît pouvoir être partiel ou général, et d'ordinaire c'est progressivement que son influence s'étend sur des facultés mentales différentes (1); certaines d'entre elles sont déjà plus ou moins complètement suspendues lorsque d'autres continuent encore à se manifester, et quand le sommeil est accompagné de rêves (2), l'indépendance relative de diverses aptitudes de l'esprit devient encore plus évidente, car l'Être endormi, tout en n'ayant ni volonté ni conscience des excitations produites sur lui par les agents extérieurs, est susceptible d'éprouver des sentiments variés, et son imagination peut travailler d'une manière très active. Considéré comme analyseur des fonctions du cerveau, ce genre de sommeil incomplet est donc intéressant à examiner, et un des premiers résultats qui me paraissent ressortir de cette étude est que le pouvoir psychique dont dépendent la formation des idées et leur association, est distinct de la raison aussi bien que

Indépendance de diverses espèces de force nerveuse.

par l'incapacité fonctionnelle de la portion de l'appareil nerveux vaso-constricteur en relation avec l'encéphale.

(1) Bichat insiste sur cette circonstance; il considère chacun des organes de relation comme pouvant être en état de sommeil pendant que d'autres organes du même ordre sont actifs : Le sommeil général, dit-il, « est l'ensemble des sommeils particuliers »; et il ajoute : « Le principe est toujours le même, mais entre l'état de veille complet et le sommeil complet il y a de nombreux intermédiaires, tantôt il n'affecte qu'un de ces organes, d'autres fois plusieurs ou même tous (a). »

(2) Voy. ci-dessus page 87.

(a) Bichat (*Recherches physiol. sur la vie et la mort (Œuvres*, t. 1, p. 27).

de la volonté. Chez le dormeur qui fait un rêve, de même que chez les aliénés, le cerveau semble n'être apte qu'à travailler partiellement, comme si quelques-unes des parties de cet appareil étaient hors de service, tandis que d'autres fonctionnent sans contrôle et plus activement même que dans l'état normal (1).

§ 8. — Le caractère physiologique des songes varie beaucoup suivant le degré d'intensité de l'assoupissement des facultés sensorielles; ils sont dus principalement à un travail involontaire et désordonné de la pensée qui s'effectue pendant que la raison est endormie, qui détermine la remémoration d'idées préexistantes, mais en général latentes, et qui les associe entre elles de manières variées, de façon à produire des transformations d'images mentales, comparables aux images visibles formées dans un kaléidoscope par le groupement accidentel et changeant d'une multitude d'objets divers (2).

Rêves.

(1) L'étude attentive des rêves est susceptible de jeter beaucoup de lumière sur l'histoire physiologique du travail mental, et l'on doit à M. A. Maury un ouvrage riche en faits bien observés qui porte non seulement sur ces phénomènes, mais aussi sur le somnambulisme et le délire qui y tiennent de fort près (a). Il convient de consulter aussi d'autres écrits (b), mais il faut bien se garder d'accepter comme véridiques tous les récits que l'on nous fait de rêves extraordinaires (c).

(2) Ce qui se passe dans ces circonstances a beaucoup d'analogie avec la remémoration spontanée ou involontaire, qui a souvent lieu pendant que l'on est éveillé et qui rend perceptible par l'esprit une idée restée dans la mémoire à l'état latent; ce dernier phénomène psychique semble être le résultat d'un travail automatique de l'organe cérébral dont dépendent aussi les opérations de l'imagination. Mais, dans l'état de veille normale, ces remémorations sont contrôlées et combinées par l'intelligence, tandis que dans les rêves elles échappent à l'influence

(a) Maury, *Le sommeil et les rêves; études psychologiques sur ces phénomènes et des divers états qui s'y rattachent, suivies de recherches sur le développement de l'instinct et de l'intelligence* (1861).
(b) Burdach, *Traité de physiologie*, t. V, p. 204 et suiv.
— J. Müller, *Traité de physiologie*, t. II, p. 555 et suiv.
(c) Macario, *Des rêves considérés sous le rapport physiologique et pathologique* (*Annales médico-psychologiques*, 1846, t. VIII, p. 174; 1847, t. IX, p. 27).

Lorsque le sommeil est léger, aux approches du réveil spontané par exemple, le genre de pensées suscitées de la sorte est souvent déterminé par des sensations dont la source est intérieure, telles que la gêne causée par une digestion laborieuse, le sentiment d'anxiété dû à l'insuffisance du travail respiratoire, ou l'excitation des nerfs de l'appareil génital par la chaleur du lit. D'autres fois, la direction des idées du dormeur est déterminée par des sensations vagues reçues par l'intermédiaire des organes de l'ouïe ou de l'odorat, dont le fonctionnement n'a été qu'affaibli (1). Mais dans tous les cas, ce n'est pas l'imagination reproductrice, ou mémoire seulement, qui est mise en jeu, c'est aussi l'imagination proprement dite, ou imagination constructive, comme l'appelle M. Herbert Spencer ; car les scènes qui se déroulent devant le conscient ne sont pas la reproduction fidèle d'événements passés ou de pensées anciennes, mais résultent de combinaisons mentales nouvelles. Ce travail cérébral involontaire se fait avec une rapidité extrême, et ses résultats ne laissent en général que peu ou point de traces dans la mémoire (2).

de la raison et de la volonté, puissances qui alors demeurent inactives. Dans le délire, ce travail automatique et désordonné s'accélère et prend une force insolite.

(1) Girou de Buzareignes a constaté expérimentalement que l'action du froid sur la région occipitale pouvait déterminer chez lui des songes en rapport avec l'impression produite ainsi sur sa peau (a).

Lorsque le sommeil est léger, l'intelligence n'est pas toujours complètement suspendue, et les impressions produites par la parole d'autrui peuvent dans certains cas donner aux rêves une direction déterminée sans que le dormeur conserve au réveil aucun souvenir de ces suggestions. Gratiolet a rapporté des exemples remarquables des effets que la suggestion des idées peut produire sur les rêves (b).

(2) Les œuvres d'imagination que l'on dit avoir été accomplies pendant le sommeil et reproduites après le réveil, feraient supposer que la mémoire du dormeur, ainsi que la faculté d'idéation constructive, peuvent demeurer très actives pendant que la

(a) Girou de Buzareignes, *Mém. sur les attributions des principaux organes cérébraux* (Journal de physiologie de Magendie, 1828, t. VIII, p. 315).
(b) Gratiolet et Leuret, *op. cit.*, t. II, p. 188.

Divers narcotiques, en agissant sur le cerveau par l'intermédiaire du sang en circulation dans cet appareil, produisent sur l'état mental des effets analogues. Ils sont susceptibles de déterminer le sommeil sans amener une interruption de toutes les espèces d'activité cérébrale, et ils peuvent même surexciter l'imagination tout en paralysant, pour ainsi dire, les instruments à l'aide desquels la raison, la volonté et la sensibilité s'exercent (1).

volonté, le jugement et la sensibilité sont incapables de fonctionner, et effectivement, les faits recueillis par M. Maury, et l'expérience personnelle de la plupart des observateurs, prouvent que dans certains cas il en est ainsi. Mais j'incline à croire que les travaux de l'esprit d'un caractère remarquable, dont on attribue l'accomplissement à des personnes réellement endormies, n'ont pas été faits en rêve et sont dus à la prolongation de l'état d'exaltation locale des organes cérébraux dont dépend l'activité de l'idéation constructive déployée dans les songes, état qui aurait persisté plus ou moins longtemps après le réveil et le rétablissement des facultés mentales dont l'exercice avait été suspendu par le sommeil. De la sorte, on expliquerait facilement la manière dont le musicien Tartini composa sa « Sonate du diable », à la suite d'un rêve dans lequel il s'imagina entendre une mélodie ravissante ; comment Voltaire composa, dit-on, en dormant tout un chant de la Henriade, et comment Condorcet a pu croire qu'un rêve lui avait fait trouver la solution de questions mathématiques pour lesquelles il était resté embarrassé avant de s'endormir. Ces auteurs étaient probablement alors dans l'état d'isolement mental qui constitue la rêverie, mais ne dormaient pas.

(1) Les effets produits sur l'économie animale par l'opium sont connus depuis longtemps, mais les résultats fournis par l'étude de ces phénomènes semblaient être contradictoires et ne fournir au physiologiste que peu de lumière, jusqu'à ce que Claude Bernard eût déterminé isolément le mode d'action de chacune des matières soporifiques, excitantes ou toxiques, qui se trouvent mélangées dans cette préparation médicinale et qui ont chacune des propriétés spéciales (a). Au point de vue où nous nous sommes placés, l'influence exercée par la morphine est particulièrement intéressante. La présence de cet alcaloïde dans le torrent de la circulation détermine d'abord une excitation mentale qui, dans l'hypothèse exposée précédemment, s'expliquerait par une action stimulante exercée sur l'appareil nerveux vaso-dilatateur; mais les phénomènes déterminés de la sorte faisant bientôt place à un état

(a) Cl. Bernard, *Rech. expérim. sur l'opium et sur les alcaloïdes* (*Comptes rendus de l'Acac. des sc.*, 1864; t. LIX, p. 406). — *Leçons sur les anesthésiques*, 1875).

Autres
preuves
de
la division
du
travail
cérébral.

§ 9. — Ce qui se passe dans le cerveau, chez le dormeur qui rêve, a beaucoup d'analogie avec certains phénomènes psychiques observables pendant l'état de veille chez les personnes distraites ou fortement préoccupées d'une idée ou d'une sensation. Dans l'un et l'autre de ces derniers cas, de même que dans l'état mental dont résultent les rêves, l'individualité de divers agents psychiques se manifeste par l'activité des uns lorsque d'autres sont assoupis et paraissent être frappés d'une incapacité fonctionnelle plus ou moins complète ; seulement l'instrument mental qui veille pendant que d'autres sont en repos et cessent d'être excitables comme d'ordinaire, n'est pas le même : chez l'Homme qui médite profondément sur un sujet déterminé, c'est l'appareil rationnel qui travaille et qui semble employer à son usage toute la puissance d'attention développable dans le cerveau, et les relations du conscient, ou âme, avec les foyers percepteurs des impressions d'un autre ordre sont suspendues, ou du moins très affaiblies ; dans le sommeil avec rêve, la raison, le jugement, au contraire, ne prennent aucune part dans les opérations de l'esprit, et c'est l'imagination qui joue le principal rôle.

Il est aussi à noter que parfois, au moment du passage de l'état de veille à l'état de sommeil, ou *vice versa*, l'esprit ne

d'affaissement de plus en plus grand, le sommeil s'établit ; néanmoins le repos mental ne devient que rarement complet, et presque toujours il est accompagné de rêves qui impliquent une activité exceptionnelle dans les organes cérébraux dont le travail se manifeste par la production d'images subjectives. La surexcitation de l'imagination, s'exerçant d'une manière automatique et coïncidant avec la suspension du pouvoir volitionnel et de la perception consciente des impressions sensorielles, est surtout remarquable chez les fumeurs d'opium, et l'action stupéfiante exercée ainsi sur les organes de l'intelligence amène à la longue l'incapacité fonctionnelle de ceux-ci, et une sorte de paralysie de la faculté de vouloir [a].

(a) De Quincy, *Confessions of an English Opium-Eater* (voy. Carpenter, *Mental physiology*, p. 645).

distingue pas les images mentales des images objectives, et qu'il en résulte des hallucinations (1).

L'*extase* est un phénomène psychique du même genre, qui dénote aussi une certaine indépendance des divers instruments par le jeu desquels les différentes propriétés vitales du système nerveux se manifestent. Effectivement, quoique cet état ne soit pas accompagné de sommeil, il est caractérisé par une interruption plus ou moins complète de la plupart des facultés mentales, qui coïncide avec une activité excessive de l'attention appliquée à des pensées ou à des sensations d'un certain ordre (2).

Extase, délire, etc.

(1) Ces illusions que M. Maury a appelées *hallucinations hypnogogiques*, doivent être distinguées des images subjectives, dont la formation est souvent déterminée par la fatigue de la rétine ou par d'autres causes analogues, et dont j'ai eu l'occasion de parler précédemment (*a*). L'étude des hallucinations visuelles, acoustiques et autres, a donné lieu à plusieurs publications intéressantes auxquelles je renverrai pour plus de détails à ce sujet (*b*).

(2) Dans l'extase, l'attention est concentrée sur des sensations ou des pensées d'un seul ordre, pendant que l'imagination travaille comme dans les songes, et que les facultés sensorielles, la volonté et la raison cessent de fonctionner. Parfois le système nerveux devient alors indifférent aux impressions qui, dans l'état normal, causent de la douleur, et dans d'autres circonstances analogues, le jugement faisant défaut, le malade ne distingue pas les sensations objectives des sensations subjectives. Il peut en résulter des hallucinations de caractères divers, et beaucoup de phénomènes, qui jadis étaient considérés comme dus à l'intervention de puissances surnaturelles, deviennent ainsi explicables par analogie. On trouve à ce sujet, dans plusieurs travaux spéciaux, des renseignements très utiles pour l'étude de la psychologie, mais l'examen des faits de cet ordre, pour être profitable, doit être très approfondi et serait déplacé dans ces leçons sur la physiologie générale (*c*).

(*a*) Voy. tome XII, p. 308.
(*b*) A. Bertrand, *op. cit.*, p. 433 et suiv.
— Gratiolet, *op. cit.*, t. II, p. 522 et suiv.
— Maury, *Le sommeil et les rêves*, p. 41 et suiv.
— Baillarger, *Des hallucinations* (Mém. de l'Acad. de méd., 1846, t. XII). — *De l'influence de l'état intermédiaire à la veille et au sommeil sur la production et la marche des hallucinations* (Ann. médico-psychol., 1845, t. V, p. 1). — *Sur les hallucinations psycho-sensorielles* (*op. cit.*, 1846, t. VII, p. 1).
— Macario, *Des hallucinations* (Ann. médico-psychol., 1845, t. VI, p. 317).
— Brierre de Boismont, *Des hallucinations* (1852).
(*c*) Voy. A. Bertrand, *Traité du somnambulisme*, 1823.
— Gratiolet et Leuret, *Anat. du syst. nerveux*, t. II, p. 488.

Le délire et la folie sont également le résultat de désordres partiels dans le mode de fonctionnement du cerveau, dérangements par suite desquels cet appareil devient inapte à exécuter certaines opérations psychiques, en même temps qu'il en exécute d'autres avec une sorte de violence, automatiquement et sans que la volonté ait le pouvoir de gouverner la pensée ; la liberté intellectuelle n'existe plus, tandis que l'imagination travaille d'un façon désordonnée (1). Or, des phénomènes analogues peuvent être déterminés artificiellement par l'action que diverses substances d'origine végétale exercent sur l'organisme, le *hachisch* par exemple (2). Sous l'influence de l'espèce d'ivresse causée par l'absorption de cette matière, on rêve tout en étant éveillé ; les songes provoqués de la sorte ont d'ordinaire un caractère particulier : un sentiment de bien-être s'empare de l'esprit et le *moi* éprouve des effets très analogues à ceux produits par la satisfaction morale, par le bonheur (3). Ces phéno-

(1) Le délire est une sorte de rêve pathologique qui se manifeste soit dans l'état de veille, soit pendant un sommeil incomplet ; c'est aussi la conséquence d'une perversion de l'entendement par des mélanges d'idées résultant d'associations incohérentes, illogiques et involontaires de pensées qui sont présentées automatiquement à l'esprit. Dans la folie, ce dérangement mental s'accentue davantage et coïncide avec l'activité désordonnée de divers organes cérébraux, en relation avec les sentiments ou les passions.

(2) Le *hachisch* consiste essentiellement en un extrait aqueux d'une espèce de chanvre appelé le *Can-* *nabis indica* et très commun dans le midi de l'Asie. Dans l'Inde, une préparation analogue et ayant les mêmes propriétés est désignée sous le nom de *dawamesc*.

(3) Le sentiment de béatitude que l'on peut se procurer par l'emploi d'une petite quantité de hachisch est en général précédé ou accompagné de rêves d'une rapidité vertigineuse et qui sont d'ordinaire très agréables, mais leur caractère peut changer sous l'influence d'impressions sensorielles de différentes sortes. Pour plus de détails à ce sujet, je renverrai à un ouvrage spécial, dû à M. J. Moreau (de Tours), et à quelques autres publications (*a*).

(*a*) J. Moreau, *Du hachisch et de l'aliénation mentale, études psychologiques*, 1845. — *Rech. des effets du hachisch sur l'homme jouissant de sa raison et sur l'aliéné.* (*Ann. médico-psychol.*, 1848, t. XIII).

mèmes, ainsi que ceux provoqués par l'alcoolisme (1) et par les narcotiques, sont de nature à jeter beaucoup de lumière sur les propriétés physiologiques du cerveau. Claude Bernard, à qui l'on doit une belle série de recherches expérimentales sur le mode d'action des anesthésiques et des alcaloïdes contenus dans l'opium, a dit avec raison que ces agents modificateurs du travail mental sont de précieux analyseurs des fonctions du système nerveux; mais leur histoire envisagée à ce point de vue est à peine ébauchée, et je ne m'y arrêterai pas, car jusqu'ici leur étude a appartenu à la médecine plutôt qu'à la physiologie (2).

§ 10. — Le sommeil normal peut influer sur le mode de fonctionnement des centres excito-moteurs logés dans la moelle allongée et dans la moelle épinière, mais il ne s'y étend pas toujours. Les actions excito-motrices déterminées par la volonté et effectuées par le cordon rachidien sont en général suspendues dès que cet état se déclare; par conséquent, tous les muscles qui font partie de l'appareil de la locomotion se détendent et demeurent en repos (3);

Somnambulisme, etc.

(1) L'affaiblissement du pouvoir volitionnel et la surexcitation d'autres facultés psychiques par l'effet des alcooliques est si généralement connu, que je crois inutile d'en donner ici des preuves.

(2) Les expériences de Claude Bernard, dont j'ai déjà eu l'occasion de parler (a), et les remarques dont il en a accompagné l'exposé, sont d'un haut intérêt pour la physiologie mentale (b), et je regrette de ne pouvoir en rendre compte plus complètement; mais cela me détournerait trop du sujet de cette leçon. J'ajouterai

seulement que diverses substances, telles que la thébaïne, agissent principalement comme stimulants, sans devenir ensuite soporifiques. Le café, comme chacun a pu s'en convaincre par son expérience personnelle, est un excitant du travail cérébral et des mouvements du cœur. Le thé n'accélère pas de la même manière la circulation, mais agit d'une manière analogue sur les instruments de l'intelligence et, chez beaucoup de personnes, il cause de l'insomnie.

(3) C'est à raison de cette circonstance que la tête, obéissant à son

(a) Voy. ci-dessus, p. 163.
(b) Cl. Bernard, op. cit. (Comptes rendus de l'Acad. des sc., 1864, t. LIX, p. 406. — Leçons sur les anesthésiques, 1875, p. 162 et suiv.).

mais dans certaines circonstances il en est autrement ; des actes du même ordre continuent à avoir lieu automatiquement, et ce sont les organes sensoriels seulement qui paraissent être endormis ; le dormeur parle et exécute divers mouvements sans être en possession de toutes ses facultés mentales, et il se trouve dans un état psychique particulier que l'on désigne sous le nom de *somnambulisme* (1). Dans diverses affections nerveuses, notamment dans la catalepsie (2), des phénomènes analogues se manifestent, et chez

poids, retombe en avant dès que le sommeil s'empare d'une personne assise dans la position verticale (*a*).

(1) On désigne communément sous ce nom plusieurs états plus ou moins différents entre eux, et qu'il importe de ne pas confondre lorsqu'on veut étudier au point de vue physiologique ces curieux phénomènes. Ainsi Alex. Bertrand, qui a écrit un livre très intéressant sur ce sujet, distingue :

1° Le *somnambulisme essentiel*, qui parfois se manifeste spontanément chez des personnes en état de santé, et qui ne diffère guère du sommeil normal accompagné de rêves que par la persistance de la faculté de locomotion ;

2° Le *somnambulisme symptomatique*, qui se déclare dans le cours de diverses maladies ;

3° Le *somnambulisme artificiel*, qui est provoqué par l'emploi de divers moyens, tels que les mouvements exécutés par les prétendus magnétiseurs ;

4° Le *somnambulisme extatique*,

qui a été observé dans divers cas d'exaltation morale extrême et qui est en général accompagné d'accidents nerveux très singuliers, tels que des hallucinations (*b*).

Ces divers phénomènes ont été étudiés et analysés avec beaucoup de soin par M. Maury et par plusieurs autres psychologistes observateurs (*c*).

(2) Dans le singulier état pathologique de l'organisme humain appelé catalepsie, une incapacité fonctionnelle qui caractérise le sommeil normal complet semble s'étendre aux parties du système nerveux dont dépendent les mouvements effectués sous l'influence de la volonté, tout en laissant subsister le développement de la force dont dépend la contraction des muscles locomoteurs. En effet, pendant la durée des attaques de ce genre, l'exercice de toutes les fonctions mentales et des actions nerveuses réflexes se trouve suspendu, et les muscles, tout en cédant à des tractions extérieures qui permettent aux membres de se

(*a*) Voy. tome XI, p. 20.
(*b*) A. Bertrand, *Traité du somnambulisme et des différentes modifications qu'il présente*, 1823.
(*c*) A. Maury, *Le sommeil et les rêves*, p. 169 et suiv.
— Gratiolet, *Anat. du syst. nerveux*, t. II, p. 488 et suiv.

quelques personnes il est possible de la faire naître à volonté par l'emploi de divers moyens, tels que l'*hypnotisme* (1) et les manœuvres dont les prétendus magnétiseurs se servent. Tous ces modes de manifestations de la puissance nerveuse sont d'un grand intérêt pour la physiologie, et méritent une étude approfondie ; mais ils sont encore entourés de tant d'obscurité, et les faits qui s'y rapportent sont mêlés

placer dans la position que l'expérimentateur veut leur donner, restent dans un état de contraction et de rigidité tel, que cette position est conservée quelque fatigante et anormale qu'elle puisse être. Le plus ordinairement la totalité de l'organisme est affectée de la sorte, mais parfois c'est une des moitiés du corps ou même l'un des membres seulement qui est atteint, et dans certains cas la sensibilité visuelle persiste ; dans d'autres cas la sensibilité générale n'est pas complètement éteinte et les symptômes observés semblent varier suivant que telle ou telle partie du système nerveux se trouve soustraite à l'influence perturbatrice. C'est principalement chez les personnes hystériques que la catalepsie survient, et des phénomènes très analogues, sinon identiques à ceux qui caractérisent cette maladie nerveuse, peuvent être déterminés, soit par certaines actions sensorielles, soit par des influences mentales.

Ainsi on a vu la catalepsie devenir en quelque sorte contagieuse par imitation et prendre un caractère épidémique ; elle peut être déterminée artificiellement en agissant de diverses manières sur la vue, comme dans les cas d'hypnotisme, et tout récemment on a vu à l'hospice de la Salpêtrière (à Paris), dans le service de M. Charcot, des femmes malades chez lesquelles on la provoquait, à volonté, en faisant vibrer sous leurs pieds des instruments d'acoustique (*a*).

(1) On désigne sous ce nom le sommeil souvent accompagné de phénomènes cataleptiques qui, chez diverses personnes, peut être déterminé par la fixation prolongée du regard et la concentration de l'attention sur un objet placé très près des yeux dans une certaine position (*b*). Des phénomènes analogues peuvent être déterminés chez le Coq ainsi que le constatent le P. Kircher et d'autres écrivains du XVIIe siècle (*c*).

(*a*) Voy. Richer, *Catalepsie et somnambulisme hystérique provoqué* (*Progrès médical*, 1878, p. 975).
(*b*) Braid, *Neurypathologie*, 1843.
— Carpenter, *Mental physiology*, p. 601 et suiv.
(*c*) Guerry, *Cas d'hypnotisme chez les Oiseaux* (*Comptes rendus de l'Acad. des sc.*, 1860, t. L, p. 166).
— J. Czermak, *Beobachtungen und Versuche über hypnotische zustände bei Thieren* (*Archiv für die gesammt Physiologie*, 1873, t. VII, p. 107).
— Preyer, *Katalepsie und die Thieresche hypostigmus*, 1878.

à tant de supercheries ou d'illusions involontaires qu'il est très difficile de savoir sur quoi compter, et que les questions soulevées de la sorte ne me semblent pas susceptibles d'être examinées ici. Je me bornerai donc à ajouter que les phénomènes observables chez les somnambules (1), de même que

(1) Dans le sommeil ordinaire il y a diminution de l'excitabilité et de l'activité fonctionnelle de toutes les parties du système nerveux, même de celles dont le travail n'est pas suspendu; mais dans certains genres particuliers du sommeil incomplet et anormal, il semble y avoir dans quelques-uns de ces instruments développement d'une quantité de force vitale plus grande que dans l'état normal et exaltation de leurs propriétés physiologiques spéciales, en même temps que dépression dans les forces des autres agents en connexion avec eux. Cela paraît avoir lieu chez les somnambules, et entre l'état singulier souvent observé chez ceux-ci et l'état des personnes qui dorment d'un sommeil ordinaire, il y a une multitude de degrés intermédiaires. Ainsi très souvent les enfants et les femmes dites nerveuses, geignent, crient ou parlent dans leurs rêves, et parfois, sans se réveiller, marchent et exécutent automatiquement divers actes analogues à ceux qui leur sont habituels pendant l'état de veille. Ces *noctambules* peuvent n'être pas insensibles à l'action de la lumière et savoir éviter les obstacles, bien que temporairement incapables de comprendre la signification de presque toutes les impressions produites sur les organes de la vue par les agents externes, et souvent même sans en avoir conscience; chez eux la transformation des impressions sensoriales d'un cer-

tain ordre en idées est plus ou moins complètement interrompue; la volonté est endormie, et ce qui se passe dans le cerveau n'y laisse aucune trace appréciable par l'esprit après la cessation de ce sommeil partiel. Cependant certaines aptitudes psychiques semblent être alors plus grandes que d'ordinaire; la personne qui se promène étant endormie, se dirige dans l'obscurité mieux qu'elle ne le ferait si elle était dans son état normal, et lorsque cet état particulier se prononce davantage, la mémoire rétrospective ainsi que l'imagination constructive acquièrent parfois un degré d'activité inaccoutumé. C'est de la sorte que paraissent être produits divers actes de perspicacité observés dans le somnambulisme.

Beaucoup de phénomènes qui paraissent avoir été bien constatés chez des somnambules semblent indiquer l'existence, non seulement d'une certaine indépendance entre les principales facultés mentales, mais aussi la possibilité de l'interruption plus ou moins complète de l'applicabilité de l'une ou de plusieurs de ces facultés à des opérations de tel ou tel ordre, pendant que l'attention et même la perception consciente seraient employées ailleurs et ne resteraient en relations fonctionnelles qu'avec les parties du système nerveux dont l'activité se trouve exaltée. Dans ces cas les choses paraissent se

les phénomènes dont le sommeil normal peut être accompagné, me paraissent favorables à l'hypothèse de la localisation des diverses facultés mentales dans différentes parties du système nerveux.

§ 11. — Les faits nombreux que nous venons de passer en revue montrent clairement que chez l'Homme et les autres Vertébrés supérieurs, l'état de contraction ou de dilatation des vaisseaux sanguins de diverses parties de l'encéphale joue un grand rôle dans l'établissement de l'état particulier du cerveau dont dépendent non seulement le sommeil normal mais aussi les rêves, le somnambulisme, le délire et la folie; cependant il ne faudrait pas en conclure que ces phénomènes psychiques soient uniquement dépendants de cette cause : en ce qui concerne le sommeil, la physiologie comparée nous fournit la preuve du contraire. Effec-

Sommeil chez les Animaux inférieurs, etc.

passer comme si certains conducteurs de la névrosité perdaient temporairement leur aptitude à transmettre le mouvement excitateur d'un centre nerveux à un autre foyer du même ordre ou d'un ordre différent. Un autre fait très digne d'être noté, c'est que dans divers cas de somnambulisme, essentiel ou artificiel, la perceptivité devient partielle ; qu'elle s'affaiblit ou s'éteint pour les impressions sensoriales qui ne sont pas en harmonie avec le genre de travail dont le cerveau est actuellement le siège, et qu'au contraire, lorsque cet accord existe il y a hyperesthésie. M. Maury a rassemblé plusieurs exemples de l'acuité de l'ouïe dans des circonstances de ce genre (a).

Je ne parlerai pas ici du dévelop-

pement du sens de la vue dans la région épigastrique ou dans d'autres parties de l'organisme, que beaucoup de magnétiseurs prétendent avoir déterminé chez des somnambules, car non seulement des phénomènes de cet ordre seraient trop anormaux pour être acceptés sans preuves irrécusables, mais aussi parce que dans beaucoup de cas, les fraudes dont ces charlatans usaient ont été constatées expérimentalement. M. Dechambre a donné récemment, dans le *Dictionnaire encyclopédique des sciences médicales*, un résumé très intéressant de l'histoire du mesmerisme (b), sujet qui se rattache étroitement aux questions soulevées par le prétendu magnétisme animal et par le somnambulisme artificiel sous ses diverses formes (c).

(a) Maury, *op. cit.*, p. 171.
(b) Art. MESMERISME, *op. cit.*, série 2, t. VII, p. 143.
(c) Maury, *op cit.*, p. 255 et suiv.

tivement le sommeil ne se manifeste pas seulement chez les
Êtres animés dont le cerveau, ou l'équivalent psychique de
cet organe, est pourvu de vaisseaux sanguins susceptibles de
se dilater ou de se resserrer sous l'influence de nerfs vaso-
moteurs. Les Insectes, qui n'ont pas de tubes irrigatoires
capillaires aptes à se comporter de la sorte, s'endorment et
se réveillent comme le font les Animaux supérieurs, et il y a
lieu de croire que l'état de repos temporaire dans lequel on voit
souvent beaucoup de Mollusques, de Vers et même de Zoophytes est un véritable sommeil. Enfin, un état plus ou
moins analogue alterne avec l'activité fonctionnelle chez
quelques plantes, la Sensitive par exemple; en sorte que,
dans l'état actuel de nos connaissances, on ne peut formuler
aucune conclusion générale relative à ce que j'appellerai le
mécanisme de ce phénomène.

Conclusions § 12. — Quoi qu'il en soit à cet égard, nous voyons que
chez l'Homme, ainsi que chez les Bêtes qui se rapprochent
le plus de nous par leur mode d'organisation, le sommeil
est accompagné de l'interruption de fonctions mentales
dont le nombre varie. Lorsqu'on rapproche ces résultats des
conclusions que M. Ferrier a tirées de ses expériences relatives à la localisation des différentes sortes de perceptivité
sensorielle (1), on se trouve conduit à penser que cela pour-

(1) Parmi les faits qui me paraissent parler en faveur de l'hypothèse de la localisation plus ou moins complète des diverses facultés mentales dans autant de parties distinctes du système nerveux et qui se lient à l'histoire physiologique du sommeil, j'en citerai encore un dont on doit la constatation à Claude Bernard. En étudiant expérimentalement l'action de la morphine, on a reconnu que chez les chiens ce narcotique, tout en agissant comme dépresseur de l'intelligence, ne suspend pas la perception des sensations et cause même une hyperesthésie de l'ouïe (a). Or, la manifestation simultanée de deux effets opposés produits par un même agent implique que l'action de celui-ci s'exerce sur des parties de l'organisme dont les propriétés sont différentes. Si le cerveau était un

(a) Cl. Bernard, *Leçons sur les anesthésiques, etc.*, p. 196.
— Hitzig, *Untersuchungen über das Gehirn*, p. 36 (1874).

rait dépendre de ce que les facultés isolables de la sorte sont l'apanage d'autant de parties du cerveau qui seraient susceptibles de s'endormir isolément ou de concert. On expliquerait ainsi l'aptitude de cet appareil à exécuter certaines opérations mentales, pendant que, par l'effet du sommeil, il est incapable de faire des travaux d'un autre genre; comment, par exemple, il peut être susceptible de produire des idées tout en étant incapable d'en comprendre la valeur et de développer de la puissance volitionnelle, ainsi que cela se voit quand le sommeil est accompagné de rêves.

Si, chez les Êtres animés les plus parfaits, la division du travail physiologique existait dans l'appareil mental, comme nous l'avons vu exister parmi les agents dont le fonctionnement a pour résultat la nutrition ou la reproduction, on concevrait facilement comment les diverses facultés psychiques peuvent être, jusqu'à un certain degré, indépendantes les unes des autres. Par conséquent, nous devons nous demander si, en réalité, les opérations de cet ordre sont effectuées au moyen d'instruments divers, ou si toutes les parties constitutives du cerveau ont les mêmes propriétés et sont aptes à se suppléer réciproquement.

Mais avant d'aborder ce point de l'histoire du travail cérébral, il me paraît nécessaire de connaître quelle relation il peut y avoir entre la grandeur du cerveau et la grandeur de la puissance mentale, sujet que je traiterai dans la prochaine leçon.

organe unique, ayant partout les mêmes propriétés, on concevrait que successivement il pourrait être excité, puis engourdi, mais la suspension temporaire de certaines facultés dépendantes du fonctionnement de cette partie du système nerveux, pendant que d'autres facultés sont surexcitées, fait supposer que ces deux genres de propriétés appartiennent à des instruments physiologiques distincts l'un de l'autre.

CENT TRENTE-HUITIÈME LEÇON

SUITE DE L'ÉTUDE DES FONCTIONS MENTALES DU CERVEAU. — Relations entre le volume de cet appareil et la puissance psychique; constatation du poids de l'encéphale chez divers individus de même espèce et chez des espèces zoologiques différentes. — Relations entre la puissance cérébrale et l'étendue de la couche corticale; circonvolutions du cerveau. — Relations entre la structure des ganglions céphaliques des Insectes et le développement de leurs facultés. — Influence des organes des sens. — Hypothèses relatives à la localisation des différentes facultés dans diverses parties du cerveau. — Système de Gall. — Comparaison du cerveau chez différentes races humaines. — Influence de certaines lésions locales du cerveau sur l'aphasie. — Rôle attribué à la partie occipitale du cerveau. — Les principales propriétés des organes cérébraux ne dépendent pas de la forme de ceux-ci. — Dissemblances anatomiques entre des équivalents physiologiques chez les Vertébrés et les Invertébrés. — Influence des relations mutuelles des diverses parties du cerveau. — Influence d'autres fonctions sur les dispositions mentales. — Conclusions.

Tout Être animé est une association de parties vivantes. § 1. — Une multitude de faits que nous avons passés en revue dans les diverses parties de ce cours me portent à considérer non seulement l'individu zoologique, l'Être vivant, comme étant une association d'organes doués tous d'une vie propre, mais aussi à regarder chacun de ces organes comme étant constitué par une association analogue d'organites distinctes, comparables à autant d'ouvriers réunis dans une fabrique et travaillant à côté les uns des autres, soit d'une manière similaire, soit de manières différentes. Par analogie il est donc présumable que, partout, le nombre de ces producteurs doit exercer une grande influence sur la quantité des produits résultant de leur travail collectif, et que, toutes choses étant égales d'ailleurs, le volume de l'organe doit être proportionné à son rendement (1).

Appliquant cette règle générale au cas particulier dont

_____

(1) Voy. tome 1, p. 15.

nous avons à nous occuper en ce moment, on est conduit à penser que chez les Êtres animés d'ordre supérieur, où le travail mental est effectué par le cerveau, la puissance fonctionnelle de cet instrument doit dépendre en partie de sa grandeur. Mais en science il ne faut jamais se contenter de vues de l'esprit conçues *à priori*, et il est par conséquent nécessaire de chercher si ces prévisions sont en accord avec les faits.

Au premier abord la question ainsi posée semble être facile à résoudre par l'examen comparatif de deux termes : la grandeur de la puissance mentale d'une part, et d'autre part le volume ou le poids du cerveau. Mais elle est loin d'être aussi simple, car le rendement du travail effectué par cet organe est susceptible de varier beaucoup sous l'influence d'autres causes, qui peuvent agir dans un même sens ou se contrebalancer plus ou moins ; par exemple, l'aptitude individuelle des organites ou le degré d'activité de l'irrigation nutritive, et dans l'état actuel de nos connaissances il nous est impossible de dégager tous ces inconnus. Pour amoindrir autant que possible ces sources d'erreur, il convient donc de comparer entre eux, en premier lieu, des individus très différents sous le rapport de l'intelligence, mais les plus semblables par leur mode d'organisation, tels que des Hommes de même race et de même âge, ou des individus issus d'une même souche et d'âges ou de sexes différents.

Le degré de développement du cerveau peut être apprécié approximativement soit par la mesure du volume de cet organe, soit par la détermination de son poids ; mais ces données sont difficiles à obtenir directement (1), et comme

Grandeur du cerveau.

(1) Plusieurs auteurs ont fait, soit au moyen de pesées, soit par la détermination de la capacité de la boîte crânienne ou par la mensuration du

on ne peut arriver à des moyennes dignes de confiance qu'en agissant sur de grands nombres, les physiologistes se sont presque toujours contentés d'opérer sur l'ensemble de l'encéphale et même d'évaluer le volume de cet appareil par la capacité ou par les dimensions de la boîte crânienne (1). Il

volume du crâne, beaucoup de recherches sur la grandeur de l'encéphale humain. Mais les différences individuelles étant très considérables et les faits constatés n'étant pas extrêmement nombreux, les évaluations moyennes présentées par ces physiologistes concordent peu. M. Sappey a trouvé, terme moyen, pour l'âge adulte 1ᵏ,358, tandis que d'après M. Parisot ce poids ne serait que de 1ᵏ,287, et que d'après Reid il s'élèverait à 1ᵏ,428 (a).

(1) Au premier abord, l'évaluation du volume de l'encéphale par la mesure de la capacité du crâne semble devoir être facile à effectuer avec beaucoup de précision, sauf les causes d'erreur signalées ci-dessus; mais les résultats obtenus de la sorte n'ont pas toute la valeur qui leur fut d'abord assignée. Ainsi la mesure de la capacité crânienne offre

des difficultés considérables. On y procéda d'abord en remplissant la cavité avec de l'eau (b), mais à raison de fuites impossibles à éviter on substitua bientôt à ce liquide, soit du sable (c), soit des grains de millet (d) ou d'autres matières analogues (e). M. Broca a examiné avec soin ces divers procédés de cubage et y a apporté des perfectionnements (f).

La détermination du volume de l'encéphale par la mensuration de l'extérieur du crâne est beaucoup moins simple et donne des résultats fort différents suivant les méthodes employées. Les premiers observateurs se contentaient de prendre la circonférence de la tête et la longueur de la ligne courbe décrite d'avant en arrière par la voûte crânienne, mais on ne tarda pas à reconnaître l'insuffisance de ces déterminations et on les varia de diverses

(a) Sappey, *Traité d'anatomie*, t. III, p. 42.
— Reid, *Tables of the weights of some of the most important organs of the body at different periods of life* (*Edinburgh monthly Journal of medical science*, 1843, t. III, p. 295).
(b) Saumarz, *Principles of physiology* (cité par Meckel, *Manuel d'anatomie*, t. I. p. 691).
— Virey, *Dict. des sc. méd.*, t. XXI, p. 204.
— Yolkoff, *Notice sur l'épaisseur du crâne humain* (*Ann. de méd. psychol.*, 1847, t. IX, p. 321).
(c) W. Hamilton. Voy. A. Monro, *The anat. of the Brain, with some observations on its Functions*, 1831, p. 4.
(d) Tiedemann, *On the Brain of the Negro, compared with that of the European and the Orang-Outang* (*Phil. Trans.*, 1836, p. 497).
(e) Phillips. Voy. Moxron, *Crania americana*, p. 523.
— Welcker, *Wachsthum und Bau des menschlichen Schädels*, 1862.
(f) Broca, *Sur la mensuration de la capacité du crâne* (*Mém. de la Soc. d'anthropologie*, 1873, série 2, t. I, p. 63).

y a évidemment dans cette manière de procéder des causes d'erreur, car le volume relatif du cervelet n'est pas toujours proportionné au volume du cerveau; mais dans les cas ordinaires les variations de cet ordre sont négligeables. On peut également ne pas tenir compte des différences dans l'espace occupé par la dure-mère et ses sinus veineux, et pour ne pas attribuer au cerveau des particularités qui peuvent résulter d'une augmentation anormale de la quantité du liquide céphalo-rachidien, ainsi que cela se voit chez les hydrocéphales, il suffit d'écarter les cas pathologiques.

§ 2. — Les évaluations obtenues par ces divers moyens méritent donc toutes d'être prises en sérieuse considération, et toutes tendent à montrer que la quantité de substance nerveuse constitutive du cerveau est une des conditions dont dépend le degré d'aptitude de cet organe considéré comme instrument de l'intelligence (1).

Ainsi, le volume de l'encéphale humain est susceptible de varier beaucoup, non seulement avec les différences sexuelles et avec l'âge, mais aussi suivant les individus. Terme moyen, chez l'Homme adulte à l'état normal, la capacité de la boîte crânienne est d'environ 1500 centimètres cubes,

Relations entre le volume du cerveau et sa puissance fonctionnelle.

---

manières à l'aide d'instruments variés.

Depuis une vingtaine d'années les anthropologistes se sont beaucoup occupés d'observations de cet ordre, mais la plupart de leurs recherches ont eu pour objet la constatation des caractères ostéologiques des diverses races humaines et ne portent pas sur les questions de physiologie mentale

dont je m'occupe ici; par conséquent je ne m'y arrêterai pas.

(1) Lélut fut un des premiers à étudier rigoureusement les relations qui peuvent exister entre le développement matériel du cerveau et la puissance mentale (a). Récemment M. Le Bon a examiné cette question plus attentivement que ne l'avaient fait ses prédécesseurs (b).

(a) Lélut, *Du poids du cerveau dans ses rapports avec le développement de l'intelligence* (Journal des connaissances médico-chirurg., 1837, t. V, p. 211).
(b) G. Le Bon, *Recherches anatomiques et mathématiques sur les lois des variations du volume du cerveau et sur leurs relations avec l'intelligence* (Revue d'anthropologie de Broca, 1879, série 2, t. II. p. 27).

et le poids de l'encéphale est d'environ 1350 grammes, et toutes les fois que le cerveau reste fort petit, les facultés mentales sont très faibles ou même nulles ; l'idiotisme, lorsque cet état n'est pas compliqué d'hydrocéphalie, comme cela a lieu chez les crétins, est presque toujours accompagné de microcéphalie et l'extrême petitesse de l'encéphale est incompatible avec l'existence d'une intelligence normale (1).

(1) Pinel, sans vouloir se prononcer sur les connexions immédiates et nécessaires qui peuvent exister entre l'état d'idiotisme et certains vices de conformation du cerveau, signala la faiblesse mentale comme accompagnant toujours une petitesse excessive de la boîte crânienne (a). Gall et Spurzheim précisèrent mieux la question à examiner et conclurent formellement à l'existence d'un rapport direct entre l'imbécillité et l'insuffisance de la masse du cerveau (b). La proportionnalité n'existe certainement pas, mais toutes les recherches faites sur ce sujet tendent à établir que l'idiotisme est toujours une conséquence d'une petitesse considérable du cerveau humain (c).

Cependant si l'existence d'une certaine quantité de substance cérébrale est une condition d'existence pour l'intelligence, il ne s'en suit pas que la réalisation de cette condition suffise pour assurer le développement de cette dernière puissance. Ainsi, il y a des idiots chez lesquels le cerveau offre le volume normal (d), mais à raison d'autres circonstances il est inapte à effectuer le travail mental qu'il accomplit d'ordinaire.

Il est aussi à noter que l'insuffisance matérielle du cerveau paraît ne pas affecter également les diverses aptitudes mentales. Ainsi Gratiolet, qui a eu l'occasion d'étudier attentivement le caractère de plusieurs nains microcéphales, a constaté qu'ils étaient remarquables pour la vivacité de leurs mouvements, capables de sentiments affectueux, mais capricieux à l'excès, et presque entièrement privés de la faculté d'attention; leur langage était intelligible, mais, en somme ils n'avaient que peu de rai-

(a) Pinel, Traité de l'aliénation mentale.
(b) Gall et Spurzheim, op. cit., t. II, p. 235 et suiv.
(c) Gratiolet, Observations sur la microcéphalie (Bull. de la Soc. d'anthropologie, 1860, t. I, p. 35).
— Ch. Vogt, Mémoire sur les Microcéphales ou Hommes-Singes (Mém. de l'Institut national Génevois, 1866, t. XI).
— Schüle, Morphol. Erläuterung eines Microcephalen-Gehirns (Arch. f. Anthrop. 1872, t. V, p. 437).
(d) Crochley Clapman, The weight of the Brain in the Insane (West-riding lunatic asylum Reports, 1873).
— Bradley, Descript. of the Brain of an Idiot (Journal of Anat. and Physiol. 1872, t. VI, p. 65).
— Pozzi, Sur le cerveau d'une imbécile (Bull. de la Soc. d'anthrop., 1874, série 3, t. IX, p. 774).

D'autre part, les Hommes remarquables par leur puissance mentale, et dont on a pu évaluer le volume du cerveau, avaient tous cet organe plus grand que d'ordinaire (1), et leur supériorité à cet égard était souvent très marquée (2),

son et d'aptitude à profiter de ce qu'ils voyaient (a).

Il est aussi à noter que, dans les cas de paralysie incomplète d'un côté du corps, le volume de l'hémisphère cérébral du côté opposé diminue d'ordinaire beaucoup. La différence de volume entre les deux hémisphères est parfois presque du simple au double (b).

(1) Le crâne de Descartes a été cité comme faisant exception à cette règle assez générale (c), mais un jaugeage précis a montré qu'il en est autrement (d).

(2) Le cerveau de Cromwell (e) et le cerveau du poète Byron (f) étaient remarquablement volumineux, mais les poids qui leur furent attribués paraissent exagérés, et par conséquent je n'en parle pas (g); du reste, beaucoup d'autres exemples analogues ont été constatés de manière à ne

laisser aucun doute sur l'exactitude approximative des faits annoncés (h).

Le poids ordinaire de l'encéphale des Hommes âgés de trente à quarante ans est, chez nous, d'environ 1410 grammes et, ainsi que nous le verrons bientôt, ce poids diminue notablement pendant la vieillesse, circonstance dont il faut tenir grand compte dans les évaluations comparatives de ce genre (i). Or, la plupart des grands hommes dont les noms suivent étaient très avancés en âge, et cependant cette portion de leur système nerveux pesait, chez :

G. Cuvier	1829 gr.
Lejeune-Derochlet, géomètre très célèbre	1540
Fuchs, pathologiste éminent	1499
Gauss, géomètre non moins illustre	1492
Dupuytren, chirurgien d'une puissante intelligence	1436

En tenant compte de l'âge on

(a) Voy. Potain, *Pathologie du cerveau* (Dict. encyclop. des sc. méd., t. XIV, p. 216).

(b) Gratiolet, *Mém. sur la microcéphalie* (Mém. de la Soc. d'anthrop., 1860, t. I, p. 61).

(c) Gratiolet, *Sur la forme et la cavité crânienne d'un Totomaque, avec réflexions sur la signification du volume de l'encéphale* (Bulletin de la Soc. d'anthropol., 1861; t. II, p. 70).

(d) Le Bon, *Mesure des crânes de la collection du Muséum* (Revue internationale des sciences, 1879, n° 1, p. 192).

(e) Suivant Baldenger, le cerveau (ou encéphale) de Cromwell aurait pesé 2233 gr. (Voy. Sommering, *De corporis humanis fabrica*, t. IX, p. 38).

(f) Voy. Parchappe, *Rech. sur l'encéphale*, p. 93.

(g) Voyez à ce sujet : R. Wagner, *Morphologie und Physiologie des menschlichen Gehirns als Seelenorgan. Erste Abhand.*, p. 32 (1860). — Broca, *Sur le volume et la forme du cerveau*, p. 24. (Extrait du Bulletin de la Soc. d'anthrop., t. II, 1861).

(h) Lors de l'autopsie de Cuvier, le poids de son encéphale a été déterminé avec beaucoup de soin par P. Bérard (voy. la Gazette médicale, 1832, p. 262).

(i) Broca, op. cit., p. 28.

mais l'existence d'un grand encéphale n'implique pas tou-

trouve que le poids de l'encéphale dépassait la moyenne générale de

38 pour 100, chez Cuvier.
28 — Byron.
13 — Lejeune-Derechlet.
12,5 — Gauss.
11,7 — Fuchs.
8 — Hausmann.
.7 — Dupuytren.
1,15 — Hermann (a).

Au moyen du jaugeage de la boîte crânienne on a pu multiplier davantage les constatations de ce genre. Ainsi, tout récemment, M. Lebon a mesuré avec beaucoup de soin la capacité du crâne d'une série de têtes de personnages connus, qui se trouvent dans la collection du Muséum d'histoire naturelle, et il a obtenu les résultats suivants (b). Préalablement il avait constaté que la capacité moyenne de cette boîte osseuse est, pour les Parisiens, en général, d'environ 1550 centimètres cubes.

La Fontaine.................. 1950
Spurzheim.................... 1950
Volta....................... 1850
Blanchard, architecte auteur..... 1790
Jean sans Peur, de Bourgogne 1750
Maréchal Jourdan............. 1725
De Zach, l'astronome........... 1715
Descartes.................... 1700
Gall...'.................... 1692
Boileau..................... 1680
Unterberger, peintre et mécanicien
    habile.................... 1660
Juvenal des Ursins............ 1525
Wurmser, général autrichien no-
    toirement inhabile........... 1510
Roquelaure, évêque de Senlis 1365

Il a été constaté aussi que le crâne

de Schiller est un des plus grands parmi ceux dont la capacité a été déterminée (c).

Parchappe a mesuré comparativement les dimensions du crâne chez un certain nombre d'Hommes qui, sans être remarquables, étaient au-dessus de la moyenne par leur intelligence, et d'un égal nombre de manœuvriers, et il a trouvé que sous tous les rapports les premiers étaient notablement supérieurs aux seconds (d).

Les faits constatés ainsi impliquent même une différence de volume plus considérable que cet auteur ne l'avait supposé (e).

La signification de ces faits susmentionnés a été examinée aussi par Gratiolet qui leur attribue peu de valeur, mais son argumentation ne prouve pas que le volume du cerveau ne soit pas au nombre des circonstances qui influent sur les aptitudes mentales (f).

Enfin, M. Lebon a fait sur le même sujet des recherches plus précises et beaucoup plus nombreuses qui mettent en évidence des différences considérables dans le développement de la tête chez les lettrés et les savants français, chez les personnes de la bourgeoisie parisienne, chez les domestiques et chez les paysans de la Beauce, classes de la société dont la culture mentale est de moins en moins grande (g).

(a) Broca, *Sur le volume et la forme du cerveau*, p. 29.
(b) Le Bon, *op. cit.* (*Revue internationale des sciences*, 1879, n° 7, p. 92).
(c) Broca, *Sur le crâne de Schiller et sur l'indice cubique des crânes* (*Bullet. de la Soc. d'anthropol. de Paris*, 1864, t. IV, p. 253).
(d) Parchappe, *Rech. sur l'encéphale*, p. 44.
(e) Broca, *op. cit.* p. 33.
(f) Gratiolet, *Discussion, etc.* (*Bull. de la Soc. d'anthropol.*, 1861, t. II, p. 421).
(g) Le Bon, *op. cit.* (*Revue d'anthropol.*, 1879, série 2, t. II, p. 81).

jours l'existence d'un grand esprit (1), et cette condition organique se rencontre aussi très souvent chez les personnes dont les passions sont violentes ou dont les vices sont développés à un haut degré, les assassins par exemple (2).

La puissance mentale, comme chacun le sait, est en général moins grande dans la vieillesse que dans l'âge mûr, et quoique certaines facultés soient plus développées chez les enfants ou les adolescents (la mémoire par exemple), c'est après l'achèvement de la croissance que le travail intellectuel est susceptible de donner ses plus beaux produits. Or, sans vouloir attacher à cette coïncidence une grande importance, il est à noter que c'est chez l'adulte seulement que le cerveau atteint tout son développement matériel et que dans la vieillesse son volume diminue (3). Dans les premiers temps de la vie, l'encéphale grandit plus rapidement

(1) Ainsi M. Sappey a constaté que chez un jeune Homme dont la tête était bien conformée et dont les facultés mentales paraissent n'avoir présenté rien de remarquable, l'encéphale pesait 1510 grammes (a). M. Pozzi a réuni plusieurs autres autres faits analogues (b).

(2) L'élévation anormale du poids de l'encéphale, ou ce qui revient à peu près au même, le volume considérable du cerveau chez certains criminels et plus particulièrement chez un certain nombre d'assassins, a été constaté par plusieurs auteurs. Je reviendrai bientôt sur ce fait en traitant de la division du travail cérébral, mais je dois ajouter ici

qu'il n'a pas toute l'importance que l'on serait porté à lui attribuer au premier abord; car d'après les observations de M. Bordier, il paraît que dans plusieurs cas de ce genre le développement pathologique du tissu conjonctif de l'encéphale avait eu une part considérable dans le résultat constaté, et que par conséquent le volume total de l'appareil n'était pas proportionné à la quantité de substance cérébrale (c).

(3) La diminution du volume de la tête chez les vieillards avait été remarquée par Tenon (d); plus récemment Desmoulins appela l'attention sur les changements que l'âge avancé détermine dans la grandeur

(a) Sappey, *Traité d'anatomie*, t. III, p. 43.
(b) Pozzi, *op. cit.* (*Revue d'anthropologie*, 1878, série 2, t. I, p. 283).
(c) A. Bordier, *Étude anthropologique d'une série de crânes d'assassins* (*Revue d'anthropol.* de Broca, 1879, série 2, t. II, p. 267).
(d) Tenon, *Recherches sur le crâne humain* (*Mém. de l'Institut*, t. I, p. 221 an VI).

que les autres parties de l'organisme (1), et il n'existe presque aucune connexité entre la taille de l'adulte et le volume du cerveau (2).

L'aptitude de l'intelligence à méditer, à raisonner et à s'élever aux conceptions les plus abstraites est plus grande

du cerveau (a); enfin, d'après les déterminations directes du poids du cerveau faites, tant par M. Broca que par les prédécesseurs de cet auteur, on voit que ce poids atteint son maximum entre trente et quarante ans, et ne diminue que très peu jusqu'à cinquante ans, mais que dans la période décennale suivante il s'abaisse notablement, et qu'au delà de cet âge le changement s'accentue davantage. Ainsi le poids moyen du cerveau est :

1410 gr.	pour les hommes de	31 à 40 ans.	
1394	—	—	41 à 50
1341	—	—	51 à 60
1326	—	—	61 et au delà.

Une diminution analogue a été constatée chez les femmes (b).

(1) Voy. tome XI, p. 254.

(2) Le volume du crâne varie moins que la stature, de sorte qu'en général la tête paraît petite chez les personnes de grande taille, et elle est grosse chez les petits individus. Parchappe a trouvé cependant que le poids absolu du cerveau était notablement plus grand chez les premiers que chez les seconds. En pre-

nant la moyenne pour les cinq hommes les plus grands parmi ceux sur lesquels il fit ses pesées, et la même moyenne pour les cinq individus de même sexe les plus petits, cet auteur trouva pour la première série 1169 grammes et pour la seconde 1115. Chez les femmes il obtint aussi d'une part, terme moyen 1068, et d'autre part 1041 (c). De nouvelles recherches sur ce point faites par M. Broca et par M. Le Bon, les ont conduits aux mêmes résultats (d). Ainsi ce dernier auteur, en réunissant par groupes tous les individus de même taille dont il a mesuré la tête et en évaluant le poids moyen du cerveau dans chaque groupe, a trouvé que la différence entre ces moyennes dans les deux groupes extrêmes n'était que d'environ 100 grammes, tandis que chez les individus de même taille elle atteint souvent 300 grammes. Il paraît y avoir des relations plus importantes entre le poids du cerveau et le poids du corps, mais les faits sur lesquels M. Le Bon fonde son opinion ne sont pas assez nombreux pour qu'il ait put rien préciser à ce sujet (e).

(a) Desmoulins, De l'état du syst. nerv. sous ses rapports de volume et de masse dans le marasme non sénile (Journ. de physique, 1820, t. XC, p. 442; et 1821, t. XCII, p. 165).

(b) Broca, Sur le volume et la forme du cerveau, p. 18 (1861).

(c) Parchappe, Rech. sur l'encéphale, p. 76 (1831).

(d) Broca, Sur le volume et le poids du cerveau, p. 18.

(e) Le Bon, Rech. sur les variations du volume du cerveau (Revue d'anthropologie, 1879, série 2, t. II, p. 64).

chez l'Homme que chez la Femme, et il existe aussi une différence considérable dans la quantité de matière vivante dont leur cerveau se compose; d'ordinaire l'encéphale de l'Homme pèse notablement plus que l'encéphale de la Femme (1).

Enfin, divers faits portent quelques anthropologistes à penser que chez les nations civilisées de l'Europe le volume de l'encéphale n'a pas toujours été aussi considérable qu'il l'est aujourd'hui (2); mais nos connaissances à cet égard sont trop peu avancées pour que j'insiste sur ce point.

Dans presque toutes les évaluations volumétriques dont je viens de parler, ainsi que dans les pesées de l'encéphale, la part afférente au cerveau proprement dit n'a pu être distinguée de celle attribuable au cervelet et aux parties adja-

(1) Ce fait, avancé par Aristote, a été confirmé par les recherches de tous les anatomistes modernes qui se sont occupés de cette question. Mais, ainsi que je l'ai dit précédemment (a), les observations de Reid et de quelques autres anatomistes avaient conduit à penser que, proportionnellement à la taille des sujets, l'encéphale de la Femme n'est pas moins développé que celui de l'Homme. Des recherches plus nombreuses et plus précises publiées récemment sont en désaccord avec cette dernière opinion et montrent que le poids relatif du cerveau, de même que le poids absolu de cette partie du système nerveux est moindre chez la Femme que chez l'Homme (b). M. Broca évalue la différence en moyenne à environ 10 pour 100, écart qui ne saurait être attribué uniquement à l'inégalité de la taille dans les deux sexes (c). L'infériorité du sexe féminin sous ce rapport a été constatée même chez les enfants nouveau-nés (d).

(2) La comparaison des crânes trouvés dans les anciens cimetières de Paris et ceux qui proviennent des cimetières actuels de la même ville tend à faire penser que la capacité de la cavité crânienne est aujourd'hui, en moyenne, plus grande qu'au douzième siècle (e).

(a) Voy. tome XI, p. 253.
(b) Le Bon, Sur les variations du volume du cerveau (Revue d'anthropol., 1879, série 2, t. II, p. 55).
(c) Broca, op. cit., p. 15.
(d) Boyd, Tables of the weight's of the human Body and internal organs (Phil. Trans., 1861, p. 241).
(e) Broca, Sur la capacité des crânes parisiens (Bulletin de la Soc. d'anthropol., 1861, t. III, p. 106).

centes du système cérébro-spinal qui, dans l'espèce humaine, ne contribuent pas notablement à l'accomplissement du travail mental. Par conséquent les résultats obtenus de la sorte ne sont pas rigoureusement applicables à la solution de la question dont nous nous occupons ici. Mais les hémisphères constituent plus des quatre cinquièmes de ce tout (1), et la grandeur du cervelet varie moins que celle du cerveau (2). Cette cause d'erreur est donc négligeable, car elle tend à amoindrir les différences que nous venons de constater plutôt qu'à les exagérer.

Du reste, quelques déterminations directes de la grandeur du cerveau proprement dit ont été faites, et les conclusions que l'on en peut tirer n'affaiblissent en rien la signification des faits que nous venons de passer en revue (3). Enfin, sans vouloir entrer ici dans l'examen des altérations subies par l'encéphale dans les maladies mentales, j'ajouterai que généralement le poids spécifique de l'encéphale baisse chez la plupart des personnes atteintes d'aliénation chronique, mais paraît s'élever dans les cas de grande surexcitation (4).

---

(1) M. Sappey évalue de la manière suivante le poids relatif des différentes parties de l'encéphale dont le poids total serait présenté par 1000 :

Cerveau	875
Cervelet	101
Isthme	16
Bulbe	6 (a)

(2) Ainsi, chez les microcéphales la petitesse de l'encéphale dépend de l'arrêt de développement des lobes cérébraux beaucoup plus que de la petitesse du cervelet (b).

(3) La densité de la substance cérébrale, à l'état normal, a été évaluée par Muschenbroek à 1,030, mais elle varie notablement suivant les individus.

(4) Ainsi, selon Leuret et Mitivié, chez des personnes dans l'état normal elle peut s'élever à 1087 ou descendre à 1021 (c), différences qui dépendent probablement de la proportion de matières grasses contenue dans le tissu de cet organe. MM. Krause et Fischer ont trouvé cette densité un

---

(a) Sappey, *Traité d'anatomie*, t. III, p. 42.
(b) Gratiolet, *op. cit.* (*Bull. de la Soc. d'anthrop.*, t. I, p. 36).
(c) Leuret et Mitivié, *Note sur la pesanteur spécifique du cerveau des aliénés* (précédé d'un *Mémoire sur la fréquence du pouls*), 1832, p. 87.

Pour apprécier les relations qui peuvent exister entre le développement de l'intelligence et le développement matériel du cerveau, il n'est pas inutile de chercher si, dans les différentes races humaines, il y a, sous l'un et l'autre de ces rapports, de grandes inégalités. L'infériorité mentale des Nègres comparés aux Blancs est si bien connue, que je crois inutile d'en rapporter ici des preuves, et de tous les peuples actuellement existants, les Australiens sont les moins intelligents; or, c'est aussi la race caucasique qui possède le cerveau le plus volumineux; les races nègres lui sont inférieures à cet égard, et ce sont les Australiens qui, autant qu'on en peut juger par le petit nombre de faits connus, ont l'encéphale le moins développé (1). Pour bien apprécier ces

peu plus grande chez les Femmes que chez les Hommes (a).

Des recherches d'anatomie pathologique faites jadis par Meckel et récemment par MM. Krause et Fischer tendent à établir que la densité de la substance cérébrale est ordinairement moindre que dans l'état normal chez les personnes atteintes de maladies mentales, de paralysie générale ou d'anémie; mais dans l'état actuel de nos connaissances, on ne peut établir aucune règle générale à ce sujet, car chez des personnes décédées à la suite de maladies mentales de différentes natures on trouve dans chaque catégorie des écarts analogues à ceux constatés dans l'état normal, et les nombres sur lesquels on se base sont loin d'être assez considérables pour que

les évaluations moyennes puissent inspirer confiance; j'ajouterai cependant que, d'après les observations de M. Bastian, les différences de pesanteur spécifique chez les aliénés seraient limitées aux couches corticales du cerveau (b).

(1) Chez les divers individus de chaque race, il y a sous ce rapport de grandes inégalités, et lorsqu'on opère sur un petit nombre de crânes on peut arriver à des résultats très discordants; mais les conclusions tirées de l'ensemble des observations recueillies sur le cubage de la boîte crânienne sont dignes de confiance.

Un auteur du siècle dernier, Saumazek, avait trouvé que la cavité du crâne était moins grande chez un nègre que chez les Européens (c).

Tiedemann, au contraire, avait cru

(a) Krause et Fischer, *Beobachtungen des specifischeen Gewichts von Körpers Organen* (*Zeitschrift für rat. Med.*, t. XXVI, p. 306).
(b) Meckel, *Rech. sur les causes de la folie* (cité par Leuret et Mitivié, *loc. cit.*, p. 82).

— Krause et Fischer, *loc. cit.*
— Bastian, *op. cit.* (*Journal of mental science*, 1866).
(c) Voy. Meckel, *Manuel d'anatomie*, t. I, p. 691.

différences, il ne suffit pas d'évaluer la capacité moyenne de la boîte crânienne dans chacune de ces races. Ainsi que

pouvoir déduire de ses recherches que la capacité de cette cavité est la même chez ces deux races (a); mais le procédé de jaugeage dont il fit usage était très mauvais, et d'ailleurs les moyennes fournies par ses mesures suffisent pour montrer que ses conclusions étaient inexactes (b).

Récemment la question a été étudiée de nouveau par plusieurs anthropologistes, et il résulte de leurs déterminations que la capacité de la cavité crânienne est notablement plus petite chez les nègres d'Afrique que chez les Européens (c); chez les femmes de la race Boschimane dont des anatomistes anglais ont eu l'occasion d'étudier le crâne, ce caractère était prononcé d'une manière très remarquable, et, d'après l'ensemble des faits connus, M. J. B. Davis évalue le poids de l'encéphale de ces individus, terme moyen, à 1077

grammes, tandis qu'en calculant de la même manière, le poids de l'encéphale des ffemmes européennes dépasserait 1168 grammes.

M. Broca, en se fondant sur les déterminations faites par Morton et M. Meigs, évalue, en centimètres cubes, la capacité moyenne du crâne à 1552 chez les Anglais, 1371 chez les nègres d'Afrique, 1253 chez les Hottentots, 1253 chez les nègres de l'Océanie, 1228 chez les Australiens (d).

Mais je dois ajouter que ces évaluations ne s'accordent pas avec celles qui résultent d'autres mesures; ainsi, d'après MM. de Quatrefages et Hamy, les crânes de Tasmaniens décrits par M. Davis mesuraient, terme moyen, 1348 centimètres cubes (e). Cependant cet auteur n'évalue le poids de leur cerveau qu'à 1230 grammes, tandis qu'il attribue au cer-

(a) Tiedemann, *On the Brain of the Negro compared with that of the European and the Orang-Outang.* (Philos. Transact., 1836, p. 497).

(b) Broca, *Sur le poids du cerveau,* p. 45.

— B. Davis, *Contributions towards determining the Weight of the Brain in different Races of men* (Phil. Trans., 1868, p. 521).

— S. Hunt, voyez Pozzi, *Du poids du cerveau suivant les races et les individus* (Revue d'anthropologie, 1848, série 2, t. I, p. 279).

(c) Marshall, *On the Brain of a Bushwoman* (Phil. Trans., 1864, p. 501).

— Flower and Murie, *Account of the dissection of a Bushwoman* (Journ. of Anat. and Physiol., 1867, t. I, p. 189).

— J. B. Davis, *loc. cit.,* p. 523.

(d) Pour plus de détails à ce sujet, voyez : *Sur le poids du cerveau,* p. 45; Morton, *Crania americana,* p. 260 (1839).

— Peacock, *Tables of the weights of the Brain, etc.* (Monthly journ. of med. science, 1847, t. VII).

— *On the weight of the brain in the Negroes* (Mem. of the anthropol. Soc. of London, 1868, t. I, p. 65).

— Huschke, *Schœdel, Hirn und Seele des Menschen und der Thiere,* 1854.

— Meigs, *Catalogue of human crania in the collection of the Acad. of nat. sc. of Philadelphia,* 1857.

— Nott et Gliddon, *Indigenous races of the Earth,* 1857.

— Broca, *op. cit.,* p. 47.

(e) Quatrefages et Hamy, *Crania Ethnica,* p. 233.

l'a fait remarquer M. Le Bon, il faut examiner dans quelle proportion on y trouve des individus dont le cerveau est très volumineux, et chercher à se rendre compte de la grandeur relative de ces têtes choisies. Or, en procédant de la sorte, l'anthropologiste que je viens de citer a trouvé que chez les races supérieures par l'intelligence le nombre relatif des crânes volumineux est beaucoup plus élevé que chez les races inférieures (1).

§ 3. — L'ensemble de ces faits tend à établir que la quantité de matière nerveuse contenue dans le cerveau exerce une influence considérable sur la puissance fonctionnelle de cet appareil; mais d'autres faits non moins significatifs prouvent qu'il n'y a pas toujours proportionnalité entre cette quantité et cette puissance. En effet, Conclusions

veau des Européens le poids moyen de 1493 grammes (a).

M. Dally tire de l'examen comparatif de l'ensemble des faits observés la conclusion suivante : La capacité crânienne paraît d'autant moindre que la race est plus inférieure (b).

(1) Ainsi M. Le Bon a trouvé que sur 100 crânes parisiens modernes il y a onze sujets dont le volume du crâne est compris entre 1700 et 1900 centimètres cubes, tandis que sur le même nombre de crânes nègres on n'en rencontre aucun possédant une telle capacité.

Dans les agglomérations humaines inférieures, chez les Australiens et les parias de l'Inde par exemple, la limite maximum des crânes les plus volumineux dépasse à peine 1500 centimètres cubes.

Enfin, l'écart entre les plus gros crânes chez les races supérieures et chez les races inférieures atteint 400 centimètres cubes, tandis que pour la capacité moyenne cet écart n'est que de 200 centimètres cubes.

Il est également à noter que l'inégalité dans le volume de l'encéphale, suivant les sexes, paraît être moindre chez les races inférieures que chez celles dont la puissance intellectuelle est la plus grande, et ainsi que le fait remarquer un anthropologiste habile, M. Lebon, chez les peuples non civilisés, la différence entre les facultés mentales de l'Homme et de la Femme est moins marquée que chez ceux où les travaux de l'esprit sont arrivés, pour l'Homme, à un haut degré de perfectionnement (c).

(a) Davis, *op. cit.* (*Phil. Trans.*, 1868, p. 512).
(b) Dally, art. CRANIOLOGIE du *Dict. encycl. des sc. méd.*, 1re série, t. XXII, p. 672.
(c) Le Bon, *op. cit.* (*Revue d'anthropol.*, 1879, série 2, t. II, p. 56 et p. 103).

Flourens a constaté expérimentalement que chez les Oiseaux la quantité de matière cérébrale peut être diminuée
de moitié par la destruction de l'un des deux hémisphères
sans qu'il en résulte un affaiblissement corrrespondant dans
les manifestations du travail mental (1), et l'on connaît des
cas pathologiques dans lesquels une portion considérable
de la substance cérébrale avait été détruite chez des personnes dont les facultés intellectuelles n'étaient pas beaucoup amoindries (2).

Com-
paraison
du
volume
du
cerveau
chez
divers
Animaux. § 4. — A raison de l'incommensurable supériorité intellectuelle de l'Homme sur tous les autres Animaux, son cerveau devrait être beaucoup plus grand que le leur, si la puissance fonctionnelle de cet organe dépendait seulement de sa
masse. Les anciens croyaient qu'il en était ainsi; mais on
sait aujourd'hui que l'encéphale de quelques Mammifères
gigantesques dépasse en volume le nôtre (3), et, lorsque les

(1) Les vivisections pratiquées par Flourens sur des Pigeons et sur des Poules prouvent que chez ces Oiseaux une très grande partie des lobes cé- rébraux peut être enlevée sans qu'il en résulte dans les facultés mentales aucune perte appréciable et perma- nente. Dans les premiers temps qui suivent l'opération la totalité de la portion restante de l'encéphale se tu- méfie, et pendant que cette congestion pathologique existe, toutes les facul- tés sensorielles, ainsi que les fa- cultés sensoriales, sont suspendues comme dans les cas de l'ablation complète du cerveau ; mais, pourvu que la perte de substance n'ait pas été portée au delà de certaines li- mites, l'animal mutilé de la sorte se rétablit assez promptement et re- couvre l'exercice de son intelli- gence (a).

(2) Longet a rassemblé diverses observations pathologiques qui sem- blent prouver que, même dans l'es- pèce humaine, l'intelligence peut exister malgré une perte assez no- table de substance cérébrale (b).

(3) Aristote croyait que le poids absolu de l'encéphale était plus grand chez l'Homme que chez tout autre Animal (c), et cela est vrai, sauf un petit nombre d'exceptions, fournies principalement par des Mam- mifères gigantesques, notamment par l'Éléphant (d) et la Baleine. Chez

(a) Flourens, *Rech. expér. sur le syst. nerveux*, p. 98 et suiv. (édit. de 1824).
(b) Longet, *Anat. et physiol. du syst. nerveux*, t. I, p. 668 et suiv.
(c) Aristote, *Hist. des Animaux*, liv. I, chap. XIII.
(d) Perrault, *Mém. pour servir à l'hist. nat. des Animaux*, 3ᵉ partie, p. 135 (*Mém. de l'Acad. des sc.*, 1666 à 1699, t. III).

naturalistes ont voulu comparer la valeur physiologique du cerveau dans les différentes espèces zoologiques, quelques auteurs ont pensé qu'au lieu de tenir compte du poids absolu de cet organe, il fallait le considérer dans ses relations avec l'ensemble de l'organisme et déterminer de préférence son poids relatif en prenant pour unité de mesure le poids total du corps (1). En effet, l'encéphale n'est pas affecté uniquement à la réalisation des opérations de l'entendement; c'est aussi le récepteur des impressions sensorielles produites sur toutes les parties sensibles de l'organisme, et par conséquent il était rationnel de supposer qu'il pouvait y avoir des relations entre la grandeur de ces parties excitables et la grandeur de l'appareil préposé à la perception consciente des excitations reçues par leur intermédiaire. Au siècle dernier, Haller procéda de la sorte, et il fut suivi dans cette voie par Cuvier ainsi que par d'autres investigateurs (2).

un Éléphant d'Afrique disséqué par Perrault, le poids de cette partie du système nerveux était de 9 livres, et chez un Éléphant d'Asie dont l'autopsie fut faite par Moulins, ce poids s'élevait à 10 livres (4^k,89).

D'après Rudolphi, l'encéphale d'une Baleine franche, d'environ 75 pieds, pesait près de 5 kilogr.

Haller a réuni ce que, de son temps, on savait à ce sujet; et ces renseignements ont été reproduits par Parchappe (b).

(1) Voy. tome XI, p. 251.

(2) Cuvier, à l'exemple de Haller, employa ce mode d'appréciation; mais il eut soin de faire remarquer combien les résultats obtenus ainsi peuvent varier suivant que les individus sont gras ou maigres, et à ce sujet il rappela que dans un cas le poids relatif de l'encéphale du Chat avait été de 1/82e du total, tandis que chez un autre individu cette proportion n'avait été que de 1/156e. Du reste, en tenant compte, autant que possible, de ces causes d'erreur, il constata qu'en général le poids relatif de l'encéphale est plus élevé chez les petits Mammifères que chez

(a) Allen Moulins, *An anatomical account of an Elephant*, p. 37 (1682).
— Rudolphi, *Handbuch der Physiol.*, t. II, p. 11.
(b) Haller, *De partium corporis humani præcipuarum fabrica et functionibus*, t. VIII, p. 7 et suiv.
— Parchappe, *Rech. sur l'encéphale*, p. 83.

En effet, il est évident que la grosseur de la tête est, jusqu'à un certain point, en relation avec la taille des Animaux d'espèces différentes, et il était important de savoir si la grandeur relative de l'encéphale était en rapport avec le degré d'intelligence des Êtres animés.

Lorsqu'on ne prend en considération que les résultats moyens fournis par ces évaluations proportionnelles dans chacune des cinq classes de l'embranchement des Vertébrés, l'existence d'une certaine relation entre la grandeur relative du cerveau et le développement des facultés mentales semble ne pas être douteuse. Ainsi les Poissons sont connus comme étant, en général, les moins intelligents de tous ces Animaux, et ce sont aussi ceux dont le cerveau est le plus petit, comparativement au volume total du corps. Chez les Batraciens et les Reptiles, le poids relatif de l'encéphale s'élève ; cette progression, terme moyen, se prononce davantage dans la classe des Oiseaux ; enfin, dans la classe des Mammifères, la part du poids total de l'organisme qui est représentée par l'encéphale est encore plus grande. Ainsi Leuret, en réunissant toutes les données fournies par les observations de ses devanciers ou par ses recherches personnelles, trouva que, terme moyen, le poids de l'encéphale des Mammifères constitue environ 1/186 du poids total de l'Animal, tandis que chez les Poissons, le premier de ces poids n'atteint pas la 5000ᵉ partie du second. Mais chez les diverses espèces appartenant à une même classe zoologique, il n'y a entre cette proportionnalité et le développement de la puissance mentale aucune relation constante ; le poids

ceux de grande taille, et qu'évalué par ce procédé le cerveau de l'Homme ne paraît être guère supérieur à celui de quelques petits Singes (a).

(a) Cuvier, *Anat. comp.*, t. II, p. 149 (an VIII). — Voyez aussi dans la 2ᵉ édition les additions de Duvernoy, t. III, p. 77.

total du corps varie beaucoup plus que le poids de l'encéphale, et d'ordinaire, plus l'Animal est petit, plus son encéphale est grand comparativement au volume du corps (1). Ainsi, chez la Souris, le corps entier ne pèse que quarante-trois fois autant que pèse l'encéphale, tandis que chez le Chien cette proportion est comme 1 est à plus de 300; que chez le Cheval elle est dans le rapport de 1 à 700, et que chez le Bœuf elle est parfois comme 1 est à 860 (2).

Ce mode d'évaluation, employé isolément, ne jeta donc que peu de lumière sur la question dont nous nous occupons ici, et l'on chercha si des relations plus constantes n'existeraient pas entre la grandeur de la puissance intellectuelle des Êtres animés et la prépondérance de leur cerveau sur le reste de leur système nerveux, notamment sur la moelle épinière ou sur les nerfs périphériques (3).

---

(1) Voy. tome XI, p. 251.

(2) Gall a insisté avec raison sur le désaccord qui existe entre le développement de l'intelligence et le volume de l'encéphale chez divers Animaux (a).

Lorsque l'on compare entre elles des espèces qui se ressemblent beaucoup par leur mode d'organisation ainsi que par la taille, mais qui diffèrent extrèmement sous le rapport de l'intelligence, on trouve cependant, dans certains cas, une concordance remarquable entre l'inégalité de la puissance mentale et le développement du cerveau. Ainsi l'Homme et le Gorille ne diffèrent que peu soit anatomiquement, soit sous le rapport du volume de l'organisme, tandis que le cerveau du premier est environ

trois fois plus gros que le cerveau du second (b).

(3) Pour apprécier ces rapports il suffit, en général, de comparer la largeur du cerveau au diamètre transversal de la moelle allongée, méthode qui a été employée vers la fin du siècle dernier par plusieurs anatomistes (c).

Cuvier, dont j'ai déjà cité les recherches (d), résuma dans la formule suivante les conclusions qu'il avait tirées de mesures relatives de ce genre : « Le cerveau est le lieu où aboutissent toutes les perceptions et l'instrument au moyen duquel notre esprit combine ces perceptions, les compare, en tire des résultats; en un mot réfléchit et pense... Les Animaux participent d'autant plus à

(a) Gall et Spurzheim, *Anat. et physiol. du syst. nerveux*, t. II, p. 220 (1812).
(b) Dally, *op. cit.* (*Dict. encyclop. des sc. méd.*, t. XXII, p. 672).
(c) Par exemple Sœmmering.
(d) Voy. tome XI, p. 233.

Considéré d'une manière très générale, le système nerveux nous offre, en effet, dans les principaux groupes zoologiques comparés entre eux, des indices de l'existence de rapports de cet ordre. Chez les Invertébrés inférieurs, les ganglions ne sont guère plus gros que les conducteurs avec lesquels ces foyers nerveux sont en connexion, et les divers ganglions ne diffèrent que peu entre eux, tandis que chez les représentants supérieurs de chaque type principal, les Insectes parmi les Animaux annelés, et les Céphalopodes parmi les Mollusques, les ganglions céphaliques acquièrent une importance relative beaucoup plus grande. Dans l'embranchement des Vertébrés, la même tendance se révèle lors-

cette dernière faculté, ou du moins paraissent en approcher d'autant plus près que la masse de substance médullaire qui forme leur cerveau surpasse davantage celle qui constitue le reste de leur système nerveux ; c'est-à-dire que l'organe central des sensations l'emporte davantage sur leurs organes extérieurs (a). » Cependant quelques-uns des faits enregistrés par ce grand naturaliste montrent que, même chez les Mammifères, le degré d'intelligence est loin d'être toujours en rapport avec la prépondérance de leur cerveau; ainsi chez le Dauphin le cerveau est treize fois plus large que la moelle allongée, tandis que chez l'Homme il ne mesure que sept fois ce dernier diamètre (b). Néanmoins la tendance générale des faits de cet ordre paraît établir que cette prépondérance est au

nombre des conditions organiques en relation avec le développement de la puissance mentale, non seulement chez les diverses espèces de Vertébrés, mais aussi chez le même individu considéré à des âges différents. Serres s'est appliqué à mettre cette corrélation en évidence, et quoique ses conclusions soient présentées d'une manière beaucoup trop absolue, les faits dont il argue ont une portée considérable (c).

Il est également à noter qu'il paraît y avoir dans l'espèce humaine un certain antagonisme entre le développement du cerveau et la grosseur des principaux nerfs crâniens. Ainsi ces nerfs sont relativement plus gros chez les nègres que chez les individus de race caucasique (d), et il en est de même chez les enfants microcéphales comparés aux enfants normaux (d).

(a) Cuvier, *Anat. comp.*, t. II, p. 3 (édit. de l'an VIII).
(b) Cuvier, *op. cit.*, t. II, p. 154.
(c) Serres, *Anat. comp. du cerveau*, t. II, p. 137 et suiv. (1826).
(d) Gratiolet, *Sur le volume et la forme du cerveau* (*Bull. de la Soc. d'anthropol.*, 1861, t. II, p. 252).

qu'on passe du groupe des Anallantoïdiens à la classe des Reptiles, puis de celle-ci à la classe des Oiseaux et de là à la classe des Mammifères (1). Mais lorsque l'on compare entre elles les différentes espèces d'une même classe, on rencontre de nombreuses exceptions à la règle qu'au premier abord on serait porté à établir, et il devient évident que, si la prépondérance relative du cerveau sur le reste du système nerveux est une des conditions de supériorité mentale, ce n'est pas la seule, et que la puissance du travail cérébral est soumise à l'influence d'autres causes.

§ 5. — Des considérations analogues à celles qui ont porté les naturalistes à entreprendre les investigations dont je viens de parler, ont suggéré à Cuvier l'idée de comparer le développement relatif de l'encéphale et de la région faciale de la tête où sont logés les principaux organes des sens dont la puissance fonctionnelle est en relation avec les appétits plutôt qu'avec l'entendement (2). Les recherches de cet ordre

Relations entre le volume du cerveau et le volume des autres parties du système nerveux.

(1) Les Poissons et les Batraciens sont de tous les Vertébrés ceux dont le cerveau, comparé au reste du système nerveux, est le plus petit. Chez les Reptiles et les Oiseaux son volume relatif est plus grand, et c'est dans la classe des Mammifères que cette inégalité est portée au plus haut degré.

(2) Cuvier, guidé par des vues théoriques sur le rôle des organes de l'odorat et du goût dans les opérations mentales des Animaux, a cherché à apprécier rigoureusement le développement relatif de la région faciale où ces organes se trouvent, et le développement de la boîte crânienne qui loge les parties du système nerveux à l'aide desquelles le travail mental s'accomplit. Il a conclu de l'ensemble des faits constatés de la sorte que l'Homme est de tous les Êtres animés celui dont le crâne est le plus grand relativement à la face, et que les Animaux s'éloignent d'autant plus de ces proportions, qu'ils sont plus stupides ou plus féroces (a). Cela est en général vrai, non seulement pour les espèces comparées entre elles, mais aussi pour les individus considérés dans le jeune âge et à l'âge adulte. Ainsi les jeunes Singes sont beaucoup plus intelligents que les Singes adultes, et à mesure qu'ils grandissent leur face devient de plus en plus volumineuse et proéminente par rapport à leur crâne.

(a) Cuvier, *Anatomie comparée* (1re édit.), t. II, p. 4.

ont conduit à des résultats intéressants, mais, de même que les observations volumétriques dont il vient d'être question, elles n'ont fourni que peu d'éléments pour la solution de la question en litige (1). Je ne m'y arrêterai donc pas et je chercherai si les physiologistes, en se plaçant à un autre point de vue, ont pu obtenir des résultats plus instructifs.

Relations entre les propriétés du cerveau et l'étendue de sa couche corticale.

§ 6. — Nous avons vu, dans une autre partie de ce cours, que le développement de la puissance nerveuse a lieu principalement dans le tissu granulaire ou utriculaire qui constitue la substance grise de l'axe cérébro-spinal, tandis que la substance blanche et fibrillaire n'est guère qu'un conducteur de cette force et des stimulants aptes à la mettre en jeu. Or, dans le cerveau, de même que dans le cervelet, la substance grise constitue les couches corticales de ces foyers d'innervation, et l'intérieur de la masse nerveuse est formé principalement par la substance blanche (2). Il y a donc lieu de penser que si la puissance mentale est développée de la même manière que la force excito-motrice

(1) Pour établir rigoureusement cette comparaison, Cuvier fit diviser verticalement en deux suivant la ligne médiane une série de têtes; puis il mesura sur ces sections les aires correspondantes d'une part à la cavité crânienne, d'autre part à la face, et prenant la première de ces grandeurs pour unité il arriva aux résultats suivants :

Chez l'Européen, l'aire faciale est environ un quart de l'aire crânienne;

Chez le Kalmouck, elle est d'environ un dixième plus grande que chez l'Européen;

Chez le Nègre, elle augmente d'environ un cinquième ;

Chez le Sapajou, l'aire faciale est presque égale à la moitié de l'aire crânienne ;

Chez le Mandrille et chez la plupart des espèces de l'ordre des Carnassiers, l'aire faciale est presque égale à l'aire crânienne ;

Chez les Rongeurs et chez les Mammifères à sabots, l'aire faciale est plus grande que l'aire crânienne ;

Elle la dépasse d'environ un tiers chez le Lièvre et chez la Marmotte; elle est presque double chez les Ruminants; un peu plus que double chez le Porc-épic et chez le Cochon; elle est presque triple chez l'Hippopotame; enfin elle est presque quadruple chez le Cheval (a).

(2) Voy. tome XI, p. 309.

(a) Cuvier, *Leçons d'anat. comp.*, t. II, p. 10 (édit. de l'an VIII).

et les autres manifestations de la force nerveuse dont l'étude nous a occupés précédemment (1), et si la grandeur de la première de ces puissances est plus ou moins dépendante de la quantité de matière cérébrale dont le travail causerait son développement, nous serions, par conséquent, en droit de penser que cette grandeur doit être en rapport avec l'abondance de la substance grise du cerveau, plutôt qu'avec la quantité de sa substance blanche. Or, la substance grise, toutes choses égales d'ailleurs, est en rapport de quantité avec le volume du cerveau lorsque la surface de cet organe est lisse, mais lorsque la couche corticale est plissée il n'en est plus de même. A poids égaux, et quand la structure est similaire (2), les cerveaux plissés en possè-

---

(1) Si l'on fait abstraction des figures de langage employées par les anatomistes du dix-septième siècle, on retrouve dans les écrits de quelques-uns de ces auteurs des idées fort analogues à celles assez généralement admises aujourd'hui relativement aux fonctions du cerveau. Ainsi Malpighi, Willis et Sylvius (ou Dubois) pensaient que les forces nerveuses (ou esprits animaux) sont développées (ou comme on disait alors sécrétées) par la substance corticale du cerveau et reçues par la substance blanche pour être ensuite distribuées dans l'organisme par les nerfs (a).

(2) Cette réserve au sujet des différences qui peuvent exister dans la structure de l'écorce grise est nécessaire, parce que l'épaisseur de cette partie des hémisphères cérébraux varie d'espèce en espèce et paraît être souvent, sinon toujours, en raison inverse de son étendue, en sorte que la masse de substance grise peut ne pas être proportionnelle aux surfaces. Il est même à noter que l'infériorité sous ce dernier rapport semble être souvent contre-balancée en partie par une augmentation dans l'épaisseur des couches corticales. Ainsi, cette épaisseur, considérée d'une manière absolue, est notablement moindre chez l'Homme que chez plusieurs Mammifères inférieurs. M. Meynert l'évalue à $0^m,50$ chez le Daim, à $0^m,30$ chez les Cheiroptères et à $0^m,25$ dans l'espèce humaine (b); mais, ainsi que nous le verrons par la suite, l'épaisseur totale des couches corticales n'est pas en rapport nécessaire avec l'épaisseur de la portion en apparence la plus importante.

(a) Willis, Cerebri anatome, 1864.
— Malpighi, De cerebri cortice (Opera omnia, v. II, Epistolæ anatomicæ, p. 84, 1686).

(b) Meynert, op. cit. (Stricker, Manuel of human and comparative histology, t. II, p. 383).

dent plus que les cerveaux lisses, et la quantité de substance active est d'autant plus considérable sous un même volume, que ces plis ou circonvolutions sont plus nombreux et plus profonds (1). Pour évaluer les relations qui peuvent exister entre le mode d'organisation du cerveau et la valeur fonctionnelle de cet appareil, il faut donc tenir grand compte de la configuration de sa surface, et en se plaçant à ce point de vue, on remarque tout d'abord qu'il n'existe de circonvolutions que dans la classe des Mammifères, groupe qui, sous le rapport de l'intelligence, occupe le premier rang. Le cerveau des Oiseaux, des Reptiles, des Batraciens et des Poissons est toujours lisse et, pour un même volume, il est par conséquent beaucoup moins riche en substance corticale que le cerveau des Mammifères supérieurs.

Mais à cet égard il existe aussi de grandes différences de Mammifère à Mammifère. Chez presque tous les Animaux de ce groupe naturel dont les facultés mentales sont le moins développées, le cerveau est lisse comme chez les Vertébrés des

---

(1) Magendie fut, je crois, un des premiers à avancer qu'il pouvait y avoir une relation entre le développement de ces plis cérébraux et la perfection des facultés intellectuelles (a). Un ouvrage iconographique publié par Tiedemann en 1821 a fourni beaucoup de faits propres à éclairer la question soulevée de la sorte (b), et dans un mémoire lu à l'Académie des sciences l'année suivante, Desmoulins s'appliqua à montrer qu'il y a connexité entre l'étendue de la surface cérébrale et le développement des facultés mentales (c). Plus tard, il crut pouvoir établir comme une loi générale que « le nombre et la perfection des facultés intellectuelles dans la série des espèces et dans les individus de la même espèce sont en proportion de l'étendue des surfaces cérébrales(d). »

(a) Magendie, *Précis élémentaire de physiol.*, t. I, p. 163 (1816).
(b) Tiedemann, *Icones cerebri simiarum et quorumdam mammalium rariorum*, 1821.
(c) Desmoulins, *Sur le rapport le plus probable entre l'organisation du cerveau et ses fonctions* (*Journal complém. du Dict. des sc. méd.*, 1822, t. XIII, p. 206).
(d) Magendie et Desmoulins, *Anat. du syst. nerv. des Animaux à vertèbres*, t. II, p. 606 (1825).

classes inférieures (1), et lorsque les circonvolutions font défaut chez des espèces intelligentes, ainsi que cela se voit chez la plupart des Animaux de très petite taille qui appartiennent à des familles zoologiques dont le cerveau est ordinairement plissé, cette cause d'infériorité semble être compensée par la grandeur totale de l'organe qui, comparativement à la taille, est en général plus considérable chez les petits Mammifères que chez les grands (2).

Il est également à noter que le cerveau humain est presque toujours extrêmement riche en circonvolutions (3), et que, pendant la première période de la vie, leur nombre aug-

(1) Les plis cérébraux ou circonvolutions font plus ou moins complètement défaut chez les Mammifères didelphiens (Monotrêmes et Marsupiaux), chez les Édentés et chez tous les Microplacentaires dont j'ai formé une division particulière sous le nom de *Plébéiates* (a), savoir les Rongeurs, les Insectivores et les Cheiroptères. M. Owen a réuni tous ces Mammifères à cerveau lisse en une seule section appelée la sous-classe des *Lyencéphales*, et il donne le nom de *Gyrencéphales* à tous les autres Mammifères à cerveau plissé, sauf l'Homme qu'il considère comme devant constituer une sous-classe particulière sous le nom d'*Archencephala* (b).

Les Mammifères à cerveau plissé sont d'abord l'Homme, puis les Quadrumanes, les Carnassiers, les Amphibiens, les Pachydermes, les Ruminants, les Siréniens et les Cétacés;

mais il est à noter que dans plusieurs de ces ordres naturels les circonvolutions manquent ou sont fort réduites chez les espèces de très petite taille (c).

A ce sujet je citerai également l'observation suivante :

Desmoulins a constaté que chez les Chiens barbets et les Chiens de chasse les plis cérébraux sont notablement plus étendus et plus profonds que chez les mâtins (d), et chacun sait que les premiers sont beaucoup plus intelligents que ces derniers.

(2) Voy. ci-dessus, p. 189.

(3) Cuvier avait remarqué que l'Homme est de tous les Mammifères celui dont le cerveau présente les plis les plus profonds, et que chez peu d'espèces les circonvolutions sont aussi nombreuses, mais il ne tira de ce fait aucune conclusion physiologique (e).

(a) Milne Edwards, *Considérations sur les affinités naturelles et la classification méthodique des Mammifères* (Rech. pour servir à l'hist. nat. des Mammifères, p. 40).
(b) Owen, *Anat. of Vertebrales*, t. II, p. 296.
(c) Voy. tome XI, p. 321.
(d) Magendie et Desmoulins, *Anat. du syst. nerv.*, t. II, p. 603 et suiv.
(e) Cuvier, *Leçons d'anat. comp.*, t. II, p. 157 (an VIII).

mente rapidement en même temps que la puissance mentale grandit (1) ; mais qu'il existe sous l'un et l'autre de ces rapports des différences considérables suivant les races. Ainsi le cerveau de la femme Boschimane, conservé dans la collection anatomique au Muséum d'histoire naturelle, est remarquablement pauvre en circonvolutions (2). Néanmoins l'étendue plus ou moins considérable de la couche corticale du cerveau résultante du volume de cet organe, du nombre de ses circonvolutions et de la profondeur de ces plis (3), ne saurait être la seule circonstance organique dont dépend la grandeur de la puissance mentale (4). Ainsi Leuret fait remarquer

(1) Dans les premiers temps de la vie intra-utérine le cerveau de l'Homme, de même que le cerveau des autres Mammifères, est complètement lisse, et chez le fœtus de sept mois les anfractuosités ne sont que faiblement indiquées, tandis qu'à l'époque de la naissance elles sont déjà très nombreuses (a).

(2) Le cerveau de cette femme connue sous le nom de la *Vénus hottentote* a été représenté par Gratiolet comparativement au cerveau d'un Homme de race blanche, et la différence est des plus frappantes (b).

Le cerveau d'une autre Boschimane, étudié par M. Marshall, sans être aussi dégradé que le précédent, était notablement plus petit que d'ordinaire et très pauvre en circonvolutions, particulièrement dans la région frontale (c).

(3) Cette profondeur varie beaucoup. Ainsi, chez les Dauphins, où les plis du cerveau sont au moins aussi nombreux que chez l'Homme (d), les anfractuosités sont moins profondes (e).

(4) Longet s'en est assuré (f), et Foville a trouvé que chez les idiots la couche corticale du cerveau est dans un état anormal (g).

(a) Tiedemann, *Anatomie du cerveau*, p. 235 et suiv.
— Reichert, *Der Bau des menschlichen Gehirns*, pl. XI et XII (1861).
— B. Ecker, *Die Hirnwindungen des Menschen, mit einigen Untersuchungen insbesondere über die Entwicklung beim Fœtus*, 1869.—*Zur Entwicklungsgeschichte der Furchen und Windungen der Grosshirn-hemisphären im Fœtus des Menschen* (*Arch. für Anthropol.*, 1869, t. III, pl. I-IV).
— Weisbach, *Gehirngewicht Capacität und Umfang des Schädels in ihren gegenseitigen Verhältnissen* (*Wiener med. Jahrb.*, 1869, t. III, p. 130).
— Pozzi, *Circonvolutions cérébrales* (*Dict. encycl. des sc. méd.*, t. XVII, p. 379 et suiv.).
(b) Gratiolet, *Mém. sur les plis cérébraux de l'Homme et des Primates*, pl. I et II.
(c) J. Marshall, *On the Brain of a Bushwoman; on the Brain of two Idiots of European descent* (*Phil. Trans.*, 1863, p. 501).
(d) Foville, art. ALIÉNATION MENTALE du *Dict. de méd. et de chir.*, t. I, p. 553.
(e) Voy. Serres, *op. cit.*, pl. XI, p. 225.—Leuret et Gratiolet, *op. cit.*, pl. XII, fig. 1.
(f) Longet, *Traité de physiologie*, t. III, p. 441.
(g) Desmoulins et Magendie, *op. cit.*, t. II, p. 602.

que chez le Mouton la surface corticale est, proportion gardée, plus grande que chez le Chien ou le Renard, animaux dont l'intelligence, comme chacun le sait, est bien supérieure à celle de tout Ruminant (1).

Enfin, il paraît y avoir aussi, suivant les espèces, des différences notables dans l'épaisseur de la couche corticale du cerveau, et si, comme cela est probable, la quantité de substance grise contenue dans cet appareil est une condition de puissance, il pourrait y avoir ainsi, à égalité de surface, des différences importantes dans le degré de développement de cet élément anatomique (2).

§ 7. — L'existence d'une certaine connexité entre la puissance plus ou moins grande des facultés mentales et le mode de structure dont dépend soit l'uniformité extérieure, soit le plissement de la couche corticale du cerveau chez les Vertébrés, acquiert un nouveau degré de probabilité par la constatation de relations analogues chez quelques Insectes. Nous avons vu précédemment (3) que chez les Abeilles, les Bourdons, les Fourmis et plusieurs autres Hyménoptères industrieux, Dujardin a découvert dans la structure des ganglions cérébraux des particularités de

Cerveau des Insectes sociaux.

(1) On trouve dans l'ouvrage de Leuret et Gratiolet sur l'anatomie du système nerveux de bonnes figures du cerveau de ces divers Mammifères (Atlas, pl. 4 à 9).

(2) Il importe également de noter ici que les différentes couches dont se compose la substance corticale des hémisphères cérébraux ne sont pas distribuées uniformément dans ces organes, et ne présentent pas partout la même structure intime. Récemment l'histologie de cette partie du système nerveux a été l'objet de beaucoup d'investigations, et parmi les anatomistes qui ont le plus contribué à jeter sur ce sujet de nouvelles lumières, je citerai particulièrement M. Meynert, dont le travail se trouve dans le deuxième volume du Manuel d'histologie de M. Stricker (a).

(3) Voy. tome XI, p. 187.

(a) Voyez aussi, à ce sujet, l'art. CERVEAU par M. Berger dans le Dict. encyclop. des sc. méd., t. XIV, p. 172 et suiv.

structure qu'il n'avait pas aperçues chez les Névroptères et les Dyptères, et qui indiquent chez ces petits Êtres une complexité organique comparable à celle qui a été observée chez les Mammifères dont le cerveau présente des circonvolutions. On sait aujourd'hui, par les investigations de M. Ed. Brand, que ces foyers nerveux présentent une structure analogue chez tous les Insectes, mais que ce genre de plissement intérieur est porté au plus haut degré chez les espèces sociales; et un autre anatomiste russe, M. Nicolas Wagner, vient de constater que ces circonvolutions sont beaucoup plus développées chez les Ouvrières que chez les Reines; enfin que chez les mâles elles sont fort réduites (1). Or, on sait que ces derniers ne donnent presque aucune preuve d'intelligence, et que les Femelles sont très inférieures aux Ouvrières sous le rapport de tout ce qui touche à l'entendement.

Influence
des organes
des sens.

§ 8. — Un autre élément de puissance mentale dont il importe également de tenir compte lorsqu'on cherche à apprécier l'influence de l'organisme sur les aptitudes des Êtres pensants, consiste dans le degré de perfection des instruments qui servent d'intermédiaires entre cette puissance et

---

(1) M. N. Wagner a trouvé que chez les Fourmis ouvrières ces circonvolutions (ou corps pédonculés de Dujardin) sont encore plus développées que chez les Abeilles (b). M. Ed. Brandt a constaté les mêmes faits et a vu qu'elles sont aussi très fortement prononcées chez les Guêpes; enfin il en a découvert l'existence chez tous les Insectes sur lesquels ses recherches ont été faites (savoir 1032 espèces), et il assure que chez les Hyménoptères sociaux elles sont plus développées que chez aucun autre Animal de la même classe (a). Or nous avons vu précédemment que les Insectes sociaux sont supérieurs à tous les autres Invertébrés sous le rapport des facultés intellectuelles. Il serait intéressant de connaître la structure intime des ganglions céphaliques chez les Termites.

(a) N. Wagner, *Sur la structure des ganglions céphaliques des Insectes* (*Comptes rendus de l'Acad. des sc.*, 1879, t. LXXXIX, p. 378).
— Ed. Brandt, *Recherches anatomiques et morphologiques sur le système nerveux des Insectes* (*Comptes rendus de l'Acad. des sc.*, 1879, t. LXXXIX, p. 475).

le monde extérieur. C'est seulement à l'aide des organes des sens que l'intellect reçoit les matières premières sur lesquelles ses opérations s'exercent, et par conséquent la valeur de ses produits ne saurait être indépendante de la grandeur de ces sources de richesses psychiques. On conçoit donc qu'un Animal dont le cerveau serait constitué d'une manière favorable à l'accomplissement du travail mental, mais dont les organes des sens seraient incomplets, pourrait avoir moins d'intelligence qu'un Animal dont l'appareil sensoriel serait plus parfait et le cerveau moins bien constitué, ou *vice versa*.

Or, des cas de ce genre existent et ces particularités lèvent une des difficultés qui s'opposaient à la généralisation des vues dont je viens de parler, relativement aux relations entre le degré de puissance mentale et le développement de l'appareil cérébral, soit en volume, soit en superficie. Ainsi, les Cétacés et les Amphibies ont un cerveau dont la masse et dont les nombreuses circonvolutions semblaient être en disproportion avec leur intelligence, mais ils sont des plus mal partagés quant aux instruments du toucher, et l'importance de ce sens dans le travail producteur des idées est très considérable. J'incline aussi à croire que l'infériorité mentale des Mammifères à sabots dont le cerveau présente en général des circonvolutions bien développées, peut dépendre en partie de la même cause. Mais, ainsi que l'a fait remarquer Frédéric Cuvier, l'importance du toucher sur les aptitudes intellectuelles est loin d'être aussi considérable que l'ont supposé quelques psychologistes, car sous ce rapport les Phoques sont très mal partagés et cependant ils ont beaucoup d'intelligence (1).

(1) F. Cuvier, *Observations zoologiques sur les facultés physiques et intellectuelles d'un Phoque commun* (*Annales du Muséum d'histoire naturelle*, 1811, t. XVII, p. 377).

Division
du travail
cérébral.

§ 9. — Pour avancer davantage dans l'étude des relations qui peuvent exister entre le mode de constitution du cerveau et les propriétés psychiques de cet instrument, il nous faut examiner une autre question sur laquelle les physiologistes sont entre eux en complet désaccord.

Le cerveau de l'Homme et le cerveau des Animaux qui nous ressemblent le plus par leurs facultés mentales ainsi que par leur organisation, est-il un organe unique dont toutes les parties ont les mêmes propriétés, ou est-il un appareil constitué par une association intime d'instruments divers remplissant des fonctions différentes ; et dans le cas où une pareille division du travail psychique existerait, y aurait-il quelque relation entre le développement matériel de ces différents agents et les résultats fournis par leur travail respectif ?

D'après ce que nous savons déjà des tendances générales de la nature, nous sommes conduits à penser, par analogie, que chez les Animaux dont les facultés mentales sont plus ou moins rudimentaires, toutes les parties du cerveau doivent être similaires par leur mode de fonctionnement ainsi que par leur structure ; mais que chez les Êtres animés les plus parfaits sous ce rapport, il doit y avoir dans cette partie de l'encéphale comme dans le reste du système nerveux, adaptation spéciale de certains instruments à l'accomplissement de certains actes, et que la localisation des propriétés ou fonctions différentes doit y être effectuée d'autant plus complètement que les produits fournis par le travail de l'ensemble des coopérateurs seront meilleurs.

Hypothèse
de l'in-
divisibilité
fonc-
tionnelle
du cerveau.

§ 10. — La première de ces hypothèses a été soutenue d'une manière absolue par un physiologiste dont les recherches sur le système nerveux des Vertébrés eurent, il y a un demi-siècle, un grand et légitime retentissement, mais dont les opinions ne me paraissent pas avoir été toujours en accord avec les faits.

En 1823, Flourens, se fondant sur les résultats fournis par une série d'expériences pratiquées sur divers Oiseaux, posa en principe que toutes les parties des lobes cérébraux possèdent les mêmes propriétés psychiques; que ni la perception consciente des impressions reçues par les différents sens, ni les instincts, ni la faculté de vouloir et de juger, ne dépendent de l'activité fonctionnelle d'une partie de ces lobes plutôt que d'une autre; qu'en détruisant soit leur portion antérieure, soit leur portion supérieure, ou leur portion postérieure, on détermine à la fois l'affaiblissement de toutes les facultés sensoriales, et que cet affaiblissement est proportionnel à l'étendue de la lésion, mais que ces facultés existent tant que l'une quelconque de ces portions est en état de fonctionner. Il en conclut que le cerveau proprement dit est un organe unique, une individualité physiologique, que chacune de ses propriétés réside dans toutes ses parties constitutives, et qu'il ne saurait y avoir des sièges divers ni pour les diverses facultés mentales, ni pour les diverses sensations (1).

Des expériences semblables faites plus récemment sur des

(1) Les expériences sur lesquelles Flourens se fonde (a) ne sont pas en accord avec celles de M. Bouillaud, qui a vu des signes d'idiotisme profond se manifester chez divers Oiseaux et Mammifères sur lesquels il avait lésé d'une manière grave les lobes antérieurs du cerveau (b); mais, ainsi que le fait remarquer Longet, ce physiologiste ne dit pas que des lésions analogues, affectant d'autres parties des hémisphères, n'aient pas produit un trouble mental analogue (c). Les expériences de M. Ferrier, dont je parlerai bientôt, sont plus significatives.

(a) Flourens, Rech. expérim. sur les propriétés et les fonctions du système nerveux dans les Animaux vertébrés, p. 97 et suiv. (1824).
(b) Bouillaud, Rech. expériment. sur les fonctions du cerveau (Journal de physiologie de Magendie, 1830, t. X, p. 36 et suiv.).
(c) Longet, op. cit., t. III, p. 445.

Grenouilles par M. Vulpian donnèrent des résultats analogues (1).

§ 11. — Les conclusions que Flourens tira de ces faits et qu'il appliqua à l'Homme aussi bien qu'à tous les autres Vertébrés, étaient en opposition avec les opinions adoptées, soit implicitement, soit d'une manière formelle, par la plupart des observateurs qui considéraient le développement de certaines régions du crâne comme un indice de dispositions mentales particulières (2). Déjà dans l'antiquité, les artistes grecs, sans se rendre compte de la portée physiologique de leurs conceptions, variaient la forme de la tête des images de leurs dieux et de leurs héros suivant l'idée qu'ils voulaient donner soit de la puissance mentale, soit du caractère moral du personnage qu'ils représentaient, et pour exprimer l'intelligence, par exemple, ils grandissaient la région frontale, ainsi que cela se voit dans la magnifique tête du Jupiter olympien due à Phydias.

A une époque plus récente, Lavater, obéissant à une inspiration analogue, traça un tableau de la dégradation successive du type humain en rapport avec l'abaissement et la disposition fuyante du front ; puis l'anatomiste hollandais Pierre Camper fournit de nouveaux arguments en faveur de cette opinion par la mesure de ce qu'il appela l'angle facial (3).

Hypothèse de la localisation de certaines facultés dans les parties spéciales du cerveau.

(1) Un de ces Batraciens, malgré la destruction de toute la portion antérieure et moyenne des deux hémisphères cérébraux, parut avoir conservé ses facultés mentales ordinaires. Ses allures étaient un peu moins vives que dans l'état normal, mais il s'emparait des mouches placées à sa portée ; il demeurait immobile lorsqu'il était gêné par la présence d'une personne qui l'observait, mais il exécutait ses mouvements accoutumés dès qu'il se croyait seul, et parfois il cherchait même à éviter la main qui s'approchait de lui pour le saisir (a).

(2) Voyez ci-dessous, p. 213.

(3) La mesure de l'angle facial par

(a) Vulpian, *Leçons sur la physiologie du système nerveux*, p. 710.

Il ne fut ni le seul, ni même le premier à employer des moyens géométriques de ce genre pour apprécier les relations qui peuvent exister entre le mode d'organisation des Êtres animés et leur puissance mentale. Enfin Gall, tout en faisant ressortir de nombreuses exceptions aux règles pro-

Camper, de même que la comparaison de la capacité de la boîte crânienne et du volume de la face, employée plus récemment par Cuvier, avait principalement pour but l'évaluation du développement relatif du cerveau et de la portion de la tête occupée par les instruments physiologiques en relation directe avec les fonctions de nutrition, savoir, l'appareil de la mastication, l'organe du goût et l'organe de l'odorat; mais les variations du degré d'ouverture de cet angle mettent surtout en évidence le développement relatif de la région frontale par rapport à l'allongement de la région buccale. Or, il est à noter que la saillie du front ne dépend pas seulement de la grandeur de la portion antérieure de la cavité crânienne, mais aussi des dimensions des sinus frontaux; par conséquent, les indications obtenues de la sorte ne sont pas toujours applicables à l'appréciation du degré de développement du cerveau; néanmoins elles sont utiles, et il convient de ne pas les négliger.

Pour établir ces mesures, Camper déterminait l'ouverture de l'angle formé par la rencontre de deux lignes droites dont l'une, à peu près horizontale, passe par le trou auditif externe, et dont l'autre est tangente aux parties les plus saillantes du front et de la mâchoire supérieure (a).

Ce procédé de mensuration a été modifié de diverses manières par quelques auteurs (b); mais les résultats obtenus révèlent toujours les mêmes tendances, savoir, une sorte d'antagonisme entre le développement de l'intelligence et le développement de la région buccale, comparée au développement de la portion antérieure de la boîte crânienne. Il a été appliqué aussi à l'évaluation du volume relatif des autres parties de la tête par M. Broca et par plusieurs autres anthropologistes. Pour plus de détails à ce sujet je renverrai à un article spécial de M. Bertillon, inséré dans le *Dictionnaire encyclopédique des sciences médicales* (t. V, p. 104 et suiv.).

(a) P. Camper, *Dissertation sur les variétés naturelles qui caractérisent la physionomie des Hommes de divers climats et de différentes races*, traduit du hollandais par Jansen, 1792.

(b) Cuvier et Is. Geoffroy Saint-Hilaire, *Hist. nat. des Orangs-Outangs (Magasin encyclopédique*, 1795, t. III, p. 151).
— Cuvier, *Anat. comp.*, 2. édit., t. II, p. 457.
— Morton, *Crania americana*, p. 250 et suiv.
— Jacquart, *Mémoire sur la mensuration de l'angle facial, les goniomètres faciaux*, etc. (*Mém. de la Soc. de biologie*, 1856, série 2, t. III, p. 57).
— Broca, *Mém. sur le craniographe* (*Mém. de la Soc. d'anthropol.*, 1862, t. I, 349). — *Instructions, op. cit.*, t. II, p. 143 et suiv.
— Antelme, *Note sur les céphalomètres* (*Mém. de la Soc. d'anthrop.*, t. I, p. 337).

posées par ses devanciers, crut pouvoir aller beaucoup plus loin qu'aucun d'entre eux, et il s'appliqua à établir d'une manière générale que l'encéphale est un appareil complexe, composé d'un grand nombre d'instruments psychiques distincts par leur position aussi bien que par leurs propriétés respectives, que la puissance fonctionnelle de chacun de ces agents est en rapport avec son volume, et que la boîte crânienne, se moulant sur l'encéphale, traduit au dehors ces inégalités, en sorte que, par la conformation de cette partie de la tête, on pourrait juger des dispositions mentales des espèces et même des individus. La cranioscopie, d'après cette hypothèse, permettrait donc d'établir une sorte de diagnostic intellectuel ou moral, et d'apprécier le caractère des Hommes ainsi que les aptitudes de leur esprit (1).

Je n'exposerai pas les résultats souvent bizarres et peu en accord avec les notions les plus élémentaires de la psychologie, que Gall et ses disciples s'imaginaient avoir obtenu par l'analyse de nos facultés et par l'observation de la conformation du crâne de quelques personnes remarquables à divers titres ; car tout le système construit de la sorte man-

(1) Gall, ainsi que je viens de le dire, ne fut pas le premier à concevoir cette hypothèse : ainsi, vers le milieu du dix-septième siècle, Willis écrivait que chaque circonvolution a un rôle particulier, et que l'uniformité des opérations intellectuelles ou la diversité de ces actes est en rapport avec la rareté ou la multiplicité de ces plis (a). En 1784, Prochaska, arguant de la diversité des parties constitutives du cerveau et du cervelet, disait que probablement ces parties ont des usages différents, et que les diverses facultés mentales s'exercent à l'aide de portions spéciales de ces organes (b). La première publication de Gall date de 1798 (c) et il expose ensuite ses vues dans un ouvrage spécial (d).

(a) Willis, Cerebri anatome, cap. x, § 3 (Opera medica et physica, p. 294 (1676).
(b) Prochaska, De functionibus systematis nervosi, cap. v, § 3 (Adnotationes academicæ, fasc. III).
(c) Gall, Lettre a J. F. de Retzer, sur les fonctions du cerveau (insérée dans le 3e vol. du Nouveau Mercure allemand, t. III, et trad. par Fossaty dans le Journal de la Soc. phrénologique de Paris, 3e année, p. 116 (1835).
(d) Gall, Anat. et physiol. du système nerveux, 4§vol. in-4.

quait de bases solides et était une œuvre d'imagination plutôt que de science. Mais il nous faut examiner si l'idée fondamentale de l'hypothèse de la localisation de différentes facultés mentales dans des parties distinctes de l'encéphale des Êtres animés les plus parfaits est, ainsi que le soutenait Flourens, en désaccord avec les faits connus, ou si elle ne serait pas en harmonie avec les inductions basées sur l'analogie.

§ 12. — Les faits dont la physiologie a été enrichie récemment par les recherches de MM. Fritsch et Herzig, de M. Ferrier et de plusieurs autres expérimentateurs, prouvent que, chez les Mammifères, l'uniformité fonctionnelle des diverses parties constitutives du cerveau admise par Flourens n'existe pas (1) ; que les propriétés physiologiques de la région moyenne de cet appareil diffèrent beaucoup de celles de la portion antérieure et de la portion postérieure des hémisphères, et que les diverses parties de la zone moyenne dont l'excitation électrique détermine des mouvements n'agissent pas de la même manière sur les instruments excito-moteurs (2). Les expériences de M. Ferrier sur les Singes tendent aussi à établir que la perception consciente des impressions sensorielles, et la transformation de ces perceptions en idées, s'effectuent dans les mêmes parties du cerveau ou dans des parties adjacentes (3). Cet auteur

Les différentes parties du cerveau n'ont pas les mêmes propriétés physiologiques.

(1) Parmi les faits qui tendent à prouver l'existence de différences dans les propriétés physiologiques des parties antérieures et celles des parties postérieures des hémisphères cérébraux, je citerai la diversité des effets produits par l'irritation inflammatoire de ces lobes, suivant que le mal est localisé dans la région située en arrière de la circonvolution sigmoïde ou dans la partie frontale de ces mêmes lobes. MM. Bochefontaine et Viel ont constaté expérimentalement que, chez le Chien, il n'y a manifestation de trouble de la sensibilité générale et de la sensibilité spinale que dans le premier de ces cas (a).

(2) Voy. tome XIII, p. 234 et suiv.

(3) Voy. tome XIII, p. 382 et suiv.

(a) Bochefontaine et Viel, *Méningo-encéphalite déterminée expérimentalement* (*Gazette médicale*, 1878, p. 7).

a été conduit à penser aussi que l'une des facultés mentales les plus importantes, la faculté de fixer volontairement l'attention sur des impressions d'un ordre déterminé, est dépendante du travail psychique accompli dans la portion des lobes frontaux située en avant de la région excito-motrice dont je viens de parler (1). Enfin, d'autres expériences pratiquées par M. Ferrier sur la portion postérieure ou occipitale des hémisphères des Singes ont été considérées par ce physiologiste comme tendant à établir que l'instinct de l'alimentativité résiderait principalement dans cette région de l'encéphale; mais les faits dont il argue ne me semblent pas avoir toute la portée qu'il leur attribue, et prouvent seulement que la destruction des lobes occipitaux n'entraîne aucune incapacité mentale appréciable (2).

Ces faits, et la conservation des facultés mentales essentielles chez plusieurs personnes dont le cerveau avait été gravement endommagé par des plaies avec perte de substance, soit dans la région frontale, soit ailleurs, ne permettent pas de croire que, même dans l'espèce humaine, l'exercice de l'une quelconque de ces facultés soit dans une dépendance absolue d'une partie déterminée de cet appareil (3); mais,

(1) Voy. tome XIII, p. 203.

(2) Les Singes sur lesquels M. Ferrier extirpa la majeure partie des lobes occipitaux restèrent assez longtemps sans souffrir notablement de cette opération; la perception consciente des impressions sensorielles et la faculté d'exécuter des mouvements volontaires bien coordonnés ne furent pas altérées d'une manière marquée. Ces Animaux éprouvaient comme d'ordinaire la sensation de la soif et les instincts vénériens ne furent pas détruits, seulement rien ne dénota chez eux de l'appétence pour des aliments solides, et c'est sur ce fait que M. Ferrier fonde son opinion relativement à la localisation de la faim. Il fait remarquer d'ailleurs que des lésions non moins graves portant sur les lobes frontaux ne produisent pas les mêmes effets. Un des Singes dont les lobes occipitaux avaient été détruits se rétablit au bout de quelques jours et reprit ses allures ordinaires (a).

(3) Les faits de cet ordre constatés par les pathologistes sont nombreux;

(a) Ferrier, *On the functions of the Brain*, p. 192 et suiv.

de ce que la localisation de ces aptitudes n'est pas complète, il ne s'ensuit pas que toutes les parties constitutives des hémisphères soient également propres à exécuter les différents genres du travail mental effectué par l'ensemble.

Il nous faut donc chercher si le développement de certaines parties du cerveau est plus favorable à l'accomplissement d'un travail psychique déterminé que ne le serait le développement de toute autre partie du même appareil (1).

Longet en cite plusieurs, et la plupart des physiologistes qui se sont occupés de l'étude des fonctions du cerveau en arguent pour combattre les hypothèses relatives à la localisation des facultés mentales dans les lobes antérieurs de cet appareil (a).

(1) Gratiolet a défendu énergiquement l'opinion de Flourens relative à l'unité fonctionnelle du cerveau ; néanmoins il admettait que toutes les parties de cet organe n'ont pas le même degré d'importance, que certaines facultés sont plus spécialement, quoique non exclusivement, en rapport avec certaines régions cérébrales, et que les lobes frontaux ont plus de valeur (ou de dignité pour me servir des expressions dont il fait usage) que les autres parties de cet appareil (b).

Au sujet de l'inégalité du travail mental effectué dans les différentes parties du cerveau, je citerai des faits intéressants relatifs au développement de la chaleur déterminée dans les régions antérieure, moyenne ou postérieure de la tête par les émotions et par l'activité intellectuelle. M. Lombard, dont j'ai déjà eu l'occasion de rappeler les recherches thermométriques (c), a constaté que le travail mental est accompagné d'une élévation de température dans toutes les parties de la région crânienne, mais que, chez la même personne, la rapidité avec laquelle ce changement s'opère et le degré de l'échauffement varient dans les différentes portions de cette région, et cela d'une manière inégale suivant la nature des actions mentales. C'est toujours dans la partie frontale du crâne que l'élévation de température provoquée de la sorte est la plus grande et s'effectue le plus rapidement ; les émotions, quels qu'en soient les caractères, produisent les effets les plus considérables, et les différences entre les régions antérieure, moyenne et postérieure sont moins marquées sous leur influence que lors de l'exécution d'opérations intellectuelles (d).

(a) Longet, Anat. et phys. du syst. nerveux, t. I, p. 670 et suiv.
— Vulpian, Leçons sur la physiol. du syst. nerveux, p. 711.
(b) Gratiolet, Sur le volume et la forme du cerveau (Bull. de la Soc. d'anthropol., t. II, p. 74, p. 78 et p. 258).
(c) Voy. ci-dessus, p. 136.
(d) J. S. Lombard, op. cit. (Proceed. of the Royal Society, 1878, t. XXVII, p. 462 et suiv.).

§ 13. — Gall s'appliqua à établir que les facultés intellectuelles sont dépendantes de l'activité physiologique de la portion antérieure des hémisphères cérébraux, tandis que les facultés affectives, ou dispositions morales, seraient une conséquence du mode d'action des parties moyennes et postérieures de l'encéphale ; enfin que, de part et d'autre, le développement psychique de ces propriétés mentales serait proportionnel au développement organique de ces deux parties du système nerveux. La tendance générale de l'ensemble des faits fournis par l'inspection de la tête humaine est favorable à l'opinion de cet observateur concernant l'existence d'une certaine connexité entre la puissance intellectuelle et le volume relatif des lobes antérieurs du cerveau, et si l'on pouvait en réalité apprécier le développement proportionnel de ces parties par la mensuration de l'angle facial, les résultats fournis par l'examen comparatif de cet angle chez les divers Mammifères dont les facultés mentales diffèrent notablement, cette hypothèse acquérerait par ces déterminations un nouveau degré de probabilité. Mais lorsqu'on ouvre le crâne et qu'on examine directement l'encéphale, on voit que la conformation du cerveau est loin d'être traduite au dehors par la saillie plus ou moins grande du front. Ainsi, sous le rapport de la prédominance relative de la portion antérieure de cet organe sur la portion postérieure, le Chien est inférieur au Mouton et au Bœuf. Mais faut-il en conclure que les aptitudes mentales des Animaux sont sans relations avec le développement relatif de la partie frontale de leur cerveau ? Je ne le pense pas. Nous sommes là en présence de résultantes déterminées par plusieurs variables, et l'on conçoit que suivant le mode de combinaison des intégrants, le produit peut ne pas être en relation avec la grandeur de l'un de ceux-ci considéré en particulier.

Pour obtenir par cette étude quelque lumière sur le point en litige, il faut éliminer autant que possible les variables autres que celles dont on cherche à apprécier les relations, et dans ce but il faut comparer entre eux des Êtres qui ne diffèrent que peu les uns des autres, sauf en ce qui concerne les deux termes à comparer. Or, Gratiolet a procédé de la sorte : il a mis en regard des espèces appartenant à un même groupe zoologique, et, par conséquent, très similaires par l'ensemble de leur organisme, mais dont le cerveau présente des différences de l'ordre de celles dont cet observateur sagace cherchait à apprécier la valeur psychologique ; il a constaté alors une coïncidence remarquable entre le degré d'intelligence de l'Être et la prédominance de la portion antérieure du cerveau sur la portion postérieure de cet appareil nerveux. Il a choisi ses sujets d'observation principalement dans le groupe naturel des Primates de Linné, comprenant l'Homme et les Singes, et non seulement il a vu, d'une manière générale, la portion frontale du cerveau offrir un volume relatif de plus en plus considérable, suivant que les facultés intellectuelles lui paraissaient être plus développées ; mais il a aperçu des relations analogues entre la puissance mentale et l'organisme chez les divers membres de chacune des grandes familles zoologiques dont ce groupe se compose (1).

Lorsqu'on prend comme termes de comparaison, non des espèces différentes, mais des individus d'une même espèce

(1) Ainsi Gratiolet a trouvé que chez les Singes de l'ancien continent le lobe occipital atteint le maximum de son développement dans les Cynocéphales ; que, beaucoup moins développé chez les Macaques, il diminue de plus en plus lorsqu'on passe des Guenons aux Semnopithèques et de ceux-ci aux Gibbons et aux Orangs ; enfin que, dans l'espèce humaine, il atteint son minimum, tandis qu'au contraire, c'est chez l'Homme que le lobe frontal est plus développé qu'ailleurs ; ce lobe est moins grand chez les Macaques que chez les Chimpanzés ; enfin, chez les Cynocéphales il se raccourcit davantage. Chez les Singes d'Amérique, Gratio-

dont les facultés mentales diffèrent notablement, on constate aussi beaucoup de faits qui militent fortement en faveur de l'hypothèse de la prédominance de la portion antérieure du cerveau dans l'accomplissement du travail intellectuel (1).

let signale les mêmes tendances (a).

Le cerveau de la Vénus hottentote dont j'ai déjà parlé (b), est remarquable par le peu d'élévation du lobe frontal et la simplicité des circonvolutions de cette partie du cerveau. Gratiolet a constaté une disposition organique très analogue sur les cerveaux d'idiots (c).

(1) Parchappe, en mesurant comparativement le crâne chez des hommes d'une intelligence supérieure et des hommes dont l'intelligence était peu développée, a trouvé que c'était principalement par la grandeur de la portion frontale de la boîte cérébrale que les premiers se distinguaient des seconds.

Pour les diamètres antéro-postérieur et transversal, la différence n'était, terme moyen, que de 1 pour 100, tandis que pour la courbe antérieure elle était de 3 pour 100 (d); et en comparant la courbe antérieure et la courbe postérieure, la différence se prononce davantage : pour la première de ces mesures elle est de +9,8 en faveur des premiers, et pour la seconde, elle est de —1,6. Ainsi, tandis que chez les hommes distingués comparés aux hommes vulgaires

la portion antérieure du cerveau était notablement plus développée, la portion postérieure de cet appareil était plus petite (e).

M. Broca a constaté aussi par des mesures précises que chez les étudiants en médecine attachés au service de l'hospice de Bicêtre, la région frontale était plus développée que chez les infirmiers employés dans le même établissement (f).

A ce sujet je citerai les observations de M. Bordier sur la forme du crâne chez un nombre considérable d'assassins ; car elles ont conduit cet anthropologiste à penser que le volume considérable de leur cerveau dépend de la grosseur des parties moyennes et postérieures de cet appareil et coïncide avec des indices d'infériorité dans la portion frontale des hémisphères. Or ces criminels, dont les passions sont en général très développées, sont ordinairement au-dessous de la moyenne quant à l'intelligence (g); mais les faits de cet ordre ne sont ni assez nombreux, ni assez bien connus pour qu'on puisse en tirer aucune conclusion légitime au sujet de la localisation des facultés mentales.

(a) Gratiolet, *Mém. sur les plis cérébraux de l'Homme et des Primates*, p. 93 et suiv.
(b) Voy. ci-dessus, p. 198.
(c) Gratiolet, *Mém. sur les plis cérébraux*, p. 65.
(d) Parchappe, *op. cit.*, p. 60.
(e) Broca, *op. cit.*, p. 72.
(f) Broca, *De l'influence de l'éducation sur le volume et la forme de la tête* (*Bull. de la Soc. d'anthrop.*, 1872, t. VII, p. 879).
(g) Bordier, *op. cit.* (*Revue d'anthropologie*, 1879, série 2, t. II, p. 271).

Ainsi, sous le rapport de la puissance mentale, il y a dans les diverses races humaines de grandes inégalités, et il y a parmi elles des différences correspondantes dans le degré de développement de la région frontale de la tête. Les peuples du groupe caucasique se placent au premier rang, quant aux travaux de l'intelligence, et leur front est à la fois plus saillant et plus élevé que chez toutes les autres nations. La race jaune ou mongolienne, malgré son ancienne civilisation et des qualités d'esprit d'un ordre élevé, n'a pu produire aucune œuvre comparable à celles qui ont immortalisé les noms de plus d'un homme de science et de quelques poètes parmi nous; les Nègres sont demeurés dans une sorte d'enfance intellectuelle (1); enfin les Australiens et les Tasmaniens paraissent être incapables de s'élever au-dessus d'un état de stupidité presque bestiale; or ces derniers sont de tous les êtres humains, à conformation normale, ceux dont la région frontale est la moins développée; à cet égard les Nègres leur sont supérieurs, et la race jaune est mieux partagée que ne le sont les précédents, tout en restant bien au-dessous des Européens. Enfin, chez les idiots le front est souvent non moins fuyant que chez la plupart des Singes. Les mesures de l'angle facial sont insuffisantes pour faire bien apprécier ces différences dans la conformation de la tête, mais les données qu'elles fournissent ne sont pas à négliger; et afin de mieux fixer les idées relativement à la grandeur des inégalités dont je viens de parler, j'ajouterai que cet angle déterminé par le procédé dont M. Owen fait usage, est en général d'environ 85 chez les Australiens et 95 chez les Blancs (2).

(1) M. J. Hunt a réuni beaucoup d'observations intéressantes relatives à l'infériorité mentale des nègres d'Afrique comparés aux blancs (a).

(2) Il s'agit ici de l'angle formé par la rencontre de la ligne faciale avec

(a) J. Hunt, On the Negroes place in nature (Memoirs of the anthrop. Soc. of London, t. I, p. 1).

Les anthropologistes ont fait, dans ces derniers temps, beaucoup de recherches sur le développement relatif du cerveau (ou ce qui revient à peu près au même, de la boîte crânienne) en longueur, en largeur et en hauteur, et ils ont constaté ainsi des différences considérables suivant les races et suivant les individus. Tantôt c'est le diamètre antéro-postérieur qui dépasse ou qui reste au-dessous de la moyenne générale ; tantôt c'est le diamètre transversal qui, en se développant, donne à la tête une forme particulière ; et à l'exemple d'un anatomiste suédois célèbre à juste titre, M. Retzius, on désigne communément ces variétés sous les noms de *têtes dolichocéphales* et de *têtes brachycéphales ;* en se basant sur des faits du même ordre, quelques auteurs ont établi sous ce rapport des distinctions plus nombreuses, et les résultats obtenus de la sorte présentent beaucoup d'intérêt pour l'étude des caractères distinctifs des diverses races humaines ; mais jusqu'ici on n'a pu saisir aucune relation constante entre ces particularités organiques et les aptitudes mentales ou les dispositions affectives, et par conséquent je crois devoir m'abstenir d'en traiter ici (1).

une droite passant par le bord inférieur des condyles de l'os occipital et le plancher des fosses nasales (a).

D'autres mesures également comparatives mais établies autrement, ont donné pour l'angle campérien :

66 chez quelques Singes américains ;

70 chez les Nègres ;

75 chez les Mongols ;

80 chez les Européens (b).

(1) Blumenbach fut le premier à étudier avec précision les variations qu'offre la conformation du crâne dans différentes races humaines (c). Les travaux de Retzius datent de 1842 et ont donné lieu, de la part de ce savant, à plusieurs publications importantes (d).

Plus récemment, des recherches

(a) Owen, *Anat. of the Vertebrates*, t. II, p. 572.
(b) Cuvier, *Anat. comp.* (2ᵉ édit.), t. II, p. 163 et suiv.
(c) Blumenbach, *De unitate et variet. generis humani.*
(d) Retzius, *Om formen af Nordborners Cranier* (Skandin. naturforsch. Forhandl., 1842, t. III, p. 157).—*Mémoire sur la forme du crâne des habitants du Nord* (Ann. des sc. nat., 1846, 3ᵉ série, t. VI, p. 133). — *Ethnologischen Schriften,* 1864.

§ 14. — Un autre fait qui paraît être plus significatif nous a été fourni par la pathologie. Diverses considérations avaient conduit Gall à supposer que l'aptitude de l'espèce humaine à exprimer la pensée au moyen de la parole était dépendante d'une faculté mentale particulière localisée dans les parties inférieures des lobes antérieurs du cerveau près des voûtes orbitaires (1). Or, dans certaines affections cérébrales, sans qu'il y ait paralysie générale ou partielle et sans que l'intelligence ait d'ailleurs notablement souffert, la mémoire des mots ou seulement de certains mots et le pouvoir de les prononcer se perdent tout à coup, et M. Bouillaud a constaté dans ces cas d'aphasie l'existence d'une lésion organique très circonscrite et occupant précisément cette partie de l'encéphale (2). M. Broca a eu l'occasion de

Influence d'une portion déterminée du cerveau sur l'aphasie.

craniométriques encore plus approfondies, ont été faites par MM. Broca, Turnham, Wetcker et plusieurs autres anthropologistes (a).

(1) Gall attribuait au développement de cette partie du cerveau, non seulement la mémoire des mots (b), mais aussi le talent des philologues (c).

(2) On savait depuis l'antiquité la plus reculée que, sous l'empire d'une forte émotion mentale, l'Homme peut perdre temporairement la faculté de parler, et que, dans certaines affections nerveuses, ou à la suite de blessures à la tête, il peut y avoir aphasie (ou alalie) sans qu'il y ait aphonie ni paralysie des organes à l'aide desquels l'articulation des sons vocaux s'effectue (d). Mais M. Bouillaud

(a) Broca, *Sur des crânes provenant d'un cimetière de la Cité antérieur au troisième siècle* (Bull. de la Soc. anthrop., 1861, t. II, p. 505). — *Sur des crânes Basques* (op. cit., t. IV, p. 58).
— Turnham, *On the two principal forms of ancient British and Gaulish Skulls* (Memoirs read before the anthropological Society of London, 1863, t. I, p. 120; 1870, t. III, p. 41).
— H. Welcker, *Ueber wachsthum und Bau des menschlichen Schädels*, 1862. — *Craniologesche Mittheilung* (Archiv für Anthropol., t. I, 1866).
— Huxley, *Prehistoric Remains of Carthness* (Mem. anthropol. Soc., 1866, t. II, p. 84).
— Quatrefages et Hamy, *Crania ethnica*, 1873-1879.
— Letourneux, art. BRACHYCÉPHALIE (Dict. encyclop. des sc. méd., série 1, t. X, p. 485).
— Dally, op. cit. (Dict. encyclop. des sc. méd., série 1, t. XXII, p. 652 et suiv.).
(b) Voy. tome XIII, p. 407.
(c) Gall, *Anat. et physiol. du syst. nerv.*, t. IV, p. 56.
(d) Pline, *Hist. nat.*, lib. VII, c. XXIV.

faire plus récemment des observations analogues, et il attribue ce singulier changement psychique à l'altération d'un point déterminé du lobe frontal du côté gauche. Je n'en conclus pas, ainsi que le font beaucoup de pathologistes, que l'aptitude de l'espèce humaine à exprimer la pensée au moyen de sons articulés, de signes graphiques ou de symboles quelconques, soit dépendante de l'existence d'une faculté mentale particulière, et que cette faculté spéciale ait son siège dans la portion du cerveau dont je viens de parler; je ne vois dans les phénomènes offerts par les aphasiques que des indices de la perte de la mémoire de quelques idées ou connaissances acquises, telles que la connaissance des actes excito-moteurs nécessaires pour l'articulation de certains mots ou pour le tracé de signes correspondants (1) ; mais il

fut le premier à mettre en évidence l'existence de relations entre ce genre d'infirmité et la désorganisation d'une partie bien déterminée du cerveau (a). Récemment, des observations plus nombreuses, plus précises et plus probantes sur le même sujet ont été publiées par Dax, par M. Broca et par plusieurs autres pathologistes (b).

(1) Lorsqu'on fait l'analyse psychologique des phénomènes très divers offerts par les aphasiques non dépourvus d'intelligence, on voit que la plupart des incapacités caractéristiques de cet état pathologique peuvent être ramenées : 1° à l'oubli des

(a) Bouillaud, *Recherches propres à démontrer que la perte de la parole correspond à la lésion des lobules antérieurs du cerveau et à confirmer l'opinion de Gall sur le siège de l'organe du langage articulé* (Arch. gén. de méd., 1825, t. VIII, p. 25).

(b) Dax de Sommiers, *Lésion de la moitié gauche de l'encéphale coïncidant avec l'oubli des signes de la pensée* (Congrès méd. de Montpellier, 1836, et Gazette des hôpitaux, 1851).

— Broca, *Remarques sur le siège de la faculté du langage articulé* (Extrait des Bulletins de la Soc. anat. de Paris, série 2, t. VI, 1861). — *Remarques sur le siège, le diagnostic et la nature de l'aphémie* (op. cit., 1863). — *Nouvelle observation d'aphémie produite par une lésion de la troisième circonvolution frontale* (op. cit., 1864).

— Voisin, *Sur le siège et la nature de la faculté du langage* (Bull. de la Soc. d'anthrop., 1866, série 2, t. I, p. 369).

— Trousseau, *Clinique médicale*, t. II.

— Moxton, *On the connection of the laws of speech and paralyses of the right side* (Med. chir. Review, 1866, t. XXXVII, p. 481).

— Bateman, *On aphasia, or loss of speech and the localisation of the faculty of articulate langage*, 1870.

— Ch. Richet, *L'aphasie* (Revue des deux mondes, 1874, 3° série, t. IV, p. 411).

— J. Falret, *Aphasie* (Dict. encyclop. des sc. méd., t. V, p. 605 (1876)

n'en est pas moins remarquable que cette perte soit la conséquence de l'incapacité fonctionnelle d'une petite portion de
l'encéphale et puisse avoir lieu sans être accompagnée d'une
interruption dans le reste du travail mental. D'ailleurs, on ne

moyens à l'aide desquels certains mots ou catégories de mots peuvent être prononcés, sans que la mémoire de ces symboles et de leur valeur ait été perdue, le malade pouvant ex-primer sa pensée par écrit et pou-vant parler, mais ne pouvant se sou-venir des actes excito-moteurs dont la réalisation serait nécessaire pour déterminer l'émission du son arti-culé correspondant à cette pensée et y substituant involontairement un symbole vocal différent ; 2° à une perte plus ou moins complète de la mémoire des actions excito-motrices propres à déterminer les mouvements susceptibles de produire des signes d'un autre ordre ayant une valeur con-ventionnelle correspondant à celle des sons articulés dont la formation est devenue impossible sans qu'il y ait paralysie des organes producteurs de ces sons. Il ne faut pas confondre l'aphasie ou *aphémie* avec l'hébé-tude et l'idiotie, états dans lesquels la faculté de comprendre la signifi-cation des mots ainsi que la faculté d'exprimer les idées correspondantes font l'une et l'autre défaut.

Le premier degré d'aphasie indi-qué ci-dessus semble être l'exagéra-tion d'un vice de langage qui est très commun chez les personnes igno-rantes, et qui est même, jusqu'à un certain point, habituelle chez beau-coup de gens très instruits ; savoir,

l'emploi d'un même mot pour expri-mer des idées très différentes, par exemple le mot *indeed* dont les An-glais font si souvent usage pour ex-primer tantôt la surprise, tantôt l'ap-probation ou le regret ; le mot *so*, qui suivant l'intonation, est affirmatif ou interrogatif dans la bouche de beaucoup d'Allemands, et le mot *gia* auquel les Siciliens donnent des acceptions non moins différentes. Ainsi, un des apha-siques observés par M. Broca em-ployait la syllabe *tom* pour exprimer des pensées très variées, et un autre malade examiné par le même physio-logiste prononçait le mot *trois* lors-que, par ses gestes, il voulait évi-demment dire tantôt deux, tantôt quatre, huit ou tout autre nombre. Trousseau et M. Voisin ont insisté avec raison sur l'importance du rôle de la mémoire dans les phénomènes de cet ordre.

Pour plus de renseignements sur les diverses formes qu'affecte cette sin-gulière altération des facultés men-tales, je renverrai aux publications citées précédemment et aux écrits in-diqués ci-dessus.

J'ajouterai que diverses observa-tions de M. Onimus relatives à l'in-fluence de l'association des idées sur l'aptitude des aphasiques à pronon-cer certains mots, corroborent égale-ment ce que je viens de dire au sujet du rôle de la mémoire (a).

(a) Onimus, *Du langage considéré comme phénomène automatique et d'un centre nerveux phonomoteur* (*Bull. de la Soc. d'anthrop.*, 1873, t. VIII, p. 759).

saurait conclure de ces faits que les propriétés psychiques dont la perte détermine l'aphasie, appartiennent exclusivement à la portion du cerveau à laquelle les pathologistes dont je viens de parler les attribuent, car cette partie peut être désorganisée sans qu'il y ait altération notable dans la faculté de parler, et la perte de cette faculté a été constatée aussi dans des cas où cette même partie n'a présenté, lors de l'autopsie, aucun indice de lésion matérielle (1).

Les observations dont l'aphasie a été récemment l'objet soulèvent une autre question qui intéresse beaucoup la physiologie du cerveau, savoir la possibilité d'une dissimilitude fonctionnelle entre les parties correspondantes des deux hémisphères qui constituent cet appareil. Les faits constatés par M. Broca, et par plusieurs autres pathologistes tendent à établir que la partie de l'encéphale dont la destruction entraîne la perte partielle de la faculté de parler est la troisième circonvolution frontale du côté gauche; que la partie correspondante de l'hémisphère droit n'est pas susceptible de remplir les fonctions de cette circonvolution,

(1) Ainsi M. Vulpian a observé un cas dans lequel l'autopsie révéla l'existence d'une désorganisation complète de la troisième circonvolution frontale gauche sans que le malade eût présenté aucun signe d'aphasie grave.

Or, d'après M. Broca, ce serait dans cette circonvolution que siégerait la faculté dont dépendrait l'aptitude à exprimer la pensée par un langage articulé. Il est également à noter que chez un idiot dont les lobes antérieurs du cerveau étaient complètement détruits, la faculté de parler ne faisait pas entièrement défaut (a).

M. Charcot a enregistré aussi plusieurs exemples d'aphasie chez des malades dont l'autopsie ne révéla aucun indice de lésion dans cette partie de l'encéphale (b).

(a) Vulpian, *Leçons sur la physiol. du syst. nerv.*, p. 717.
(b) Charcot, *Sur une nouvelle observation d'aphémie* (Gazette hebdom. de méd., 1863, t. X, p. 473, 525).
— Bouchut, *Aphasie sans lésion de la troisième circonvolution frontale gauche* (Comptes rendus de la Soc. de biologie, 1864, p. 111).— *Ramollissement du lobe antérieur droit et notamment de toute la troisième circonvolution frontale droite sans aphasie* (op. cit.).

et que la désorganisation de la portion antérieure de ce dernier hémisphère n'entraîne pas la même incapacité (1).

§ 15.—Plusieurs physiologistes pensent que chez les Vertébrés supérieurs la portion postérieure des hémisphères cérébraux intervient d'une manière prépondérante dans le développement des phénomènes psychiques compris sous les noms de sentiments, d'affections, de passions et d'instincts. La science ne possède aucune preuve directe d'une localisation plus ou moins complète des facultés dites affectives dans les lobes moyens ou postérieurs du cerveau, soit chez l'Homme, soit chez tout autre Animal. Mais divers faits semblent indiquer que le travail mental effectué dans cette région de l'encéphale exerce une influence très considérable sur le développement de ces mobiles d'action.

Rôle attribué à la région occipitale du cerveau.

Un des arguments employés dans les discussions engagées depuis quelques années sur ce sujet est tiré des observations de Gratiolet relatives aux changements que le développement de l'organisme amène à la fois dans le caractère ou les aptitudes mentales d'un même individu et dans la conformation de son encéphale, d'une part chez l'Homme, d'autre part chez les Singes. Dans le jeune âge, les différences psychiques entre ces Mammifères sont beaucoup moins grandes qu'à l'âge adulte, mais, tandis que dans l'espèce humaine la puissance

---

(1) Une certaine inégalité dans le degré d'activité fonctionnelle des deux hémisphères cérébraux de l'Homme est d'ailleurs rendue très probable par les observations faites récemment sur les changements de température qui se manifestent des deux côtés du crâne sous l'influence des émotions et du travail intellectuel. M. Hammond constata, en 1875, que dans l'état normal la température de la tête est plus élevée à gauche qu'à droite. M. Broca a fait la même observation. Enfin M. Lombard a vu que d'ordinaire l'élévation de température qui accompagne l'activité mentale est plus marquée à gauche qu'à droite, mais que, parfois, il y a égalité à droite ou même dégagement de chaleur plus grande (a).

(a) Broca, *Thermométrie cérébrale* (*Revue scientif.*, 2ᵉ série, t. XIII, 1877, p. 257). — Lombard, *op. cit.* (*Proceed. of the Royal Soc.*, 1878, t. XXVII, p. 463).

intellectuelle continue à grandir pendant fort longtemps après l'époque de la puberté, elle décline très notablement à dater de cette période de la vie chez les Singes, qui, sous le rapport de l'entendement, du jugement et du libre arbitre, semblent être frappés d'un arrêt de développement dès que les appétits sensuels entrent en jeu. Or, Gratiolet a trouvé, d'une part, que chez les Singes les os de la région frontale du crâne se soudent entre eux de très bonne heure et s'opposent ainsi à l'agrandissement de la portion antérieure du cerveau, tandis que dans la région occipitale cette consolidation des parois de la boîte crânienne s'effectue plus tardivement, et que la croissance du cerveau continue en arrière longtemps après avoir cessé en avant; d'autre part, que chez l'Homme l'inverse a lieu; c'est dans la région frontale que, par les progrès de l'âge, la capacité du crâne augmente le plus rapidement et pendant le plus longtemps, en sorte que la portion correspondante du cerveau acquiert une importance relative de plus en plus grande par rapport à la portion occipitale de cet appareil nerveux (1). Enfin le même investigateur a remarqué des différences analogues dans l'espèce humaine, non seulement entre les races supérieures comparées aux races inférieures, mais aussi entre les individus normaux et les microcéphales.

Les principales propriétés des organes cérébraux ne dépendent pas de la forme de ceux-ci.

§ 16. — Je ne m'arrêterai pas pour examiner ici la valeur des hypothèses de Gall sur l'existence d'une connexité entre telle ou telle disposition mentale ou qualité

(1) Gratiolet a beaucoup insisté sur l'importance de ces tendances divergentes comme caractéristiques des différences essentielles qui existent entre l'espèce humaine et les espèces similiennes (a), et M. Broca a invoqué ces faits à l'appui de son opinion sur le rôle prépondérant des lobes frontaux dans le travail mental dont résultent les opérations intellectuelles (b).

(a) Gratiolet, *Anat. du syst. nerveux*, t. II, p. 252.
(b) Broca, *Sur le volume et la forme du cerveau*, p. 41.

morale et le développement relatif de certaines parties plus restreintes de l'encéphale; car toutes les fois que l'on a examiné scientifiquement l'une de ces prétendues localisations, on a trouvé que les arguments employés par les phrénologistes pour motiver leurs déterminations étaient en désaccord avec l'ensemble des faits observés, ou tout au moins sans valeur (1).

Du reste, dans l'état actuel de nos connaissances, rien ne nous autorise à croire qu'il y ait entre les formes affectées par le cerveau des divers Animaux et les facultés intellectuelles ou dispositions mentales de ces Êtres des relations quelconques (2). Ces formes varient beaucoup suivant les classes, les familles, les genres et même les espèces; il y a aussi, parmi les Mammifères, des différences considérables dans le mode d'arrangement des plis ou circonvolutions, et ces particularités constituent des caractères zoologiques dont il faut tenir compte dans l'appréciation des affinités naturelles dont nos systèmes de classification doivent être l'expression; mais on ignore complètement quelle en est la signification physiologique. On peut seulement inférer de la diversité des lignes tracées de la sorte chez des espèces dont les propriétés mentales sont à peu près les mêmes que

(1) J'ai déjà eu l'occasion de montrer l'inexactitude des assertions de Gall relativement aux relations entre le développement de l'instinct de la procréation ou de la philogéniture et le volume du cervelet (a). Le désaccord entre les faits bien observés et l'hypothèse de la localisation des appétits sanguinaires ou de la disposition à détruire que Gall plaçait dans les circonvolutions latérales moyennes et inférieures du cerveau, a été démontré par l'anatomie comparée (b).

(2) Plusieurs anatomistes se sont appliqués à déterminer chez divers Mammifères les rapports qui existent entre le diamètre longitudinal du cerveau et son diamètre transversal, Leuret notamment (c).

(a) Voy. tome XIII, p. 523.
(b) Lélut, *De l'organe phrénologique de la destruction chez les Animaux*, 1838. — Leuret, *op. cit.*, t. I, p. 435.
(c) Leuret, *Anat. du syst. nerveux*, t. I, p. 435.

les parties délimitées par les anfractuosités cérébrales ne correspondent pas au siège d'autant de facultés psychiques spéciales.

Il est bien démontré que les propriétés physiologiques de cet ordre dépendent du mode de fonctionnement du cerveau ou de son équivalent physiologique, mais nous sommes dans une ignorance complète touchant les conditions organiques qui déterminent dans ce fonctionnement tel ou tel genre d'action.

Dissemblance anatomique entre des équivalents physiologiques chez les Vertébrés et les Invertébrés

§ 17. — La non-existence de relations constantes entre la forme du cerveau ou de l'équivalent physiologique de cet appareil et les particularités que présentent les facultés mentales dont la manifestation dépend de son fonctionnement, ressort d'une manière encore plus évidente lorsque, agrandissant le champ de nos observations, nous prenons en considération les Animaux invertébrés aussi bien que les Vertébrés. Dans les leçons précédentes, je me suis appliqué à montrer, d'une part, que les Insectes possèdent à des degrés divers toutes les facultés mentales qui sont communes aux Mammifères supérieurs, et cependant leur système nerveux diffère essentiellement de celui des Vertébrés. Nous avons vu aussi que dans chacune des classes du Règne animal il y a, d'espèce à espèce, non seulement de grandes inégalités intellectuelles, mais même des différences considérables dans les instincts et dans le caractère qui ne coïncident avec aucune différence de structure appréciable dans les organes à l'aide desquels les facultés psychiques s'exercent.

Influence des relations mutuelles de ces parties.

§ 18. — Je dois rappeler également ici que la perfection de l'appareil cérébral ne dépend pas seulement du degré de développement des diverses parties qui y remplissent le rôle de producteurs de puissance nerveuse, ni de l'adaptation plus ou moins complète de ces agents à des usages spéciaux, mais aussi de la multiplicité des communications fonctionnelles établies au moyen des fibres connectives ou commissu-rales entre ces parties coopératives quelles qu'en soient les propriétés (1). En effet, le travail mental, pour donner de bons produits, doit être organisé ; ses diverses parties doivent être combinées entre elles ; elles doivent s'influencer réci-proquement ; il faut que l'entendement, la raison, la volonté puissent régler le mode d'action des agents dont l'activité détermine la manifestation des sentiments, des instincts de tous genres, et plus le nombre de ces agents dissimilaires sera considérable, plus les moyens de communication et de contrôle devront être multipliés.

On conçoit donc qu'indépendamment des conditions de supériorité résultant du volume des divers foyers de puis-sance mentale, le cerveau de la plupart des Mammifères doit être un appareil psychique plus parfait que le cerveau de tout Vertébré ovipare, puisque, chez ceux-ci, la princi-pale commissure cérébrale constituée par le corps cal-leux (2) et par la voûte à trois piliers (3) manque, que chez les Mammifères ordinaires les plus inférieurs ce système commissural est peu développé et même manque en grande partie, ainsi que nous l'avons vu en étudiant anatomique-

---

(1) Ces communications sont éta-blies en partie par les prolonge-ments filiformes qui se rendent d'un corpuscule nerveux ou cellule à un organite voisin et qui constituent dans toute l'épaisseur de la sub-stance corticale une sorte de réseau, en partie par des fibres extrinsè-ques qui se réunissent en faisceaux pour se porter d'un groupe de ces foyers d'activité à un autre groupe plus ou moins éloigné du premier, et c'est principalement à ces derniers conducteurs que l'on donne commu-nément le nom de commissures et de connectifs ; mais au point de vue physiologique tous ces instruments de transmission sont assimilables. M. Luys a insisté avec raison sur l'importance du rôle probable de « fibres commissurantes » intrinsè-ques de la substance corticale du cerveau (a).

(2) Voy. tome XI, p. 312.
(3) Voy. tome XI, p. 314.

(a) Luys, *Recherches sur le système nerveux cérébro-spinal*, p. 164 et suiv. (1865).

ment le système nerveux des Marsupiaux et des Monotrèmes, animaux dont les facultés mentales paraissent être très faibles (1).

A ce sujet, je rappellerai que les idées, de même que les sensations, exercent une grande influence sur l'intellect, sur le jugement et sur la faculté de vouloir. L'esprit de chaque individu, en un temps donné, semble ne pouvoir suffire qu'à la réalisation d'une certaine quantité de travail, et la part de puissance mentale employée au service de la perception des impressions produites sur le conscient par une source déterminée d'excitations, paraît diminuer d'autant la part applicable à la production de la force volitionnelle ou aux opérations de l'intelligence. Sous l'influence d'un excès d'activité de l'un quelconque des membres de l'espèce d'association constituée par les diverses parties de l'appareil cérébral, l'aptitude fonctionnelle des collaborateurs de cet agent mental se trouve diminuée d'autant, l'équilibre nécessaire à l'exercice du jugement est troublé, et le *moi* peut cesser d'avoir son libre arbitre. Dans certains cas d'aliénation mentale, ce genre de désordre est évident, et même dans l'état normal la volonté devient souvent incapable de gouverner l'attention par l'effet obsédant d'une certaine pensée ou d'une certaine sensation (2).

§ 19. — Il est également à noter que les agents à l'aide desquels les diverses opérations mentales s'accomplissent ne sont pas seulement reliés entre eux et soumis à des influences réciproques ; ils sont en relation avec d'autres

Influence de fonctions d'un autre ordre sur le travail mental.

(1) Voy. tome XI, p. 318.
(2) L'affaiblissement du pouvoir volitionnel se manifeste d'une manière très remarquable chez les ivrognes et même chez les personnes qui, sans s'enivrer complètement, font habituellement un usage excessif de boissons alcooliques. L'exercice fréquent et régulier du contrôle mental produit un effet inverse, et c'est en grande partie à cause de cela que l'éducation morale a une influence immense sur le caractère ainsi que sur les aptitudes de l'esprit.

parties de l'organisme dont l'activité est susceptible de modifier leur manière d'agir. C'est ce que l'on appelle communément l'influence du physique sur le moral. Or, les relations fonctionnelles de cet ordre sont extrêmement variées, fort complexes et souvent d'une grande importance.

Comme exemple de cette connexité entre le jeu de l'appareil mental et le travail effectué par des organes dont les fonctions sont d'un ordre très différent, je citerai en première ligne l'influence que l'activité plus ou moins grande de l'appareil de la génération exerce sur les dispositions et les aptitudes de l'esprit.

C'est chez les Insectes sociaux que les relations physiologiques de cet ordre sont les plus manifestes. Ainsi nous avons vu que les Abeilles du sexe féminin, suivant le mode d'alimentation employé par les nourrices qui les élèvent, acquièrent des organes de reproduction puissants et deviennent d'une fécondité merveilleuse ou restent stériles et ne présentent que des vestiges de l'appareil génital; or, chez ces neutres, les facultés mentales soit instinctives, soit intellectuelles, prennent un grand développement, tandis que les femelles fécondes ne présentent sous ce rapport aucun indice de supériorité sur les Insectes ordinaires. Dans la famille des Termites et dans celle des Fourmis la stérilité est également accompagnée de ce genre de supériorité mentale.

Chez beaucoup de Mammifères, le mâle, pendant la saison du rut, perd le peu de raison dont il est doué en temps ordinaire, et nos Animaux domestiques deviennent plus éducables par l'effet de la castration; or l'éducabilité suppose de l'entendement. Je ne prétends pas que dans l'espèce humaine la stérilité soit favorable au développement des facultés mentales, mais il est certain qu'une dérivation trop considérable des forces nerveuses vers le travail génital est une cause de faiblesse intellectuelle.

Conclusions.   § 20. — En résumé, que peut-on conclure de tous ces faits dont plusieurs, au premier abord, paraissent contradictoires ?

L'accomplissement des divers genres d'actes psychologiques par des instruments physiologiques distincts, n'est pas démontré, mais paraît très probable, et en admettant à titre d'hypothèse que cette division du travail mental existe, pouvons-nous entrevoir la manière dont elle est effectuée ?

Nous avons vu dans la précédente leçon que chez les Êtres animés pourvus d'un cerveau ou d'un équivalent physiologique de cet appareil, toute manifestation de puissance mentale est subordonnée à un certain développement de force dans la substance grise du système nerveux central, et que chez les Vertébrés supérieurs, c'est la substance grise cérébrale qui possède seule ou presque seule la faculté d'agir ainsi ; que les produits du travail exécuté par cette partie de l'encéphale sont de diverses sortes : perception consciente des impressions sensorielles, mémoire, imagination, volition, raison, par exemple ; que ces différents genres d'activité mentale ne sont pas solidaires entre eux, et que l'un peut augmenter pendant que l'autre diminue ou s'arrête, comme si l'exercice de chaque faculté mentale était dépendant du fonctionnement d'un appareil spécial.

Mais que peuvent être ces instruments particuliers ? Sont-ce certaines régions ou portions déterminées de la couche corticale du cerveau, et quelle est la part du travail mental effectuée par la substance grise que nous savons exister dans les parties profondes de cet appareil complexe, notamment dans les corps striés et dans les couches optiques, sur le trajet des fibres conductrices à l'aide desquelles le système cortical dont je viens de parler communique avec la moelle allongée ? Dans l'état actuel de la science, nous ne pouvons répondre d'une manière positive à aucune de ces questions; cependant, en ce qui concerne les hémisphères cérébraux considérés comme instruments du travail mental, ce genre de localisation des régions me semble peu probable, et j'incline à croire que les individus physiologiques dont l'association constitue l'appareil mental, sont des organites élémentaires, tels que les cellules et les granules nerveux de différentes sortes qui se trouvent dans la substance grise. Ces organites seraient autant d'ouvriers aptes à développer de la puissance mentale, comme certains organites du myélaxe développent de la force excito-motrice, et ils appliqueraient cette puissance à des usages spéciaux en rapport avec leur nature respective. Les organites d'un même genre pourraient, suivant les espèces zoologiques, être répartis à peu près uniformément dans l'appareil cérébral et y être mêlés partout à des organites dont les rôles seraient différents, ou être plus ou moins centralisés sur quelques points et y prendre la principale part dans le travail qui s'y effectue, de façon à rendre prédominants dans ces parties leurs caractères propres; mais d'après divers faits de suppléance fonctionnelle dont j'ai eu l'occasion de faire mention précédemment, il me paraît probable que, même chez l'Homme où la division du travail physiologique est portée au plus haut degré, cette séparation entre les organes cérébraux de genres différents n'est jamais complète (1).

(1) M. Brown-Séquard fut, je crois, le premier à concevoir de la sorte la localisation de différentes fonctions du cerveau (a). Voici comment, en 1874, il s'exprima à ce sujet :

« Pour mettre en harmonie l'idée que toute action spéciale implique l'existence d'un organe spécial, et les faits très nombreux que les vivisections et la clinique nous fournis-

(a) Brown-Séquard, Sur la localisation des fonctions dans certaines parties du cerveau (Boston medical und surgical Journal, 1874, p. 119). — Notice sur les travaux scientifiques de Brown-Séquard, p. 31. Paris, 1878.

Dans l'état actuel de nos connaissances, à moins de tomber dans l'arbitraire, on ne peut former que des conjectures très vagues relativement à la distribution des rôles entre ces divers agents physiologiques. Les recherches approfondies dont la structure intime de l'écorce grise du cerveau humain a été récemment l'objet, nous ont appris non seulement l'existence de plusieurs couches différentes dans cette partie de l'encéphale (1), mais aussi que les organites constitutifs de ces couches sont de diverses sortes; on y a découvert un nombre incalculable de petites cellules pyramidales, d'autres cellules qui sont fusiformes, et d'autres encore qui, tout en étant également microscopiques, se font remarquer par leur grandeur relative; enfin, il y a aussi en proportion considérable des granules ou glomérules de substance nerveuse, et ces corpuscules ne présentent pas partout le même aspect (2). Ces unités histogéniques

sent montrant que toute partie de l'encéphale peut être détruite, ou profondément lésée sans qu'il y ait perte de la fonction qu'on lui attribue, l'auteur émet la supposition (entièrement d'accord avec les faits qui lui sont connus) que les cellules nerveuses qui possèdent une des facultés cérébrales, au lieu d'être groupées au voisinage l'une de l'autre et de constituer ainsi une des parties distinctes du centre nerveux intra-rachidien, sont disséminées dans toute la masse de ce centre, de telle façon qu'il y en a partout. Il croit aussi que les cellules servant à une même fonction sont liées l'une et l'autre par des fibres leur permettant d'agir ensemble. »

(1) Voy. tome IX, p. 309.
(2) La structure intime de l'écorce grise du cerveau humain a été étu-

diée récemment avec beaucoup de soin par plusieurs histologistes, parmi lesquels il convient de citer en première ligne MM. Clarke, Arndt, Luys et Meynert.

Ces observateurs sont partagés d'opinion sur beaucoup de faits de détails, mais ils s'accordent à reconnaître que la constitution de cette partie de l'encéphale est très complexe et présente des différences considérables, non seulement à diverses profondeurs, mais aussi suivant les régions qu'elle occupe. Les couches superposées que l'on y distingue, ne sont pas nettement séparées entre elles, mais elles sont pour la plupart bien caractérisées par leur aspect, par la manière dont elles se comportent en présence de certains réactifs, tels que le carmin; par la conformation de quelques-uns de leurs éléments sont-elles autant d'unités physiologiques associées entre elles pour constituer l'appareil mental, mais douées de propriétés spéciales et donnant à cet appareil des aptitudes en rapport avec leurs facultés respectives? Cela me paraît pré-

anatomiques et par l'abondance relative des organites de telle ou telle espèce.

La plupart de ces parties constitutives existent dans toutes les régions du cerveau, mais leur mode d'arrangement n'est pas le même partout, et à raison des différences que l'on y remarque, M. Meynert considère le système cortical de cette partie de l'encéphale comme offrant quatre types distincts.

Le mode d'organisation prédominant existe dans la voûte des lobes cérébraux et dans la partie de cet appareil qui avoisine le corps calleux. Là cet auteur distingue :

1° Une couche superficielle formée principalement par une matière gélatineuse, amorphe ou plutôt granuleuse, qui est généralement désignée sous les noms de substance fondamentale ou de *neuroglie*. On y aperçoit aussi quelques cellules nerveuses et une sorte de réseau constitué par des prolongements filiformes de ces organites ou de leurs noyaux.

2° Une seconde couche qui est caractérisée par la présence d'une multitude de corpuscules ou cellules de forme pyramidale, etc.

3° Une autre couche où se trouvent des cellules nerveuses plus grandes que les corpuscules précédents, mais aussi de forme pyramidale.

4° Une couche remarquable par l'abondance de petits corpuscules de formes irrégulières, très serrés entre eux.

5° Une couche profonde contenant beaucoup de cellules fusiformes, mêlées à d'autres organites.

Un autre type histologique se rencontre dans la substance corticale qui occupe le sommet de la région occipitale dans le voisinage du grand hypocampe. Là on rencontre beaucoup moins de corpuscules pyramidaux ; ces organites sont remplacés en partie par des corpuscules granulaires, et les stratifications, séparées entre elles par des couches de substance fondamentale pourvue de cellules, sont plus nombreuses. On y trouve aussi quelques cellules d'une grandeur exceptionnelle.

Un troisième type organique se rencontre dans le voisinage de la scissure de Sylvius ; il est caractérisé essentiellement par une grande abondance de corpuscules fusiformes.

D'autres particularités de structure intime ont été constatées dans certaines parties du cerveau, notamment dans la corne d'Ammon ; mais je n'insisterai pas davantage sur les faits de cet ordre, parce que, si j'en parle ici, c'est seulement pour montrer que l'écorce cérébrale n'est ni homogène, ni constituée de la même manière dans toutes les parties des hémisphères.

Il importe également de noter que l'abondance relative des corpuscules pyramidaux ou fusiformes et de la substance granuleuse de l'écorce cérébrale varie beaucoup chez les différents Mammifères, et qu'il pa-

sumable ; mais tout cela est trop incertain pour être discuté dans ces leçons.

Si, comme je le pense, les différents genres de travail effectués par l'appareil cérébral sont dus à l'activité fonctionnelle d'autant d'instruments spéciaux, il faudra chercher à déterminer quelles sont les facultés mentales qui sont l'appanage de chacun de ces agents ou, en d'autres mots, comment la division du travail psychique est établie ; et dans les investigations de cet ordre, on pourra obtenir des résultats importants par l'étude des phénomènes observables soit pendant le sommeil, soit dans divers états pathologiques, soit enfin chez les personnes placées sous l'influence des

raît y avoir une certaine relation entre le développement des facultés mentales et l'épaisseur des couches à corpuscules pyramidaux, comparée à l'épaisseur de la couche superficielle constituée par la substance granuleuse (a). Ainsi, dans l'espèce humaine, cette dernière couche ne constitue qu'environ un dixième ou un huitième de l'épaisseur totale de l'écorce grise, tandis que chez le Singe, dont M. Meynert a étudié l'encéphale, elle ne représentait qu'un septième de cette quantité ; ce rapport était de 1 à 6 chez le Chien, de 1 à 5 chez le Chat, de 1

à 4 chez la Chauve-Souris et de 1 à 3 chez le Veau et chez le Daim.

M. Luys, à qui nous devons beaucoup de remarques fines et judicieuses sur le mode de fonctionnement du cerveau, a insisté avec raison sur la multiplicité des conducteurs filiformes d'une extrême ténuité qui retiennent entre eux de diverses manières tous ces organites. » La substance corticale, dit cet auteur, représente un immense appareil constitué par des éléments nerveux doués d'une individualité propre, il est vrai, et cependant solidarisés intimement les uns avec les autres (b). »

(a) uys, Recherches sur le système nerveux cérébro-spinal, p. 162 et suiv. (1865).
— Meyner, Vom Gehirn (Strickers Handbuch der Lehre der Gewebe, t. II, p. 698).
— manuel of human and comparative Histology translated, by H. Power, 1872, t. II, p. 181 et suiv.
— Deiters, Untersuchungen über Gehirn und Mark des Menschen und der Säugethiere, 1865.
— Arndt, Studien über der Architectonik der Gehirnrinde (Arch. für mikrosk. Anat., t. III).
— Koschewnikoff, Axecylinderforts atz d. Nerven und der Gehirnrinde (Schultz Archiv für mikr. Anat., 1865, t. V, p. 374).
— Kupffer, De cornu Ammonis structura. Dorpat, 1859.
— Berger, art. CERVEAU (anatomie), dans le Dictionnaire encyclopédique des sciences médicales, t. XIV, p. 172 et suiv.
(b) Luys, Le cerveau et ses fonctions, p. 19 (4e édit., 1879).

stupéfiants ou des excitants. Effectivement, dans la dernière leçon, nous avons vu que l'exercice de la volonté peut, dans des circonstances de cet ordre, être entravé ou suspendu, sans qu'il y ait arrêt dans les opérations productives des idées ; que dans le délire passager ainsi que dans beaucoup de cas d'aliénation mentale, la faculté de vouloir, la faculté de sentir et l'imagination sont actives, tandis que la faculté de juger, la raison, fait défaut ; par conséquent, dans l'hypothèse de la localisation des diverses aptitudes mentales, je serais disposé à attribuer chacune d'elles au fonctionnement d'un appareil cérébral spécial, et il me paraîtrait même très probable que la diversité des agents physiologiques associés dans l'encéphale est portée beaucoup plus loin, bien que nous ne puissions rien préciser à cet égard (1).

Peut-on, avec utilité, avancer davantage dans cette voie spéculative qui est du domaine de la métaphysique plus que de la physiologie, et arriver à quelque conception plausible concernant le mode de développement de la force, dont les effets se montrent de la sorte? Cela me paraît douteux, et cependant je ne puis me résigner à laisser complètement de côté toutes les questions relatives à ce que l'on pourrait appeler le mécanisme du travail mental.

L'analogie des phénomènes d'ordre intellectuel ou moral et des phénomènes nerveux d'ordre inconscient est si manifeste, qu'il me paraît superflu d'en fournir ici de nou-

(1) M. Luys pense que les petites cellules contenues dans les couches périphériques de la substance corticale sont spécialement affectées à la réception des impressions purement sensorielles, et que les cellules volumineuses dont la position est plus profonde sont le siège du développement de la motricité cérébrale (a), mais ces conjectures ne me paraissent reposer sur aucune base solide.

(a) Luys, *Sur le système nerveux*, p. 351.

velles preuves, et nous nous trouvons ainsi amené à examiner si l'hypothèse à l'aide de laquelle beaucoup de physiologistes ont cherché à expliquer la transmission soit des excitations sensorielles, soit des influences excito-motrices par l'intermédiaire des nerfs, peut nous aider à concevoir un mode possible du développement de l'activité mentale; savoir, l'hypothèse de l'existence de mouvements vibratoires dans les molécules constitutives de la substance nerveuse lorsque celle-ci fonctionne (1). Mais pour discuter cette question il me faudra suivre une marche différente de celle que j'ai adoptée précédemment. Jusqu'ici, afin de faciliter nos études, j'ai toujours cherché à analyser les phénomènes complexes dont j'avais à m'occuper et à en apprécier isolément chacun des éléments; maintenant il me paraît nécessaire de les considérer dans leurs rapports mutuels et de généraliser davantage nos investigations; cela entraînera quelques redites, mais l'inconvénient n'en sera pas grave.

(1) Voy. tome XIII, p. 55 et suiv.

CENT TRENTE-NEUVIÈME LEÇON

CONSIDÉRATIONS GÉNÉRALES SUR LES PROPRIÉTÉS PHYSIOLOGIQUES DU SYSTÈME NERVEUX. — Hypothèse du mouvement vibratoire des molécules de la substance nerveuse, considérée comme une des causes de l'activité fonctionnelle de ce système.

§ 1. — En abordant l'étude des fonctions de relation, nous avons vu que les parties périphériques du système nerveux sont pour la plupart excitables par l'action exercée sur elles par divers agents extérieurs, et que les phénomènes développés ainsi semblent être la conséquence de certains changements effectués dans l'état moléculaire de la substance constitutive des nerfs (1); que cette excitabilité est subordonnée à l'accomplissement du travail nutritif dans les tissus soumis à l'action des stimulants, et peut être exaltée par un état d'hyperhémie de la partie impressionnée, de sorte que celle-ci, lors même qu'elle est d'ordinaire insensible, peut dans certains cas morbides devenir d'une sensibilité exquise (2); que les forces mécaniques,

Hypothèse des vibrations de la substance nerveuse.

(1) Voy. tome XI, p. 352 et suiv.

(2) Ainsi chacun sait que dans l'état pathologique, appelé état inflammatoire, la partie malade devient très sensible et douloureuse, en même temps qu'elle rougit, se gonfle et s'échauffe par suite de l'afflux anormal de sang dans ses vaisseaux irrigateurs.

Chez les Vertébrés, les parties de l'organisme dont les nerfs centripètes ne se rendent pas directement à l'axe cérébro-spinal et vont aboutir dans le système ganglionnaire, n'ont, dans les circonstances ordinaires, qu'une sensibilité très

obscure, mais peuvent devenir alors tellement sensibles que la moindre pression y cause des douleurs vives, comme cela se voit dans les cas de péritonite ou phlegmasie de la tunique séreuse des viscères abdominaux.

Par contre, les nerfs sensitifs peuvent devenir inexcitables sous l'influence locale des anesthésiques tels que le chloroforme et l'éther. Par conséquent, l'excitabilité sensitive du système nerveux est une propriété dont la manifestation est subordonnée aux conditions dans lesquelles la partie se trouve.

physiques ou chimiques aptes à mettre ainsi en jeu les propriétés physiologiques des nerfs, paraissent consister en mouvements vibratoires susceptibles de se transformer les uns dans les autres, et que les changements dans l'état moléculaire du tissu vivant, excité par elles, paraissent consister aussi en mouvements vibratoires imprimés à ces molécules.

Des expériences d'un haut intérêt, que je regrette de n'avoir pas connues lorsque je rédigeais mes leçons sur la vision, prouvent que toute impression sensorielle produite sur la rétine d'un animal vivant, par l'arrivée d'un rayon lumineux, est accompagnée d'un changement dans l'état électrique de la partie frappée ; un courant s'établit dans ce point ; il persiste pendant quelque temps et il est probablement la conséquence de réactions chimiques locales, dont l'existence est démontrée par les changements de couleur de la matière rouge rétinienne, observés par M. Boll (1). La découverte de ce phénomène curieux est due à un physiologiste anglais, M. Dewar (2), et il me paraît

(1) Voy. tome XII, pp. 347 et 375.

(2) En plaçant l'œil d'un animal vivant (d'une Grenouille par exemple) dans le circuit d'un galvanomètre, d'une excessive sensibilité, M. Dewar a constaté que l'action de la lumière sur la rétine a pour effet de faire varier l'intensité de la force électro-motrice de 3 à 7 pour 100 de la force totale du courant naturel, et qu'un éclair dont la durée ne dépasse pas une fraction de seconde, suffit pour produire un effet appréciable. Sous l'influence continue de la lumière diffuse, le pouvoir électro-moteur de la rétine augmente d'abord, puis diminue lentement jusqu'à ce qu'il atteigne un point où il reste stationnaire, mais lorsqu'on supprime la lumière ce pouvoir augmente de nouveau brusquement et reprend presque son intensité première. M. Dewar a répété ses expériences sur un grand nombre d'animaux, et il a obtenu partout des résultats analogues, que l'œil soit simple ou composé. Chez les animaux à sang chaud la lumière provoque des variations négatives aussi bien que des variations positives (a). M. J. Chatin vient de

(a) Dewar, Sur l'action physiologique de la lumière (Revue scientifique, 1875, t. IX, p. 516 ; et 1877, t. XI, p. 1245).

présumable que des actions électriques analogues sont provoquées dans toutes les parties sensibles de l'organisme par tous les stimulants aptes à les exciter.

Divers faits exposés dans les leçons précédentes nous ont conduit à supposer que les nerfs centripètes sont des organes de transmission susceptibles de vibrer par influence et de propager ainsi, de proche en proche dans toute leur longueur, le mouvement développé dans leur partie périphérique, comme un conducteur électrique propage les vibrations moléculaires auxquelles paraissent être dus les effets produits par l'électricité (1). Nous avons vu que toute interruption de continuité dans ces organes de transmission empêche la progression centripète de l'excitation nerveuse, et que celle-ci, en arrivant aux organites qui constituent les éléments principaux des ganglions ou autres centres nerveux, provoque dans ces parties élémentaires de l'économie animale une réaction dont peuvent résulter divers phénomènes, tels que le développement d'une puissance nerveuse centrifuge ou la propagation de l'excitation centripète à d'autres foyers d'activité nerveuse (2).

Dans le premier cas, les choses paraissent se passer comme si la cellule nerveuse de l'organe récepteur, ou son équivalent physiologique, faisant fonction de miroir, changeait la direction du flux vibratoire centripète, le ré-

présenter à l'Académie des sciences de nouvelles expériences sur ce sujet (a).

(1) Voy. tome XIII, p. 54 et suiv.

(2) Les effets électro-moteurs produits sur la rétine par le contact de la lumière se propagent le long du nerf optique et se manifestent ensuite dans les parties de l'encéphale où ces conducteurs vont aboutir (b). Par conséquent, l'état électrique de la substance cérébrale est modifié par les impressions faites sur les organes des sens.

(a) J. Chatin, Sur la valeur comparée des impressions monochromatiques chez les invertébrés (Comptes rendus de l'Acad. des sc., 1880, t. XC, p. 41).
(b) Dewar, op. cit. (Revue scientifique, 1877, t. XI, p. 1245).

percutait sur un nerf moteur et déterminait dans ce conducteur un mouvement moléculaire analogue, mais centrifuge, qui se rendrait au muscle correspondant, s'y trans-
formerait en force mécanique ou, en d'autres mots, y déterminerait des contractions (1).

Excitabilité
ou
développe-
ment
de
névrilité
par
induction.

Les mouvements locomoteurs ou autres qui sont déterminés ainsi par des actions nerveuses réflexes, sont par
conséquent des phénomènes simplement automatiques,
dont la cause première est l'excitation produite sur l'économie animale par des agents extérieurs et indépendants
de l'Être vivant. La mise en jeu de cette excitabilité ne
donne lieu à la manifestation d'aucun phénomène psychique,
et constitue une propriété que quelques auteurs appellent
de la *sensibilité inconsciente*. Dans l'espèce humaine, de
même que chez tous les autres Vertébrés, elle existe dans
les organites nerveux contenus dans la substance grise dont
se compose le myélaxe ou portion centrale de la moelle épinière. La substance utriculaire ou granulaire qui constitue
les ganglions nerveux chez les Animaux invertébrés possède
aussi cette faculté, et chacun des organites dont je viens de
parler est un individu physiologique, susceptible de devenir
ainsi un foyer producteur de force excito-motrice. Mais ces
petits centres réflecteurs ne sont pas en communication
seulement avec les nerfs centripètes et les nerfs centrifuges
qui les relient d'une part aux récepteurs des excitations sensorielles, d'autre part aux muscles; ils sont reliés aussi entre
eux et à des organites nerveux doués d'autres propriétés, et
ils sont de la sorte aptes à agir sur ces agents et à subir de
leur part des influences stimulantes.

Production
spontanée
de
névrilité.

Dans la moelle épinière la force nerveuse, développée par
le travail nutritif dont la substance grise est le siège, n'est

(1) Voy. l'étude des actions excito-   de la cent vingt-troisième leçon
nerveuses réflexes, qui fait l'objet   (tome XIII, p. 111 et suiv.).

pas produite ordinairement en quantité assez grande pour mettre en jeu l'excitabilité des nerfs moteurs lorsque ce travail n'est pas activé par l'arrivée de stimulants extrinsèques, tels qu'un flux de vibrations d'origine sensorielle (1); mais dans la moelle allongée, ainsi que dans certains ganglions, les choses se passent comme si ces mouvements, déterminés d'une manière continue, s'ajoutaient les uns aux autres jusqu'à ce que leur grandeur soit devenue suffisante pour vaincre l'inertie des conducteurs excito-moteurs, et que, cette résistance vaincue, ils se propageaient le long de ces intermédiaires jusqu'aux muscles correspondants dont ils détermineraient la contraction. Il semble y avoir alors dans les foyers de puissance excito-motrice des décharges périodiques de force nerveuse comme dans une machine électrique surchargée, et, par suite de ces décharges intermittentes, il y a production automatique de mouvements spontanés (2).

Effectivement, quel que soit le mécanisme au moyen duquel l'action excito-motrice est développée dans l'organisme vivant, nous voyons que ce phénomène est tantôt induit, tantôt autonomique. Les mouvements dus aux actions nerveuses réflexes, de même que les mouvements volontaires, sont la conséquence de la mise en jeu des foyers de puissance excito-motrice par l'action locale d'une force nerveuse d'origine étrangère, tandis que les mouvements exécutés par l'appareil respiratoire, par le cœur et la tunique musculaire des intestins, sont susceptibles d'être

(1) Sous l'influence stimulante de certaines substances toxiques, notamment de la strichnine, le développement de la névrosité dans la substance grise de la moelle épinière peut être augmenté de façon à amener la production de décharges spontanées de la force excito-motrice, décharges qui d'ordinaire n'ont lieu que par induction, sous l'influence d'excitations nerveuses centripètes ou d'excitations volitionnelles venant du cerveau. Voy. tome XII, p. 154.

(2) Voy. tome XIII, p. 81 et suiv.

provoqués directement par l'action spontanée de certains organites excito-moteurs (1).

§ 2. — Les mouvements vibratoires que j'ai supposé être déterminés dans les parties périphériques du système nerveux par l'action des stimulants extérieurs, et se propager le long des conducteurs centripètes de façon à gagner l'axe cérébro-spinal, paraissent pouvoir ne pas être répercutés en totalité par les réflecteurs situés dans le myélaxe, et une partie du flux passer outre vers l'encéphale. Des mouvements analogues peuvent arriver à cet appareil en suivant d'autres voies telles que celles qui sont constituées par les nerfs sensoriels de la tête et, de même que les précédents, devenir là une cause déterminante de phénomènes d'un ordre différent, y produire des modifications dont l'Être animé a conscience, des sensations, y faire naître des émotions ou des pensées, et y exciter le travail mental, soit en y subissant des transformations comparables à celles par suite desquelles les vibrations de l'éther acquièrent tour à tour les propriétés caractéristiques de la lumière, de la chaleur ou d'une force mécanique,. soit en provoquant dans cette

Transformations de la force nerveuse.

(1) M. Luys a insisté avec raison sur la généralité de la propriété que possèdent des organites nerveux, de développer de la névrosité spontanément, c'est-à-dire en vertu de leur puissance propre et non seulement par induction ou excitation extrinsèque. Il appelle cette faculté dynamique des cellules nerveuses de l'*automatisme spontané*, et il y attribue un grand rôle dans le travail mental (a). Je partage son opinion à cet égard; mais pour ce qui concerne le développement de la puis-sance excito-motrice il ne faut pas oublier que, dans la majeure partie du système rachidien, cette production de force est d'ordinaire trop petite pour manifester son action autrement qu'en déterminant la contraction tonique des muscles (b), et que pour mettre en jeu les muscles striés, la puissance fonctionnelle de ces productions de névrosité a en général besoin d'être stimulée soit par de la volonté, soit par quelque autre agent susceptible d'y accélérer le mouvement productif.

(a) Luys, *Rech. sur le système nerveux*, p. 271, 334, etc. — *Du cerveau*, p. 435 et suiv. (1878).

(b) Voy. tome XIII, p. 98.

partie du système nerveux une activité de nature différente.

Effectivement nous avons vu que chez les Vertébrés supérieurs le champ de la sensibilité et du pouvoir volitionnel est toujours limité aux parties de l'organisme dont les nerfs sont en connexion avec le cerveau soit directement, soit par l'intermédiaire du cordon rachidien, et que la destruction de cette partie de l'encéphale entraîne la perte de ces facultés, lors même que tout le reste du système nerveux est intact et apte à fonctionner (1). La désorganisation du cervelet n'entraîne pas la même incapacité.

Les sensations, comme chacun le sait, sont de différents genres : les unes sont visuelles, d'autres acoustiques, olfactives, gustatives ou tactiles ; et les différences qu'elles présentent dépendent des propriétés de la portion du système nerveux qui est mis en action par le stimulant sensoriel (2).

En effet, il a été constaté expérimentalement qu'un même agent détermine des sensations d'ordres différents suivant la voie par laquelle l'excitation qu'il détermine arrive au conscient (3) ; que les impressions produites par l'électricité notamment donnent naissance à la sensation de la lumière quand elles sont produites sur la rétine, et transmises ensuite à l'encéphale par les nerfs optiques (4), tandis qu'elles produisent la sensation du son quand elles parviennent à d'autres parties de l'encéphale par la voie de l'appareil auditif (5), et qu'elles provoquent des sensations dont les caractères sont très différents quand elles mettent en jeu

(1) Voy. tome XI, p. 400 et suiv. ; tome XIII, p. 102 et suiv.

(2) Voy. tome XI, p. 409 et suiv.

(3) Voy., au sujet des sensations subjectives de cet ordre, les remarques de J. Müller (*Manuel de physiologie*, t. I, p. 464).

(4) Voy. tome XII, p. 386.

(5) Comme exemple des sensations auditives subjectives, qui dépendent de l'excitation mécanique ou électrique des nerfs de l'ouïe, je citerai le bourdonnement produit par l'action de l'électricité sur ces organes.

l'appareil de l'odorat (1), l'appareil du goût (2) ou les organes du toucher (3). Cependant, dans les circonstances ordinaires, il existe des relations constantes et utilisables par l'intelligence entre chacune de ces espèces de sensations et les propriétés particulières des agents externes qui les produisent, parce que chaque sorte de nerf sensoriel n'est excitable que par certains mouvements déterminés, tels que les vibrations lumineuses ou les vibrations sonores, et reste indifférent aux stimulants spéciaux d'un autre ordre.

Ainsi les mouvements oscillatoires qui se manifestent dans l'éther, sous la forme d'un rayon de lumière, ne produisent aucun effet appréciable sur les organes du toucher, du goût, de l'odorat et de l'ouïe, mais déterminent dans la rétine, dans le nerf optique, et ensuite dans la partie de l'encéphale où ce conducteur aboutit, un changement qui paraît être dû aussi à l'établissement des vibrations, et ces résultats, de même que beaucoup d'autres faits analogues, me portent à croire que l'activité fonctionnelle de toutes ces parties du système nerveux est liée à des mouvements moléculaires de ce genre qui seraient susceptibles de se propager dans la substance constitutive de ce système et d'y déterminer la manifestation de divers phénomènes psychiques.

Si cette hypothèse, adoptée aujourd'hui par beaucoup de physiologistes, est l'expression de la vérité, ainsi que cela me paraît probable, j'inclinerais à penser que l'excitabilité spéciale des différents nerfs sensoriels dépend d'un état moléculaire comparable à celui d'une corde sonore ou d'une colonne fluide qui, dans certaines conditions con-

_____

(1) Cet agent détermine sur la membrane putuitaire une sensation comparable à celle qui est causée par les matières odorantes phosphorées.
(2) Voy. tome XI, p. 438.
(3) Voy. tome XI, p. 413 et suiv.

formes aux lois de l'acoustique, vibre facilement sous l'influence d'un son déterminé, et n'est pas ébranlé d'une manière appréciable par des sons plus aigus ou plus graves (1).

§ 3. — En résumant les résultats auxquels nous sommes arrivés, relativement aux caractères de la puissance nerveuse, je dois rappeler aussi que l'électricité est un des principaux agents excitateurs de cette force, soit qu'elle se manifeste sous la forme de phénomènes sensitifs, de phénomènes excito-moteurs ou de contractions musculaires; que le mode de transmission de la névrilité dans les conducteurs nerveux a la plus grande analogie avec le mode de propagation d'un courant électrique dans un conducteur métallique (2); enfin, que chez quelques Animaux, tels que la Torpille et la Gymnote, la force nerveuse en agissant sur certains organes détermine des décharges électriques comparables à celles d'une bouteille de Leyde (3). Nous avons vu aussi que les décharges électriques, effectuées de la sorte par des organismes vivants, sont déterminées, de même que les mouvements volontaires, par une puissance mentale : la volonté. Or, toutes ces analogies ont porté quelques physiologistes à penser que ces deux espèces de force sont de même nature et sont susceptibles de se transformer l'une dans l'autre, comme nous voyons la chaleur devenir de la lumière et *vice versa*. Mais cette conclusion n'est pas en accord avec d'autres faits, car la puissance nerveuse détermine plus d'un phénomène dont l'explication n'est pas possible par l'intervention de l'électricité seulement ou de toute autre force physique connue.

§ 4. — Divers faits fournis par les expériences et les observations dont j'ai eu l'occasion de parler dans des leçons

Caractères de la névrilité.

Siège du conscient.

(1) Voy. tome XII, p. 65.
(2) Voy. tome XII, p. 57 et suiv.
(3) Voy. tome XII, p. 321 et suiv.

précédentes, prouvent que chez lès Vertébrés supérieurs les excitations sensorielles, quel qu'en soit le caractère, ne sont perçues par le conscient, ou en d'autres mots ne donnent réellement naissance à dès sensations qu'après être arrivées dans les hémisphères cérébraux. Pour y parvenir elles paraissent passer en majeure partie par les couches optiques, et avoir dans cette région de l'encéphale des stations de relais spéciales, suivant les sens par l'intermédiaire esquels l'organisme les reçoit, mais nous ne savons pas quel peut être le rôle des foyers de substance grise qu'elles y rencontrent sur leur passage (1).

Les fibres de substance blanche qui, en irradiant des couches optiques et des parties adjacentes de la région basilaire de l'encéphale, vont se rendre dans la substance grise des couches corticales de l'un et l'autre hémisphère cérébral (2), sont les conducteurs par l'intermédiaire desquels les excitations ascendantes parviennent aux organites situés dans cette partie superficielle du cerveau et y déterminent par une action comparable à celles dont résultent les phénomènes d'induction dans les appareils électriques, un état d'activité fonctionnelle. Or, cette activité locale est une condition nécessaire pour la perception consciente de toute excitation centripète, et il y a lieu de penser que c'est

(1) Cela me paraît bien démontré pour les excitations visuelles (a), et en se fondant sur des données anatomiques, M. Luys pense que les noyaux de substance grise de la première paire sont spécialement affectés à ce service, tandis que les noyaux postérieurs reçoivent les excitations provenant de l'appareil auditif, et que les noyaux intermédiaires sont traversés par les excitations sensorielles transmises à l'encéphale par les nerfs qui président à la sensibilité générale. Ses conjectures à ce sujet sont faciles à comprendre au moyen d'une figure schématique qu'il a donnée récemment (b), mais tout cela n'est qu'hypothétique.

(2) Voy. tome XI, p. 309.

(a) Voy. tome XII, p. 394.
(b) Luys, Le cerveau et ses fonctions, p. 48 (1879).

d'elle que dépend ce phénomène psychique. Mais l'espèce d'avertissement mental ainsi produit ne résulte pas nécessairement de l'arrivée d'un ébranlement nerveux, d'origine sensorielle, dans cette partie du cerveau ; si cet ébranlement n'est pas d'une grande intensité il peut passer inaperçu, et pour que l'Être animé en ait connaissance il faut souvent que, sous l'influence de la volonté, ces derniers récepteurs soient disposés de façon à être facilement impressionnés de la sorte. Nous en avons eu des preuves en étudiant les effets de l'attention sur les résultats du travail mental (1) ; et en appliquant à ces phénomènes l'hypothèse de la production d'actions nerveuses par l'établissement de mouvements vibratoires dans la substance grise, on dirait que la force volitionnelle employée ainsi met ces récepteurs en accord avec l'instrument vibrant dont l'ébranlement leur est transmis.

Nous avons vu dans l'une des précédentes leçons que, chez les Mammifères, les organites dont l'activité fonctionnelle détermine la perception consciente des impressions sensorielles sont situés dans la substance corticale des hémisphères cérébraux, et d'après les recherches expérimentales de M. Ferrier, ce serait dans la zone excitable ou zone moyenne de ces lobes que ces agents psychiques seraient particulièrement localisés (2).

Chez ces Animaux, la même partie de l'écorce grise des hémisphères cérébraux paraît jouer un rôle des plus importants comme organes psycho-moteurs, ou en d'autres mots comme provocateurs des contractions musculaires, déterminées soit par la volonté, soit par les émotions mentales (3).

---

(1) Voy. tome XIII, p. 394.   (3) Voy. tome XIII, p. 234 et suiv.
(2) Voy. tome XIII, p. 381 et suiv.

C'est de là que les incitations, présumées vibratoires, paraissent partir pour se rendre aux corps striés, puis aux pédoncules cérébraux et au cordon rachidien, où elles mettent en jeu les foyers excito-moteurs dont j'ai parlé précédemment, et déterminent en se propageant de proche en proche, soit directement, soit par relais, l'activité fonctionnelle des nerfs moteurs, qui, à leur tour, conduisent le mouvement excitateur aux muscles de l'appareil locomoteur.

Enfin, c'est encore par l'action des organites constitutifs de la substance grise du cerveau que les autres parties du travail mental paraissent être effectuées, et il me semble fort probable que chez les Vertébrés les plus élevés ces instruments psychiques ont des propriétés différentes, remplissant des rôles variés, et sont susceptibles d'agir, chacun de son côté, pendant que leurs associés sont au repos (1).

Influences réciproques. Le système nerveux se présente donc à notre pensée comme un vaste assemblage d'ouvriers physiologiques, dont les uns développent de la force en vertu de leur activité propre, tandis que les autres sont seulement des distributeurs de cette force ou des instruments de conduction. Les producteurs jouissent d'une certaine indépendance, mais ils sont cependant associés et susceptibles d'exercer les uns sur les autres une grande influence au moyen des conducteurs qui les relient entre eux.

Cette influence peut être excitante ou sédative.

Dans le premier cas, le mouvement vibratoire qui semble être développé dans leur intérieur, paraît se propager à leurs associés et déterminer, par une sorte d'induction, des mouvements analogues dans ces derniers, ou peut-être accélérer le travail nutritif dont ils sont le siège en y exerçant une action vaso-dilatatrice, dont la conséquence serait une

(1) Voy. ci-dessus, p. 142 et suiv.

augmentation de la puissance productive dont dépend l'excitabilité (1).

Le mécanisme par lequel s'exercerait l'influence dépressive ou même l'action arrestative dont nous avons vu maints exemples (2), semble pouvoir être attribué aussi, soit à la production de mouvements vaso-constricteurs qui diminueraient le travail nutritif dans le foyer d'innervation ainsi modifié, soit à un désaccord entre les vibrations nerveuses développées dans ce foyer, et celles qui y arrivent du foyer dépresseur, désaccord dont pourraient résulter des phénomènes d'interférence, comparables à ceux qui amènent parfois l'extinction des rayons lumineux lorsque ceux-ci s'ajoutent l'un à l'autre.

(1) Des expériences très récentes faites par M. Brown-Séquard, tendent à établir que l'activité fonctionnelle de certaines parties du système nerveux peut augmenter l'excitabilité d'autres parties éloignées du même système, non seulement en y déterminant un état d'hyperhémie, mais en exerçant sur elles une influence essentiellement dynamique. Ainsi ce physiologiste investigateur a constaté que l'irritation due à la section transversale d'une moitié latérale de la base de l'encéphale est suivie immédiatement, ou presque immédiatement, d'une augmentation notable des propriétés motrices des parties de cet appareil nerveux qui sont situées en avant de la section, tandis que l'inverse se produit du côté opposé. M. Brown-Séquard a trouvé aussi que les propriétés motrices de l'une des moitiés de l'encéphale augmentent (mais à un moindre degré) par l'effet de la section, soit du nerf sciatique, soit de la moitié latérale de la moelle épinière du même côté, dans la région dorsale ou dans la région lombaire, phénomène qui est accompagné d'inhibition, ou arrêt incomplet de ces propriétés du côté opposé. Or ces effets ne sont pas empêchés par la section des nerfs vaso-moteurs, et ne sont pas accompagnés d'un changement appréciable dans l'état de la circulation locale dans la partie modifiée ainsi par l'influence (a).

Dans l'hypothèse du développement de la névrilité par vibration de la substance nerveuse, cette augmentation des effets dynamiques s'expliquait facilement par des superpositions d'ondes similaires, comme dans les cas de contractions musculaires tétaniques étudiés par M. Marey (b).

(2) Voy. tome XII, p. 371 et suivantes.

(a) Brown-Séquard, Rech. expérim. sur une nouvelle propriété du syst. nerveux (Comptes rendus de l'Acad. des sc., 1879, t. LXXXIX, p. 889).
(b) Voy. tome X, p. 477.

§ 5. — La perception consciente des impressions senso-rielles et le développement de la puissance intérieure, appelée la volonté, ne sont pas les seuls actes d'ordre psychique qui peuvent résulter du travail vital effectué par les organites constitutifs de la substance grise du cerveau des Vertébrés, ou par les équivalents physiologiques de ces instruments chez des Invertébrés tels que les Insectes. Les sentiments que ces Êtres animés sont susceptibles d'éprou-ver, et les opérations de leur intelligence sont également des conséquences de l'activité fonctionnelle d'organites de ce genre, situés dans la même partie du système nerveux et n'offrant dans leur structure aucune particularité constante qui les distingue des instruments élémentaires dont le jeu est essentiellement automatique (1); enfin les phénomènes chimiques et physiques qui accompagnent toutes ces mani-festations de la puissance nerveuse sont similaires. Ainsi nous avons vu que tout effort de l'intelligence, de même que toute émotion mentale et toute action excito-motrice parais-sent être inséparables d'un développement de chaleur dans la partie fonctionnante et d'une augmentation dans la pro-duction des matières excrémentitielles fournies par l'éco-nomie animale (2). Par analogie on est donc conduit à supposer que le mécanisme du travail mental est semblable au mécanisme du travail nerveux automatique, et à attri-buer tous ces phénomènes au jeu de forces qui, sans être identiques, seraient similaires.

Il me semble donc évident que les facultés intellectuelles, les instincts et les dispositions affectives, de même que les facultés nerveuses d'ordre automatique, sont la conséquence du travail local effectué par les divers organites dont se

(1) Par exemple, les organites du myélaxe rachidien où s'effectuent les opérations nerveuses réflexes dont résultent des actions excito-motrices involontaires.

(2) Voy. ci-dessus, p. 136 et suiv.

compose le système nerveux, et que chez les Vertébrés supérieurs, les instruments susceptibles de développer les forces
psychiques sont réunis dans la substance corticale du cerveau.

L'observation du mode de manifestation des diverses
facultés mentales nous a fait reconnaître que ces aptitudes
sont, jusqu'à un certain point, indépendantes les unes des
autres; que les unes peuvent être en pleine activité pendant
que d'autres sommeillent ou sont perdues. Ainsi le pouvoir
volitionnel n'est pas inséparable de la mémoire et de l'imagination; l'excitabilité cérébrale inconsciente peut être en
activité pendant que la sensibilité est suspendue; la faculté
de juger n'est pas toujours associée à la faculté de penser;
et ces faits, ainsi que le développement relatif très inégal de
ces différentes aptitudes, nous ont conduit à penser qu'elles
doivent dépendre du fonctionnement d'instruments physiologiques distincts, doués chacun de propriétés psychiques
spéciales. Dans la dernière leçon j'ai présenté beaucoup
d'arguments à l'appui de cette hypothèse, mais lorsque j'ai
cherché à deviner quelles peuvent être les parties affectées
à chacun de ces usages, je n'ai pu rien préciser et j'en ai été
réduit à ne former que des conjectures très vagues (1).

L'aptitude des organites nerveux à agir spontanément,
en conséquence de l'exaltation du travail nutritif effectué
dans leur substance, n'appartient pas seulement aux cellules excito-motrices sous l'empire desquelles se trouvent
les muscles de l'appareil respiratoire et d'autres instruments analogues; cette propriété existe aussi, à divers
degrés, dans les organites dont le travail produit les phénomènes d'ordre psychique. Elle est particulièrement développée dans les instruments de l'intellect, et en se combinant

(1) Voy. ci-dessus, p. 226 et suiv.

avec la persistance des impressions latentes laissées dans la mémoire, elle peut déterminer la reproduction spontanée d'idées plus ou moins anciennes (1).

C'est en opérant sur les sensations présentes, sur les impressions laissées par des sensations passées et sur les pensées nées de ces impressions, que l'imagination constructive s'exerce, que l'esprit raisonne et que la volonté fait son choix. Beaucoup d'actions mentales sont la conséquence directe des excitations sensorielles et s'effectuent automatiquement, comme cela a lieu pour certaines influences excito-motrices réflexes, mais d'autres n'ont pas la même origine et sont déterminées par la volonté qui est une puissance plus ou moins indépendante et susceptible d'exercer sur les autres manifestations de l'activité nerveuse, des influences en opposition avec celles de la névrilité inconsciente qui est une force aveugle (2).

Siège du conscient. § 6. — Ces considérations me ramènent nécessairement à l'examen d'une question que j'ai abordée plus d'une fois dans cette étude des facultés mentales, mais que j'ai toujours laissée de côté, parce que je croyais ne pouvoir m'en occuper utilement qu'après avoir passé en revue tous les phénomènes psychiques qui sont de nature à l'éclairer.

Quels sont les instruments physiologiques à l'aide desquels l'Être animé est susceptible d'avoir conscience des impressions produites sur son organisme par les agents extérieurs ou intérieurs, de vouloir et de penser, ou, en d'autres mots, quel est le siège de cette puissance mentale que nous appelons le *moi*, et en quoi la notion de la personnalité consiste-t-elle ?

La plupart des métaphysiciens et beaucoup de physiologistes regardent le *moi* comme étant une individualité

(1) Voy. tome XIII, p. 403 et suiv.   (2) Voy. tome XIII, p. 163 et suiv.

psychique, une puissance unique et libre, dont dépendrait à la fois l'aptitude de l'Être animé à connaître ce qui se passe dans son organisme, à raisonner, à juger et à vouloir. Mais cette manière de concevoir le mécanisme du travail mental ne me semble pas être admissible, et, à mon avis, on confond ainsi diverses choses qu'il importe de distinguer.

La notion de la personnalité, du moi et du non-moi, est un produit du travail de l'intelligence, de l'appréciation de la provenance des sensations éprouvées par l'Être pensant et des mobiles des actes exécutés par celui-ci; c'est une conséquence de la faculté de raisonner sur les relations existant entre les effets et leurs causes; de distinguer parmi ces causes celles qui appartiennent au monde extérieur et celles qui dépendent du jeu de son organisme, et de tirer de leur comparaison des conséquences logiques concernant les propriétés de l'Être qui raisonne de la sorte.

Ce travail mental suppose l'aptitude à comparer entre elles les sensations de différents ordres, et l'on a désigné sous le nom de *sensorium commune* la partie de l'encéphale dans laquelle on supposait que les impressions de sources diverses étaient rassemblées pour être ainsi pondérées. Suivant les uns, ce lieu serait les couches optiques (1); suivant d'autres, les corps striés (2); mais on sait que la

---

(1) Plusieurs auteurs ont professé cette opinion (a). Mais, ainsi que l'a fait remarquer M. Vulpian, elle est en désaccord avec les deux faits suivants : on a constaté expérimentalement que la sensibilité survit à l'ablation de cette partie de l'encéphale, et dans beaucoup de cas pathologiques l'autopsie a montré que les couches optiques avaient été pro-fondément lésées chez des personnes dont la sensibilité était demeurée intacte (b). Elles sont, il est vrai, d'une sensibilité exquise, mais elles ne peuvent être considérées comme étant le lieu de réunion de toutes les impressions sensorielles.

(2) Cette hypothèse a été soutenue par Willis (*Cerebri anatome*, 1664. *De anima brutorum*, 1672).

(a) Carpenter, *Mental physiology*, p. 120.
— Luys, *Rech. sur le syst. nerveux*, p. 344 (1865).
(b) Vulpian, *Leçons sur la physiologie du système nerveux*, p. 659.

destruction de ces organes n'entraîne pas la cessation de tout acte de ce genre, et probablement c'est dans les couches corticales du cerveau que le travail psychique en question ainsi que la genèse du pouvoir volitionnel s'effectuent (1), et cela, non par l'action d'un appareil particulier, mais par suite de l'association intime de tous les organites constitutifs de ces couches, qui résulte de la multiplicité des filaments conducteurs au moyen desquels ces unités physiologiques sont unies entre elles. Chacun de ces agents peut de la sorte subir l'influence de tous, et une résultante déterminatrice, dont le caractère variera suivant la grandeur des divers contingents, peut surgir de l'espèce de concert ou de conflit établi entre leurs forces respectives.

Quelques physiologistes vont plus loin dans cette voie; ils nient l'existence du libre arbitre et soutiennent que chez l'Homme, ainsi que chez les Animaux les plus inférieurs, toutes les actions réputées volontaires sont déterminées d'une manière nécessaire et invariable par le jeu automatique des organes dont se compose la machine vivante. Rien ne nous autorise à le croire; j'ai déjà eu l'occasion d'exprimer ma pensée à cet égard et il me semble inutile d'y revenir. Mais je ne saurais laisser complètement de côté une question d'un ordre encore plus élevé et qui est cependant moins difficile à résoudre par les procédés d'investigation dont la science dispose.

§ 7. — En voyant des actions chimiques et physiques

(1) Les corps striés ont été considérés par quelques physiologistes comme étant le foyer commun dont émaneraient les incitations motrices volitionnelles (a). Mais l'ablation de ces organes, tout en affaiblissant beaucoup l'Animal sur lequel on opère, n'empêche pas toujours celui-ci d'exécuter des mouvements spontanés (b).

(a) Todd, *Physiol. of the nervous system* (*Cyclopedia of Anatomy and Physiol.*, t. III, p. 722 M).
(b) Vulpian, *op. cit.*, p. 661.

accompagner constamment la genèse des phénomènes caractéristiques de l'activité propre au système nerveux, et en constatant la grande ressemblance qui existe, d'une part, entre les effets dus à ces forces générales, notamment à l'électricité, et les effets automatiques produits par la névrosité, d'autre part, entre ces derniers effets et ceux qui résultent du travail mental, on est porté à se demander si les Êtres animés possèdent quelque cause spéciale d'activité, ou si tout ce qui se passe en eux ne serait pas, comme dans les corps bruts, dépendant du jeu d'une seule et même force générale, force dont la modalité varierait suivant le mode d'arrangement moléculaire des corps dans lesquels elle se manifeste, mais régirait également le Règne animal, le Règne végétal et le Règne minéral.

La « loi de continuité » formulée par Leibnitz et acceptée implicitement par les philosophes plus modernes qui répètent après lui : « La nature ne fait jamais des sauts (1) », s'accorderait avec cette hypothèse dont la simplicité et la grandeur plaisent à l'esprit; aussi de nos jours y a-t-il beaucoup de philosophes qui croient devoir attribuer à des réactions chimiques et à des forces physiques, ou, en d'autres mots, aux propriétés générales de la matière tangible dont les corps vivants sont formés, tout ce qui se passe dans les organismes en activité.

En commençant ce cours, il y a vingt-cinq ans, j'ai dit que je ne partageais pas leur manière de voir. Depuis lors, je n'ai pas changé d'opinion à cet égard; mais avant de clore la longue série de leçons dont j'ai présenté le résumé dans cet ouvrage, il me paraît nécessaire de revenir sur cette question ardue et de motiver plus explicitement que je n'ai

---

(1) (*sic*) Leibnitz. *Nouveaux essais sur l'entendement humain*, Avant-propos (*Opera philosophica*, édit. d'Erdmann, 1840, p. 198).

pu le faire jusqu'ici mes convictions à ce sujet; néanmoins je m'efforcerai d'être bref, car tout ce qui concerne la nature de la vie et de la puissance mentale est entouré de tant d'obscurité, qu'à chaque instant le terrain manque sous les pieds de ceux qui veulent en sonder les mystères.

CENT QUARANTIÈME ET DERNIÈRE LEÇON

Considérations générales sur la nature des Êtres animés. — Distinction entre la mort, la vie latente et la vie active. — Caractères généraux de l'activité vitale. — Inaptitude des forces physiques ou chimiques connues à rendre vivante la matière qui ne vit pas. — Hypothèse d'une force vitale distincte des forces chimiques et physiques, mais susceptible de se combiner à elles et étant une propriété de quelque substance invisible et impalpable. — Caractère général de cette force. — Le corps d'un Animal ou d'une Plante est une association d'organites ayant chacun leur vie propre. — Perfectionnement de ces associations par la division du travail physiologique. — Similitude primordiale des corps vivants. — Différenciation consécutive des organites chez les Êtres animés. — Organites en jouissance de la vie végétative seulement. — Organites ayant en outre les propriétés caractéristiques de la vie animale. — Influences héréditaires. — Influence des conditions d'existence sur le mode d'organisation et sur les facultés des Êtres animés. — Limites de la variabilité des descendants d'une souche commune. — Atavisme. — Anomalies organiques. — Notion de l'espèce en zoologie. — Question du transformisme. — Propriétés des germes. — Conclusions finales.

§ 1. — Ayant étudié successivement dans l'ensemble du Règne animal chacune des propriétés, ou facultés, dont les Êtres animés sont doués, ainsi que le mode de constitution des instruments à l'aide desquels leurs actes s'accomplissent, il nous faut chercher quelle idée nous pouvons nous former de la nature de ces machines vivantes. Mais avant d'aborder l'examen de cette question, il me paraît nécessaire de prendre quelques précautions de langage, car les mots dont j'aurai à me servir peuvent être pris dans des acceptions très diverses, et pour éviter les équivoques, je crois devoir préciser le sens que j'entends attacher à quelques-unes de ces expressions.

Ainsi, les corps organisés, c'est-à-dire les Animaux et les Plantes, peuvent exister dans trois états qu'il importe de ne pas confondre. Ils peuvent être inaptes à vivre, *morts ;*

ils peuvent être aptes à vivre sans être dans les conditions requises pour l'exercice d'aucune faculté vitale, ou ils peuvent être en jouissance de ces facultés. Dans le second cas la *vie* est en quelque sorte latente ou virtuelle seulement (1); dans le troisième cas elle est, au contraire, effective, manifeste, et toutes les fois que dans l'exposé des considérations suivantes, je ferai usage du mot *vie*, sans rien ajouter à ce substantif, j'entendrai parler de la vie actuelle, la vie appréciable, la vie proprement dite, et non de la vie virtuelle, de la vie en puissance seulement.

Différences entre les corps vivants et les corps qui ne vivent pas. § 2. — Cela posé, je rappellerai en premier lieu que sous le rapport de leur état intérieur, les corps vivants diffèrent essentiellement des corps qui ne vivent pas. Chez ces derniers, les molécules constitutives sont dans un état de repos chimique; ce repos est pour l'agrégat une condition de durée, et cet agrégat n'a en lui aucune cause de destruction nécessaire. Dans les corps vivants, au contraire, le changement est continuel, nécessaire; certaines transformations de matière constituent pour eux une des conditions d'existence et des forces chimiques sont toujours en jeu; l'Être abandonne au monde extérieur une partie de ce qui est en lui; il s'approprie en même temps de la matière provenant du dehors, et il provoque dans ces acquêts un mode d'arrangement moléculaire déterminé.

La vie, sous sa forme la plus simple, la plus rudimentaire, ne consiste qu'en ce mouvement moléculaire intérieur et ces échanges entre l'Être vivant et le milieu ambiant ou monde extérieur qui accompagnent toute manifestation de la puissance dont celui-ci jouit à titre de corps vivant. Ce phénomène est désigné sous le nom de *nutrition* et il caractérise essentiellement l'activité physiologique (2).

(1) Voy. tome VIII, p. 255.
(2) Claude Bernard résuma d'une manière forte et lucide l'opinion commune des physiologistes à ce

§ 3. — La matière constitutive d'un corps vivant n'est jamais simple. Ce corps est toujours un agrégat de particules qui diffèrent entre elles par leur état physique ainsi que par leur nature chimique. Il possède nécessairement dans sa substance des fluides et des solides associés d'une certaine manière. L'un de ces fluides indispensables à son existence comme Être vivant, est l'eau (1), et parmi les solides qui sont susceptibles de contribuer à sa constitution, se trouvent invariablement certains composés chimiques, peu stables, dans la formation desquels entrent du carbone, de l'hydrogène, de l'azote et de l'oxygène (2). Les groupes moléculaires résultant de l'union de ces éléments sont autant d'unités chimiques d'un certain ordre, qui, associées à de l'eau et le plus souvent aussi à d'autres matières, sont les matériaux dont l'assemblage produit les individus physiologiques primaires ou éléments organiques, et ces individus, similaires ou dissemblables, sont associés entre eux pour former directement ou successivement des groupes d'ordres plus ou moins élevés dont l'ensemble constitue l'individu

Composition
chimique
des corps
vivants.

sujet en disant : *Vivre et se nourrir sont deux expressions synonymes (a)*. Mais de ce que tout développement de force vitale est lié à l'accomplissement du travail de nutrition, il ne faut pas croire que toutes les manifestations de cette force soient uniquement la conséquence des phénomènes de cet ordre ; l'intervention des forces générales qui agissent dans le Règne minéral y est également nécessaire.

(1) Voy. tome VII, p. 526 et suiv.

(2) Des composés formés essentiellement de carbone uni à de l'hydrogène et ne contenant pas d'azote, peuvent jouer un rôle très important dans la constitution des Êtres vivants, particulièrement des Végétaux ; mais chez ceux-ci, de même que chez les Animaux, des composés contenant à la fois de l'azote, du carbone, de l'hydrogène et de l'oxygène, existent toujours et sont indispensables. Divers sels minéraux et autres corps inorganiques peuvent être associés à ces matières azotées et être nécessaires à l'existence de certains Animaux ou de certains Végétaux ; mais ce sont elles qui ne manquent jamais et qui sont nécessaires à tous.

(a) Cl. Bernard, *De la physiologie générale*, p. 130.

zoologique ou botanique, appelé un Animal ou une Plante.

La chimie ne nous y révèle l'existence d'aucun corps pondérable simple, ou élément coercible, qui ne se trouve pas ailleurs. Par conséquent, sous ce rapport, il n'y a dans la constitution chimique de ces Êtres rien qui puisse nous expliquer pourquoi ils ont des propriétés différentes de celles d'une pierre ou de tout autre minéral.

Il est également à noter que les affinités chimiques qui déterminent les combinaisons dont résulte la matière organisable ne sont pas dépendantes de l'influence vitale, car on est parvenu à produire artificiellement la plupart des composés de cet ordre qui se forment dans l'économie animale (1).

Enfin la matière pondérable dont se compose le corps d'un Animal vivant ne diffère par aucune propriété chimique ou physique connue de la matière constitutive de cet Animal quand il a cessé de vivre (2).

(1) Autrefois on croyait à l'existence de différences essentielles entre les matières organiques qui sont produites dans le corps des Êtres vivants et les composés inorganiques qui sont formés sans l'intervention de l'influence vitale. L'illustre chimiste suédois, Berzelius, alla jusqu'à dire : « Dans » la nature organique les éléments » paraissent obéir à des lois tout » autres que dans la nature inorga- » nique (a). » Mais en 1828, Wœhler montra qu'il n'en est pas ainsi (b), et plus récemment, M. Berthelot est parvenu à produire artificiellement la plupart de ces principes immédiats (c). La force vitale peut diriger et utiliser les actions chimiques, mais celles-ci n'en sont jamais dépendantes.

(2) Jadis beaucoup de physiologistes pensaient que la matière constitutive du corps d'un Animal n'était maintenue dans l'état où elle se trouve chez l'Être vivant que parce que la puissance vitale l'empêchait d'obéir aux forces physiques et chimiques auxquelles les atomes des corps bruts sont soumis; ils supposaient que la séparation des éléments réunis pour former les substances organisées était une conséquence de la mort, et que pendant la vie il y avait lutte entre les forces chimiques

(a) Berzelius, *Traité de chimie*, t. V, p. 1 (1831).
(b) Voy. tome VII, p. 398 et p. 531.
(c) Berthelot, *Chimie organique fondée sur la synthèse*, 1860.

§ 4. — Dans l'état actuel de notre globe (1), la matière

La matière
pondérable
ne
suffit pas
pour
constituer
un
corps vivant

et la force vitale. Ainsi Bichat, voulant définir la vie, a cru pouvoir se contenter de dire qu'elle « est l'ensemble des fonctions qui résistent à la mort », et afin d'exprimer plus clairement sa pensée, il ajoute que tout ce qui entoure les corps vivants tend sans cesse à les détruire, mais qu'ils ont en eux un principe permanent de réaction, de résistance, qui est la vie (a). Cuvier professait la même opinion. « Une force particulière aux corps vivants, disait-il, retient ensemble leurs molécules et en attire d'autres en *surmontant* les lois physiques et chimiques qui les régiraient dans leur état libre : aussi ces molécules ne tardent-elles pas, sitôt après la mort, à se séparer pour former de nouveaux composés (b).

Les grandes découvertes de Lavoisier(c), puis les recherches expérimentales de mon frère William Edwards relatives à *l'influence des agents physiques sur la vie*, ont beaucoup contribué à modifier les idées des physiologistes à cet égard, et elles ont imprimé à leurs travaux la direction réellement scientifique que l'on y remarque aujourd'hui (d).

Les découvertes de Wœhler, dont je viens de faire mention, eurent sous ce rapport une influence encore plus

grande (e). Enfin, dans ces derniers temps, les travaux de M. Pasteur sur les causes de la putréfaction ont fait faire de nouveaux progrès dans cette voie. Avant lui on croyait généralement que la putréfaction était une conséquence du retour des matières animales sous l'empire des forces chimiques lorsque la vie les abandonne, mais il a fait voir que leur décomposition est due à l'action d'organismes microscopiques qui jouent le rôle de ferments et qui, pour s'en nourrir, déterminent dans leurs éléments un nouveau mode de groupement moléculaire. Effectivement, pour préserver de la putréfaction les matières même les plus altérables, telles que le sang, le lait et l'urine, il suffit de tuer ces organismes et d'empêcher l'arrivée de nouveaux agents de cet ordre, soit à l'état de Vibrions, soit à l'état de germes, ainsi que cela se pratique pour la préparation des conserves alimentaires, suivant le procédé d'Appert (f).

On doit à M. Tyndall des expériences très élégantes et très démonstratives sur l'imputrescibilité des matières organiques dans de l'air dépouillé des corpuscules solides qui d'ordinaire y sont tenus en suspension (g).

(1) Je dis « dans l'état actuel de

(a) Cuvier, *Tableau élémentaire de l'histoire naturelle des Animaux*, p. 6.
(b) Bichat, *Rech. sur la vie et la mort*, p. 1.
(c) Voy. tome I, p. 400 et suiv.
(d) W. Edwards, *op. cit.* (1824).
(e) Voy. tome VII, p. 399 et suiv.; p. 531, etc.
(f) Pasteur, *Nouvel exemple de fermentation déterminée par des animalcules infusoires pouvant vivre sans gaz oxygène libre* (*Comptes rendus de l'Acad. des sc.*, 1836, t. LVI, p. 420). — *Examen du rôle attribué au gaz oxygène atmosphérique dans la destruction des matières animales et végétales après la mort* (*op. cit.*, p. 734). — *Recherches sur la putréfaction* (*op. cit.*, p. 1189).
(g) Tyndall, *The optical Deportment of the atmosphere in relation to the Pheno-*

pondérable qui est apte à former le corps d'un Être vivant ne devient jamais vivante quand elle est seule, et l'on ne connaît aucun agent chimique ou physique qui puisse y développer la vie. Aucun exemple de ce que l'on appelle *génération spontanée* ou *archigonie* (1) n'a été constaté (2).

notre globe », parce que, d'après la constitution de cette planète, elle ne peut pas être considérée comme ayant été toujours habitable et que, pour les Êtres vivants, il faut qu'il y ait eu au commencement formation de corps vivants sans l'intervention de parents; mais la science est complètement impuissante à nous fournir la moindre lumière sur la manière dont la vie a apparu; nous savons seulement que ce phénomène ne saurait être attribué à l'action des forces physiques ou chimiques connues. Je laisse donc de côté ce mystère.

(1) L'expression *génération spontanée*, pour désigner la formation d'Êtres vivants, sans parents ou générateurs, étant fort criticable, j'y ai substitué en 1863 les mots *origine agénétique* (a), et très récemment M. Heckel a employé dans le même sens le mot *archigonie* (de ἀρχή, γονή, génération); mais il vaut autant dire génération spontanée puisque cette expression est consacrée par l'usage (b).

(2) Voy. tome VIII, p. 219 et suiv. Depuis l'époque à laquelle ce volume fut publié, des cas de prétendue génération spontanée ont été souvent annoncés, mais ils sont toujours rentrés sous la loi commune lorsqu'on a étudié avec la rigueur scientifique nécessaire les circonstances dans lesquelles ils avaient été observés.

Ainsi, récemment, un physiologiste anglais, M. Bastian, a cru pouvoir démontrer que les corpuscules vivants dont dépend la fermentation putride de l'urine, sont susceptibles de naître spontanément dans ce liquide (c); mais M. Pasteur a fait voir que les résultats obtenus par cet expérimentateur étaient dus à l'existence de germes vivants dans le liquide sur lequel il opérait, et qu'en prenant les précautions convenables pour tuer ces ferments, on faisait cesser toute apparence de génération spontanée (d).

Ce n'est pas à dire que tous les corpuscules vivants aptes à jouer le rôle de ferments soient répandus

mena of Putrefaction and Infection (*Philos. Trans.*, 1876, p. 27). — Further, *Researches on the Deportment and vital persistance of putrefactive and infective organisms from a physical point of view* (*Phil. Trans.*, 1877, p. 149).

(a) Voy. tome VIII, p. 251.

(b) Heckel, *Histoire de la création*, p. 163.

(c) Bastian, *Researches illustrative of the physico-chemical Theory of fermentation and of the conditions favouring archebiosis in priveously boiled fluids* (*Proceed. Roy. Soc.*, 1876, t. XXV, p. 149). — *Influence des forces physico-chimiques sur les phénomènes de la fermentation* (*Comptes rendus de l'Acad. des sc.*, 1876, t. LXXXIII, p. 159) — *Sur la fermentation de l'urine* (loc. cit., p. 362 et p. 488); t. LXXXIV, p. 187, 306, etc.

(d) Pasteur, *Note au sujet de l'expérience du docteur Bastian, relative à l'urine*

Cette matière organisable, ou même organisée, ne devient vivante que sous l'influence directe ou indirecte d'un corps vivant qui en est le générateur.

Pour constituer un Être vivant, il faut donc quelque chose de plus que la matière tangible dont le corps de cet Être est formé, et cette chose, quelle qu'en soit la nature, est transmissible (1). C'est une cause de modification, un prin-

dans l'atmosphère et arrivent dans les liquides fermentescibles par cette voie seulement, ni que des phénomènes chimiques analogues aux transformations par lesquelles le sucre se change en alcool ou l'alcool en acide acétique, ne puissent être effectués par des agents qui ne sont pas des êtres vivants, la diastase par exemple. Les observations de M. Trécul et de M. Van Tieghem sur la production des Amylobactères dans l'intérieur de cellules végétales (a) et sur les phénomènes de fermentation dus à la présence de ces Végétaux microscopiques suffisent pour prouver le contraire, et beaucoup d'expériences faites par M. Pasteur, ainsi que par M. Frémy, établissent le même fait; mais il n'en est pas moins vrai que les corps vivants appelés ferments, de même que les Animaux et les plantes d'un ordre supérieur, ne naissent que sous l'influence d'un Être qui est actuellement vivant; que la puissance vitale leur est transmise par des parents, quel que soit le mode d'organisation de ces générateurs, et que dans aucun cas un seul exemple de génération spontanée n'a été constaté scientifiquement (b).

(1) C'est dans ce sens et non à la lettre qu'il faut interpréter l'axiome de Harvey : *Omne vivum ex ovo*, et il serait plus correct de dire, comme l'a proposé M. Robin, *omne vivum ex vivo* (c), car la multiplication des Êtres vivants peut avoir lieu par scissiparité, par gemmation et par le moyen de *germes* qui ne

neutralisée *par la potasse* (Comptes rendus de l'Acad. des sc., 1877, t. LXXXV, p. 178). L'auteur y rend compte des expériences faites devant une commission académique composée de MM. Dumas, Boussingault et Milne Edwards. — Chamberlan, *Recherches sur l'origine et le développement des organismes microscopiques*, 1879.
(a) Trécul, *Matière amylacée et cryptogames dans les vaisseaux du latex de plusieurs Apocynées* (Comptes rendus de l'Acad. des sc., 1865, t. LXI, p. 156; 1867, t. LXV, p. 513).
des — Van Tieghem, *Sur la fermentation de la cellulose* (Comptes rendus de l'Acad. des sc., 1879, t. LXXXVIII, p. 205).—*Identité du Bacyllus amylobacter et du Vibrion butyrique* (Comptes rendus de l'Acad. des sc., 1879, t. LXXIX, p. 5).
— Frémy, *Sur la génération des ferments*, 1875.
(b) Pour plus de détails à ce sujet je renverrai à l'article FERMENTATION publié récemment par M. Duclaux dans le *Dictionnaire encyclopédique des sciences medicales*, série 4, t. I (1877).
(c) Robin, *Hist. nat. des végétaux parasites qui croissent sur l'Homme et les Animaux*, p. 87 (1853).

cipe d'activité, et par conséquent c'est une *force*. C'est une force qui ne se manifeste que chez les corps qui vivent et, par conséquent, on peut l'appeler *la force vitale*, quoique de nos jours cette expression soit tombée en discrédit chez les physiologistes aussi bien que chez la plupart des philosophes (1).

Principe vital.

sont contenus ni dans un œuf ni dans une graine. L'œuf, de même que la graine, est un organisme vivant, complexe, formé par l'association d'un germe qui en est la partie principale et de matières nutritives aptes à servir au développement de l'embryon dont ce germe détermine la production.

(1) La notion d'une force organisatrice, et, par conséquent, préexistante à l'arrangement moléculaire de la matière tangible dont le corps de l'Être vivant se compose, n'avait pas échappé à l'esprit pénétrant d'Aristote, et ce fut à ses écrits que, dans les temps modernes, Leibnitz emprunta le mot *entéléchie* pour désigner la puissance sous l'influence de laquelle cette matière passe d'un premier état, qui est l'état inorganique, à un second état, qui est l'état vivant, mais en ne restreignant pas le sens de ce mot à l'effort particulier dont il est ici question (*a*).

Van Helmont, à l'exemple de Basile Valentin et de Paracelse, désigna sous le nom d'*archée* (c'est-à-dire chef, commandant, celui qui règle et gouverne, celui qui fabrique : *decheus faber*), le principe rationnel et immatériel qu'il considérait,

comme existant dans la semence, présidant à tous les phénomènes offerts par le corps organisé, et communiquant à celui-ci ses propriétés spéciales; mais il supposait que les minéraux doivent aussi leurs propriétés à un esprit particulier (*b*).

Barthez employa dans un sens analogue, quoique plus restreint, l'expression *force vitale*, et il attribua à cette cause particulière tout ce qui se passe dans les corps vivants (*c*). Mais ce qu'il pouvait y avoir de juste dans ces diverses conceptions était mêlé à une multitude d'idées plus ou moins erronées, et les spiritualistes allèrent jusqu'à personnifier en quelque sorte chacune des propriétés des corps, et à représenter celles-ci comme des entités distinctes de ces corps.

Une des principales objections faites à l'hypothèse de l'existence d'une force spéciale aux corps vivants repose sur l'argumentation suivante :

Une force, nous dit-on généralement, n'est rien indépendamment de la matière, elle en est une propriété et ne saurait exister sans elle. Les principes d'action qui existent dans un corps vivant sont, par consé-

(*a*) Leibnitz, *Nouveaux essais sur l'entendement humain* (*Opera philosophica*, liv. I p. 250).

(*b*) Van Helmont, *Principes de physique* (Œuvres, p. 64).

(*c*) Barthez, *Nouveaux éléments de la science de l'Homme*, 1778.

La chose dont dépend l'activité propre aux Êtres vivants n'est ni visible, ni tangible ; elle ne produit directement sur nos sens aucune impression et, pour cette raison, on dit qu'elle est immatérielle ; mais lorsqu'on donne à la notion de la matière une portée plus grande et qu'on la représente par le mot *substance*, l'idée que je m'en forme devient moins difficile à exprimer (1).

quent, inhérents à la matière constitutive de ces corps. Or, la matière dont ces corps sont formés provient du règne minéral et y retourne. Il faut donc que les forces en question viennent aussi de la matière non vivante et, par conséquent, qu'elles soient des forces générales (ou forces inorganiques), non des forces spéciales ; seulement, pour se manifester, il faut que cette matière soit placée dans des conditions qui ne se trouvent réunies que chez les composés organisés (a). La première partie de cette argumentation me paraît irréprochable ; et la seconde partie le serait également si l'on pouvait affirmer que les corps vivants ne contiennent que du carbone, de l'hydrogène, de l'oxygène et d'autres éléments du même ordre, c'est-à-dire des molécules de matière pondérable connue ; mais elle tomberait si la force spéciale présumée était une propriété appartenant à une substance plus subtile et non tangible, comparable à cette matière impondérable que les physiciens appellent l'*éther* et que l'on considère comme produisant par ses mouvements vibratoires tout phénomène lumineux.

D'autres objections ne portent pas sur le fond de la question et ne sont applicables qu'à l'hypothèse de la personnalité ou unité de la puissance vitale dans l'agrégat constituant l'individu zoologique, car elles reposent essentiellement sur la divisibilité de ce composé avec conservation de la vie dans les parties séparées entre elles (b).

(1) Le physiologiste qui étudie les phénomènes psychiques se trouve à peu près dans la situation où étaient les chimistes du dix-septième siècle lorsqu'ils voulaient parler des choses connues aujourd'hui sous le nom de *gaz*. Ces fluides élastiques, qu'ils ne pouvaient encore ni saisir, ni voir, étaient, dans leur pensée, des Êtres incorporels, des forces indépendantes de la matière pondérable (la seule dont ils eussent quelque idée), et, par suite de cette tendance mentale qui nous porte à rattacher l'inconnu à ce que nous connaissons, ils assimilèrent ces forces à celle qui est constituée par le souffle humain et qui peut être tour à tour une cause de froid, de chaleur ou de mouvement. De là les noms de *spiritus*, d'*esprit*, de *gost*, de *gast* ou de *blast*, appliqués tan-

(a) E. Claparède, *Existe-t-il chez les Êtres vivants des forces vitales propres* (Bibl. univ. de Genève, Arch. des sc. phys. et nat., 1859, n° 5, t. V, p. 147 et suiv.).
(b) Vulpian, *Leçons sur la physiologie du système nerveux*, p. 293.

Effectivement, dans l'état actuel de nos connaissances, il paraît impossible de concevoir une force qui ne serait pas une propriété, une dépendance de la matière ; à moins de repousser l'idée de matière et de ne voir dans tout ce qui est, que des résultantes de forces, comme l'ont imaginé quelques métaphysiciens (1). Nous nous trouvons donc

tôt à la matière subtile qui donne au vin sa puissance excitante et qui peut en être séparée sous la forme d'une vapeur ; tantôt à la matière non moins subtile qui se dégage du jus du raisin en fermentation, qui tue les Animaux, qui éteint le feu, et qui a reçu de nos jours le nom d'acide carbonique ; enfin, à la puissance créatrice dont l'univers est l'œuvre. Dans leur pensée, ces causes, ou forces, n'étaient pas confondues entre elles, mais on manquait de mots pour les distinguer individuellement, et, voulant les personnifier, on leur appliquait, par voie d'extension, des noms dont la signification primitive correspondait approximativement à la notion vague que l'on en avait. Mais aujourd'hui ces mots ne répondent plus à nos conceptions relatives à la cause des phénomènes caractéristiques de l'activité vitale, et en appelant cette cause une *substance*, je ne fais que suivre l'exemple donné par les physiciens lorsqu'ils parlent de l'*éther* comme produisant par ses vibrations la lumière et la chaleur, ce qui implique l'existence d'un fluide impondérable dans toute l'étendue des espaces interstellaires, ainsi que dans l'intérieur de tous les corps translucides.

(1) Les recherches de M. Hirn sur la théorie mécanique de la chaleur ont conduit ce savant à traiter diverses questions qui intéressent à un haut degré la physiologie aussi bien que la métaphysique ; par exemple celle des forces et de la matière considérées, soit d'une manière générale, soit dans leurs relations avec l'histoire des Êtres vivants. J'ai déjà eu à le citer plus d'une fois dans ces leçons, et à l'occasion de ce que je viens de dire, je dois rappeler que, d'après cet auteur, la force ne serait pas seulement une manifestation des propriétés de la matière, mais existerait par elle-même et occuperait la totalité de l'espace situé entre les atomes de la matière. Le raisonnement sur lequel il se fonde est très juste ; mais à la condition de n'appliquer le mot matière qu'aux substances pondérables, c'est-à-dire obéissant à l'attraction universelle et non aux substances impondérables qui n'opposent aucune résistance aux mouvements des corps célestes et qui manifestent leur présence par des phénomènes tels que la puissance répulsive de la chaleur qui agit en sens inverse de l'attraction (a). Le « quelque chose » qui constitue l'intermédiaire entre nous et l'étoile qui

(a) Hirn, *Esquisse élémentaire de la théorie mécanique de la chaleur et de ses conséquences physiologiques*, 2e, 3e et 4e lecture (*Bulletin de la Société naturelle de Colmar*, 4e année, 1863).

conduits à supposer que la force vitale est une propriété de quelque substance impalpable, susceptible de se combiner

produit sur notre rétine l'impression dont résulte la sensation de la lumière, de même que l'intermédiaire au moyen duquel l'étoile invisible à l'œil nu attire les atomes pondérables de notre globe, en même temps qu'elle est attirée par eux, a pour propriété d'agir ainsi, et par conséquent au lieu de dire que la force peut être indépendante de la matière, je préfère la considérer comme étant une propriété de la substance impondérable aussi bien que de la substance pondérable, en employant le mot substance comme signifiant d'une manière générale la cause de la puissance.

Du reste, ainsi que le fait remarquer M. Hirn, il ne faut pas considérer la force comme étant nécessairement une unité; il y a différentes sortes de forces et celle que les physiologistes appellent communément la force vitale, c'est-à-dire la puissance déterminante de l'organisation et du mode d'activité propre aux corps vivants, n'est ni la force chimique, ni la force physique, qui sont des propriétés de la matière pondérable, mais une cause spéciale appelée par cet auteur un *principe animique* parce que, à raison de considérations particulières qu'il serait trop long d'exposer ici, il refuse le nom de force à cette cause, dont l'un des attributs est d'organiser les corps vivants (*a*).

Dans ces leçons, consacrées uniquement à des sciences d'observation et à des sciences expérimentales, je ne dois pas me laisser entraîner sur le domaine de la métaphysique, terrain mouvant où l'on se trouve en présence de choses sur lesquelles nos sens n'ont aucune prise. Cependant, pour bien rendre ma pensée au sujet de ce qui se passe dans le monde des Êtres vivants, monde qui constitue le domaine de la physiologie, il me paraît nécessaire de toucher parfois à ce qui n'est perceptible que par l'intelligence, et puisque j'ai été amené à parler de forces considérées d'une manière abstraite, je crois nécessaire d'ajouter que M. Hirn me semble multiplier trop ses agents primaires. Le principe de la vie me paraît devoir être complètement distinct de la force physique, mais j'incline à croire que non seulement la force mécanique, la chaleur, la lumière, l'électricité et l'affinité chimique sont des modalités différentes d'un seul et même principe, mais que l'attraction universelle et la force répulsive, dont la chaleur est une des manifestations, ne sont que des conséquences de vibrations des atomes de l'éther, dont les oscillations se produiraient tantôt transversalement par rapport à la série linéaire constituée par ces atomes, tantôt horizontalement; dans l'un et l'autre cas les effets produits seraient la conséquence de mouvements moléculaires du même ordre, mais dont la direction serait différente. Il n'y a que la force vitale qui ne me paraît pas être réductible à une force universelle.

(*a*) Hirn, *op. cit.*, p. 74.

avec la substance corporelle et de déterminer en elle le mode d'arrangement particulier appelé *organisation*, comme nous voyons la chaleur, en se combinant avec le soufre ou avec le phosphore, régler le mode d'arrangement moléculaire de ces corps et leur donner des propriétés particulières.

Tout corps vivant semble donc être composé de deux choses : 1° de matières pondérables d'une certaine nature préexistantes dans le règne minéral ou susceptibles de naître de la combinaison de ces matières entre elles ; 2° d'une substance vivifiante incorporelle, invisible, dont la présence ne peut être constatée ailleurs que chez les Animaux ou les Plantes. Une association de cet ordre paraît ne pouvoir s'effectuer que sous l'influence d'un autre corps vivant, et elle ne peut fonctionner que pendant un temps déterminé ; les propriétés qui la caractérisent essentiellement ne peuvent se manifester que concurremment avec l'accomplissement d'actions chimiques amenant le développement d'une certaine quantité de force mécanique ou physique, et la durée du travail qu'elle est susceptible d'effectuer semble être subordonnée à la quantité de substance vivifiante qui entre dans sa composition (1).

Conditions nécessaires à l'existence de la vie active.

§ 5. — L'existence de la vie ne se manifeste à nous que par le déploiement d'un certain genre d'activité dans l'organisme de l'Animal ou de la Plante, mais ce principe d'action est indépendant du mouvement qu'il est apte à déterminer. Il peut exister à l'état virtuel aussi bien qu'à l'état effectif ou patent, et pour exercer sa puissance, il lui faut le concours

---

(1) Je rappellerai à ce sujet les faits constatés par Newport lors de l'emploi d'une quantité insuffisante de matière fécondante (*a*), et les relations qui existent généralement entre la durée possible de la vie d'un Animal et le volume de son corps.

(*a*) Voy. tome VIII, p. 360.

de certains agents physiques et chimiques, tels que l'eau et la chaleur (1).

La mort ne consiste pas dans la cessation du mouvement caractéristique de la vie effective, mais dans l'inaptitude du corps organisé à être le siège de ce phénomène sous l'influence des causes qui sont propres à l'entretenir, et cette inaptitude peut résulter soit de modifications survenues dans la nature de la substance organisée, soit de l'épuisement de la puissance organisatrice (2).

L'organisation du corps vivant n'est pas la cause de la puissance vitale que celui-ci possède, mais une conséquence des propriétés de cette force dont la modalité varie suivant la nature de l'Être procréateur qui la fournit, et dont la manifestation est subordonnée à son association avec de la matière organisable; ou en d'autres mots, la vie est une force organisatrice de la matière pondérable, et ses mani-

(1) Voyez à ce sujet ce qui a été dit de la vie latente chez les Rotifères, les Tardigrades, les œufs, les graines, etc. (a).

(2) Ainsi les changements qui sont produits dans l'état chimique des matières albuminoïdes par un certain degré de chaleur et qui en déterminent la coagulation sans rien enlever ni rien ajouter à leur substance constitutive, si ce n'est de la chaleur, les rendent inaptes à vivre. Mais ces modifications ne surviennent pas de la même manière lorsque les substances de ce genre, au lieu de contenir de l'eau comme d'ordinaire, ont été complètement desséchées, et c'est à cause de cette circonstance que certains Animalcules, tels que les Rotifères, meurent dans l'eau chauffée à environ 60 degrés, tandis qu'ils peuvent résister à une température de plus de 100 degrés lorsqu'ils sont dans un état de dessiccation complète (b). Il est aussi à noter que la température à laquelle les matières albuminoïdes se coagulent varie suivant la proportion des substances alcalines qu'elles contiennent, et il en résulte que l'action nuisible de la chaleur sur les organismes vivants n'est pas la même lorsque ceux-ci se trouvent en présence d'un alcali ou d'un acide. M. Pasteur a insisté avec raison sur ce fait, dont il est nécessaire de tenir grand compte dans les expériences sur la génération spontanée des ferments et autres organismes microscopiques.

(a) Voy. tome VII, p. 526; tome VIII, p. 267, etc
(b) Voy. tome VII, p. 526.

festations sont dépendantes du mode d'arrangement qu'elle y détermine.

En résumé, la vie effective doit être considérée comme la résultante de l'action de plusieurs forces ou propriétés appartenant les unes soit à la matière pondérable, soit à quelque substance non tangible qui constitue le corps organisé, les autres aux agents extérieurs, susceptibles d'agir sur ces substances. Ainsi, la vie ne se manifeste que sous l'influence du mouvement présumé vibratoire, qui est la cause des phénomènes calorifiques, et même elle ne se manifeste que sous l'influence d'un certain degré de chaleur, car elle est incompatible avec les températures très basses ainsi qu'avec les températures très élevées ; elle est liée au développement d'actions chimiques dont le caractère peut varier, et elle est également subordonnée à l'intervention de diverses matières composées peu stables ; enfin elle implique le concours de la puissance spéciale, que je viens de désigner sous le nom de *force vitale*.

Tout Animal est une société coopérative. § 6. — Le corps d'un Animal, de même que le corps d'une Plante, est une association de parties qui ont chacune leur vie propre, qui sont à leur tour autant d'associations d'éléments organisés et qui constituent ce que l'on appelle des *organites* (1). Ce sont des individus physiologiques unis

(1) Cette expression a été employée par Serres pour désigner les groupes d'éléments morphologiques des organismes qui sont aptes à remplir une fonction commune et indépendante ; enfin, qui se suffisent à eux-mêmes lorsqu'ils sont séparés de leurs congénères et qu'ils se trouvent placés dans les conditions nécessaires pour l'accomplissement du travail physiologique ; chacune de ces parties constitue donc ce que l'on pourrait appeler un instrument vital élémentaire (a).

Aujourd'hui la plupart des physiologistes substituent au mot *organite* le mot *cellule*, mais cette dernière expression est mauvaise, car elle implique l'idée d'une cavité circonscrite par des parois, et, dans un grand nombre de cas, les organites en question sont des glomérules ou

(a) Serres, *Précis d'anatomie transcendante*, p. 83 (1842).

entre eux pour constituer l'individu zoologique ou botanique, mais ayant une indépendance plus ou moins grande, une sorte de personnalité (1).

Cette indépendance est telle, que la vie d'aucun des associés n'est nécessairement subordonnée à la vie d'un autre membre de la communauté ; chacun d'eux peut vivre seul pourvu qu'il se trouve placé dans les conditions propres à l'entretien du travail nutritif dont il est le siège, et la mort de l'individu zoologique ou Être collectif peut être partielle ou générale, c'est-à-dire affecter l'ensemble de l'association qui constitue cet individu ou ne frapper que certains organites sans atteindre leurs associés, et sans

agrégats de matière vivante n'offrant ni cavité centrale ni membrane délimitante.

(1) L'hypothèse de la pluralité d'individus vivants unis entre eux pour constituer l'organisme d'un Animal ou d'une Plante, n'est pas nouvelle dans la science ; on la trouve indiquée, soit formellement, soit d'une manière implicite, dans beaucoup d'écrits plus ou moins anciens. Ainsi un médecin célèbre du siècle dernier, Bordeu, a soutenu que la vie générale d'un Être animé, d'un Homme notamment, n'est que la somme des vies particulières à chacun de ses organes ; et, comme je l'ai dit précédemment, cette conception sert de base à la théorie des molécules organiques de Buffon (a). Elle a été développée sous une autre forme par Gœthe, lorsque, en 1796, cet homme de génie donna la théorie de la métamorphose des plantes (b), et, en 1826, elle m'a permis de formuler d'une manière générale et précise le principe du perfectionnement du travail physiologique par la division de ce travail. Elle a guidé Dugès dans ses investigations sur l'indépendance relative des groupes d'organites qu'il a désignés sous le nom de *zoonites* (c). C'est encore la même conception qui, appliquée aux utricules élémentaires des tissus constitutifs de l'économie animale, a été développée par M. Virchow dans son ouvrage sur la pathologie cellulaire (d). Enfin, Claude Bernard alla encore plus loin, car dans les dernières années de sa vie ce grand investigateur considérait la physiologie générale comme ne consistant que dans l'étude des cellules ou autres unités de cet ordre qu'il appelait les *radicaux physiologiques* (e).

(a) Voy. tome VIII, p. 247 et 273.
(b) Gœthe, *Œuvres d'hist. nat.*, trad. par Martens, p. 209 et suiv.
(c) Dugès, *Mémoire sur la conformité organique dans l'échelle animale*, 1832.
(d) Virchow, *La pathologie cellulaire*, trad. par Picard, 1861.
(e) Cl. Bernard, *Physiol. gén.*, p. 323.

entraîner la cessation du fonctionnement de l'agrégat. La mort de certains éléments organiques et leur remplacement par d'autres, est même une des conséquences du travail nutritif normal, et ces phénomènes se succèdent d'une manière rapide et continue à la surface extérieure du corps, ainsi qu'à la surface libre des cavités existant dans l'intérieur de celui-ci et communiquant au dehors ; par exemple, la surface libre de la peau, des membranes muqueuses et des organes sécréteurs en général. Enfin, ces parties mortes peuvent se séparer des parties vivantes, ou rester en connexion avec elles, et avoir leur utilité dans l'économie animale.

La sphère d'action de chacun des individus physiologiques élémentaires est extrêmement petite. Pour être associés il faut qu'ils se touchent, et d'ordinaire non seulement les organites appartenant à une même communauté zoologique ou botanique sont très rapprochés les uns des autres, mais ils adhèrent entre eux de manière à constituer des solides continus, quoique perméables aux fluides, et à circonscrire des cavités occupées par des liquides. Cependant ils n'ont pas nécessairement des relations aussi intimes, et quelques-uns d'entre eux, tout en étant emprisonnés au milieu de leurs associés, peuvent y avoir une grande liberté de mouvements. Ainsi dans le corps humain, de même que dans le corps de la plupart des Animaux plus ou moins inférieurs, les hématies ou globules rouges du sang des Vertébrés (1) font partie de l'organisme au même titre que les cellules agglutinées ou les filaments enchevêtrés, dont les membranes et beaucoup d'autres tissus vivants sont formés. Dans le sarcode, les corpuscules qui tiennent lieu de ces éléments histogéniques, paraissent être

_____

(1) Voy. tome I, 2ᵉ à 7ᵉ leçons.

susceptibles de glisser facilement les uns sur les autres (1);
mais dans l'immense majorité des cas, dans le règne animal
de même que dans le règne végétal, ces organites sont
pour ainsi dire soudés entre eux. Ils affectent le plus communément la forme de cellules à parois propres, mais ils
peuvent consister aussi en agrégats de matières organisées, non délimités par une membrane ou lame distincte
de la substance sous-jacente (2), et d'ordinaire, quelle que
soit leur conformation, ils présentent dans leur intérieur
une partie plus consistante que le reste de leur contenu,
et désignée sous le nom de *noyau*.

§ 7. — Chaque organite vivant travaille; il transforme
à son profit des matières étrangères qu'il puise, directement ou indirectement, dans le monde extérieur; il développe ainsi de la force et il agit sur son entourage ainsi que
sur son contenu et sur sa substance constitutive.

Dans l'économie animale, les opérations chimiques effectuées de la sorte consistent essentiellement en une combustion lente de matières hydrocarbonées, entretenue par
de l'oxygène libre puisé dans l'atmosphère et introduit dans
la profondeur de toutes les parties vivantes par les voies respiratoires. L'Être animé est une espèce de machine à combustion, et en brûlant du carbone ou d'autres combustibles,
il produit non seulement de l'acide carbonique, mais aussi
de la chaleur et de la force. Nous en avons eu des preuves
en étudiant, d'une part, les échanges qui ont lieu sans cesse
entre l'atmosphère et ces corps vivants (3), ainsi que les
changements subis par diverses matières pendant leur passage dans l'organisme (4); d'autre part, les relations qui
existent entre ce phénomène chimique, le dégagement de
chaleur et toutes les manifestations de la puissance phy-

*Actions
chimiques
dont
les organites
sont
le siège.*

(1) Voy. tome X, p. 442.
(2) Voy. tome VIII, p. 404.
(3) Voy. tome I, 7e et 8e leçons.
(4) Voy. tome VII, p. 531.

siologique les plus divers (1). Des réactions chimiques d'un ordre différent peuvent avoir lieu dans l'intérieur des mêmes organismes, mais la force développée par les Animaux, quelle que soit la forme qu'elle revêt, paraît avoir pour principale source cette combustion intérieure.

Les organites constitutifs des végétaux sont susceptibles d'employer de la même manière l'oxygène libre, ainsi que les matières combustibles dont ils peuvent disposer, et lorsqu'ils ne renferment pas de chlorophylle ou qu'étant chargés de cette matière réductrice ils ne subissent pas l'action de la lumière, ils respirent en général de la même manière que les Animaux, c'est-à-dire en déterminant la combinaison du carbone avec l'oxygène atmosphérique et la production d'une quantité correspondante d'acide carbonique (2). Mais beaucoup de ces petits Êtres, soit qu'ils se trouvent libres sous la forme d'organismes microscopiques, soit qu'ils aient été réunis en associations dont résultent des plantes d'un ordre plus élevé, peuvent se passer d'oxygène libre et développer la force nécessaire pour l'accomplissement de leurs fonctions en modifiant la constitution chimique de divers composés combustibles soumis à leur influence, de façon à oxyder plus complètement une partie de leurs atomes aux dépens d'autres composés oxygénés qui se trouvent réduits (3).

(1) Voy. tome VIII, p. 19 et suiv.; p. 121 et suiv.

(2) La chlorophylle ou matière verte contenue dans la plupart des végétaux est un agent de réduction très important, et, dans beaucoup de circonstances, les produits fournis par son action masquent si complètement ceux dus à la combustion physiologique, que la nature du travail respiratoire semble être essentiellement différente chez les Plantes et les Animaux (a); mais chez les premières, les parties non vertes se comportent comme les Animaux, s'emparent de l'oxygène fourni par le milieu ambiant et produisent de l'acide carbonique.

(3) Voy. tome VII, p. 535.

(a) Voy. tome I, p. 396, etc.

C'est à raison de différences de ce genre dans le mode d'existence des Êtres vivants que M. Pasteur divise ceux-ci en deux groupes sous les noms d'*organismes aérobies* et d'*organismes anaérobies*. Ses découvertes sur ce sujet ont une importance capitale et jettent beaucoup d'utiles lumières sur la biologie chimique en général, mais elles portent principalement sur les propriétés vitales des végétaux, et par conséquent je ne pourrais, sans sortir du cadre assigné à ces leçons, en traiter ici; néanmoins je dois faire remarquer que parfois le même individu peut, tour à tour, vivre comme aérobie ou comme anaérobie, suivant qu'il se trouve en rapport direct avec de l'oxygène libre, ou qu'il est placé dans un milieu n'en contenant pas, mais mettant à sa disposition certains composés oxygénés peu stables et susceptibles d'être facilement dédoublés en deux sortes de produits : les uns plus complètement brûlés et les autres plus combustibles (1). Par conséquent cette diversité dans

(1) En étudiant la fermentation butyrique, M. Pasteur a constaté que ce phénomène chimique est dû à l'action exercée sur des matières organiques, tels que le sucre et l'acide lactique, par des organismes vivants, d'une petitesse extrême, désignés par les micrographes sous le nom de *Vibrions*, et que ces corpuscules étant placés dans un milieu ne contenant pas d'oxygène libre, peuvent vivre et se multiplier rapidement en décomposant les substances hydrocarbonées dont je viens de parler et en s'appropriant une portion du carbone contenue en elles, tandis que d'autre part ils produisent de l'acide butyrique.

En présence de l'oxygène libre ces organismes respirent à la manière des Animaux, ils brûlent du carbone et produisent de l'acide carbonique, mais alors ils n'agissent plus comme ferments, ils ne se multiplient pas et ne tardent pas à périr. Suivant les conditions dans lesquelles ces petits Êtres se trouvent ils vivent donc de deux manières, et c'est pour rappeler cette aptitude, ainsi que les différents modes de respiration d'autres ferments, que M. Pasteur a introduit dans le langage scientifique les mots *aérobie* et *anaérobie* (b).

L'espèce particulière de Moisissure, appelée *fleurs du vin* ou *Micro-*

(a) Pasteur, *Animalcules inférieurs vivant sans gaz oxygène libre et déterminant des fermentations* (*Comptes rendus de l'Acad. des sc.*, 1861, t. LII, p. 344). — *Expériences et vues nouvelles sur la nature des fermentations* (loc. cit., p. 1260).
(b) Pasteur, *Nouvel exemple de fermentation déterminée par des animalcules infu-*

la manière de subsister n'implique aucune différence radicale dans la nature des corps vivants, et à ce sujet je rappellerai qu'en étudiant les fonctions de nutrition chez certains Animaux, nous avons vu des phénomènes de l'un et de l'autre ordre se produire dans l'économie de ces Êtres. Dans ces cas, ceux-ci se comportent comme si les organites intégrants de leur corps étaient de deux sortes; les uns en petit nombre, ayant les propriétés des Anaérobies ou étant des agents de dédoublement chimiques (1), tandis que les autres seraient des Aérobies ou appareils de combustion pour le fonctionnement desquels le contact de l'air est nécessaire (2).

Histogénèse § 8. — Les transformations chimiques dont je viens de parler ne sont pas les seuls changements que les corps vivants impriment à la matière tangible qu'ils puisent autour d'eux et qu'ils s'approprient. Une partie de cette matière, comme je viens de le dire, est employée à développer de la force; une autre partie est assimilée à ces corps, devient elle-même vivante, s'organise d'une certaine manière, donne naissance à de nouveaux membres de l'association physiologique qui constitue l'Animal ou la Plante, et augmente la masse formée par cet agrégat ou remplace ceux de ses anciens membres qui cessent d'exister (3).

derma vini, se comporte d'une manière analogue; lorsqu'elle flotte à la surface du liquide elle prend de l'oxygène libre à l'atmosphère et produit de l'acide carbonique en même temps qu'elle végète très activement et se reproduit; mais lorsqu'elle est submergée elle respire à la façon des ferments et pour subsister, décompose le sucre qu'elle transforme en acide carbonique et en alcool. Dans le premier cas c'est un *Être aérobie*, dans le second cas un *Être anaérobie* (a).

(1) Voy. tome VII, p. 548.
(2) Voy. tome VII, p. 531 et suiv.
(3) Voy. tome VIII, p. 299.

soires *pouvant vivre sans gaz oxygène libre et en dehors de* ltout *contact avec l'air atmosphérique* (Comptes rendus de l'Acad. des sc., 1863, t. LVI, p. 416).
(a) Pasteur, *Recherches sur la putréfaction* (Comptes rendus de l'Acad. des sc., 1863, t. LVI, p. 1192).
— Pasteur, *Études sur la bière*, p. 107 et suiv. (1876).

Ce qui a lieu pour l'Être vivant considéré dans son ensemble, a lieu aussi pour les organites élémentaires dont cet ensemble est composé ; il n'y a pas de génération spontanée de ces unités physiologiques ; elles naissent sous l'influence de corpuscules préalablement vivants qui en sont pour ainsi dire les parents et qui leur communiquent la vie (1).

C'est dans le jeune âge que cette faculté organisatrice est la plus active. A cette période de la vie, les résultats qu'elle donne sont, dans l'état normal, toujours supérieurs aux pertes que l'organisme subit par les effets de la combustion respiratoire dont je viens de parler, ou par toute autre cause physiologique, et l'Être vivant considéré dans son ensemble augmente nécessairement de volume. La croissance est alors pour lui une condition de durée, mais par les progrès de l'âge sa puissance d'assimilation change de direction, puis diminue de plus en plus, et à une certaine période de la vie, le travail nutritif, au lieu d'être employé uniquement au service de l'association qui constitue soit l'individu zoologique, soit l'individu botanique, ou en d'autres mots l'Animal ou la Plante, est appliqué à la production de colonies aptes à devenir indépendantes de la souche dont elles dérivent, destinées presque toujours à s'en séparer et ayant chacune leur autonomie de façon que tout Être vivant tend à se multiplier après s'être accru.

Croissance et multiplication.

Il est souvent facile de constater que la genèse des organites ou matériaux élémentaires de l'Être vivant, de même que la multiplication des associations coopératives qui con-

---

(1) Ce fait a été exprimé sous forme d'axiome par M. Virchow, lorsque, à l'imitation d'une formule de Harvey (*a*), il a dit : *Omnis cellula a cellula* (*b*), car le mot cellule est employé par cet auteur dans l'acception donnée ici au mot organite.

(*a*) Voy. ci-dessus, p. 259.
(*b*) Virchow, *La pathologie cellulaire*, p. 23.

stituent les individus zoologiques ou botaniques, s'opère par extension et division de ce corps ou, en d'autres mots, par une sorte de bourgeonnement et de scissiparité (1). Le foyer d'activité vitale qui détermine l'organisation de la matière viable s'agrandit, puis se divise, et chaque partie ainsi séparée de la souche primitive devient un centre de force apte à fonctionner comme fonctionne son procréateur.

Pendant toute la durée de la vie de l'Animal ou de la Plante, la faculté homogénésique ou aptitude à former des produits semblables au producteur, sans être une loi physiologique absolue, est une des propriétés les plus générales de ces Êtres; elle règle le mode d'emploi des matières organisables qui sont introduites dans leur intérieur, et fait que la substance propre à fournir du tissu musculaire, par exemple, va se joindre aux muscles déjà existants et non ailleurs, que le tissu nerveux de nouvelle formation se constitue là où du tissu nerveux se trouve déjà et ainsi de suite, de façon que la machine vivante, tout en changeant de volume et en renouvelant ses matériaux constitutifs, peut conserver, à peu de choses près, le même mode de conformation, la même structure. Mais durant les premiers temps de la vie de l'Animal ou de la Plante en voie de formation, la force organisatrice s'exerce d'une autre façon et détermine des transformations qui se succèdent suivant un certain ordre, et donnent des résultats à peu près constants chez tous les dérivés d'une même souche, mais différents lorsque les générateurs ne sont pas les mêmes.

En effet, tout Être vivant, à moins d'être arrêté dans l'exercice de ses fonctions normales par quelque cause perturbatrice, est susceptible, à un moment donné, de se reproduire au moyen d'un corpuscule vivant, qui est un produit de son

(1) Voy. tome VIII, p. 299 et suiv.

activité vitale, qui ne paraît différer par rien d'essentiel des organites élémentaires dont il est lui-même formé, qui ne ressemble pas à ce qu'il sera plus tard, et qui a la propriété de se développer spontanément de façon à reproduire le type organique déjà réalisé par ses ascendants, pourvu que les conditions biologiques dans lesquelles il se trouve placé soient appropriées à son existence. Ce corpuscule est ce que les naturalistes appellent un *germe*, mais on ne peut le caractériser que par la puissance latente dont il est doué.

Du reste, à cet égard, nous ne savons rien de plus relativement à une multitude d'instruments physiologiques. Ainsi dans beaucoup de cas nous ignorons complètement en quoi consistent les particularités matérielles à raison desquelles tel organite possède certaines propriétés physiologiques et tel autre organite possède des propriétés différentes. Dans nos écoles, on dit que cela dépend du mode d'organisation spécial de chaque agent, et fort probablement il en est ainsi; mais lorsqu'on se contente de cette réponse on se laisse payer de mots, car il nous est impossible de dire quel est le mode de structure qui rend telle cellule apte à remplir une fonction déterminée, par exemple, à élaborer de la bile plutôt que de la salive ou de l'urine, et pourquoi telle partie du système nerveux est susceptible de développer de la force excito-motrice plutôt qu'à faire naître des sensations ou des idées.

Je rappellerai également que chez les Animaux inférieurs, la force directrice du travail nutritif qui détermine la production d'un individu zoologique nouveau, peut se développer dans une partie quelconque de l'organisme du générateur en continuité de substance et en communauté de vie avec le reste du corps de celui-ci; nous avons vu ce phénomène se manifester dans le travail vital dont résulte la multiplication des Êtres par voie de bourgeonnement ou par scissi-

parité (1), et elle caractérise tout travail embryogénique.
Mais chez les Animaux supérieurs elle est localisée dans
des appareils spéciaux où naissent, soit les germes dont
je viens de parler, soit les organites fécondateurs de ces
germes (2).

Au début de leur existence, des Animaux, qui en se développant, deviendront très différents entre eux, ne présentent
souvent, quant à la matière pondérable qui constitue leur
corps, aucune différence appréciable par les moyens d'investigation dont la science dispose. Les particularités qui
se manifestent successivement dans leur constitution et
dans leurs propriétés, ne peuvent être attribuées ni à des
matières diverses qui viendraient s'ajouter à leur substance
primordiale, ni à des différences dans les conditions sous
l'influence desquelles leur évolution s'accomplit. Dès l'origine, chaque Être vivant a en lui une force organisatrice
qui détermine approximativement le mode d'emploi de la
matière qu'il s'assimile; par conséquent, les propriétés de
cet inconnu que l'on désigne sous le nom de principe vital
semblent avoir plus d'importance que n'en a la substance
tangible à laquelle il s'associe. Il en résulte également que,
si j'étais obligé d'opter en faveur de l'une des deux hypothèses sur lesquelles les philosophes spiritualistes et les
philosophes matérialistes discutent depuis l'antiquité, je me
rangerais du côté des premiers (3); mais nous ne savons en

(1) Voy. tome VIII, p. 299 et suiv.
(2) Voy. tome VIII, p. 231 et suiv.
(3) Les matérialistes supposent qu'il n'y a dans l'Univers tout entier qu'un seul élément, la matière, qui peut être en repos ou en mouvement, et que tous les phénomènes de la nature, ceux qui caractérisent l'intelligence et ceux qui caractérisent la vie végétative, sont dus, comme les phénomènes physiques et chimiques, à des mouvements variés des atomes constitutifs de cette matière.

Suivant les panthéistes, il n'existerait aussi qu'un élément unique, mais cet élément serait susceptible de divers modes de manifestation; il serait transmutable et affecterait successivement ou tout à la fois le caractère soit de la matière pondérable,

réalité ni ce qu'est la matière, ni ce qu'est l'esprit, et à l'exemple de Cuvier, je considère la question en litige comme n'étant pas encore entrée dans le domaine des sciences naturelles, car elle ne me paraît résolvable par aucun des moyens d'investigation dont ces sciences disposent (1).

§ 9. — Quoi qu'il en soit à cet égard, en étudiant le mode de multiplication des Êtres vivants, nous avons vu que la force organisatrice produit des effets très différents suivant sa provenance; chacun de ces Êtres, lorsqu'il est encore à l'état de germe, a en lui quelque chose qui détermine les caractères généraux de ce qu'il sera ultérieurement, et ce qu'il devient est principalement une conséquence de ce que son procréateur est ou a été. Lorsque l'embryon commence à exister, il ne ressemble pas à ce générateur, mais à ce que celui-ci était au début de la vie, et tout Être vivant, par cela seul qu'il transmet à un Être nouveau l'aptitude à vivre, lui communique une tendance à devenir semblable à ce qu'il a été successivement, à ce qu'il est devenu et à ce qu'il sera dans l'avenir. Jamais on n'a vu

Principe déterminant du mode d'organisation.

soit de la force générale ou de la vie. Chaque Être vivant ferait partie de ce qu'ils appellent « le grand Tout vivant » dont il serait temporairement détaché et dans lequel il rentrerait pour en sortir de nouveau sous d'autres formes.

Les spiritualistes admettent plusieurs principes distincts et placent au-dessus de la matière constitutive des corps vivants un principe immatériel qui en déterminerait l'organisation et qui leur donnerait les aptitudes que ces corps sont seuls à posséder. Je ne parle pas ici des spiritualistes exagérés qui méconnaissaient l'interven-

tion des forces physiques et chimiques dans les organismes vivants, et attribuaient à une puissance spéciale tout ce qui s'y passe.

(1) Je rappellerai à ce sujet les paroles de Cuvier :

« L'impression des objets extérieurs sur le *moi*, la production d'une sensation, d'une image, est un mystère impénétrable pour notre esprit, et le matérialisme est une hypothèse d'autant plus hasardée que la philosophie ne peut donner aucune preuve directe de l'existence effective de la matière (*a*). »

(*a*) Cuvier, *Le Règne animal*, t. 1, p. 47 (1817).

un Poisson naître d'un Animal qui n'était pas lui-même un Poisson, un Moineau descendre d'un Oiseau autre qu'un Moineau, un Chat tenir la vie d'un Être qui ne fût pas un Chat. Quelque semblables que puissent nous paraître, au début de leur existence, des organismes d'origines différentes, et quelque semblables que soient les conditions dans lesquelles ils se développent, la nature des Êtres résultant de leur développement variera suivant la nature de leurs procréateurs.

Les phénomènes de reproduction partielle dont l'économie animale nous a offert souvent le spectacle sont aussi des preuves éclatantes de cette tendance de chaque organisme à réaliser une forme déterminée et en quelque sorte virtuelle [1]. Je rappellerai à ce sujet le développement des Hydres ou Polypes à bras, au moyen du travail vital effectué par un fragment détaché du corps de l'un de ces Animaux [2]; la formation d'un Lombric terrestre complet par chacune des moitiés du Ver coupé en deux [3]; la reconstitution de la queue d'un Lézard [4]; la régénération des pattes perdues accidentellement par un Crabe, par une Écrevisse [5], ou par une Salamandre aquatique [6]; la réparation d'un os du squelette humain à la suite d'une fracture ou d'une nécrose [7], et la reproduction de fibres conductrices de la névrilité dans les parties périphériques du système nerveux [8]. Ce n'est donc pas sans raison que les anciens phy-

---

[1] Voy. tome VIII, p. 296 et suiv.
[2] Voy. tome I, p. 18, et t. VIII, p. 303.
[3] Voy. tome VIII, p. 305.
[4] Voy. tome VIII, p. 362.
[5] Voy. tome VIII, p. 301.
[6] Voy. tome X, p. 262, etc.
[7] Voy. tome XIII, p. 39 et suiv.

[8] Cette tendance de chaque Être animé à réaliser un type déterminé et à y ramener l'organisme lorsque certaines parties du corps ont été détruites ou perdues, constitue ce que plusieurs auteurs à l'exemple de Blumenbach, ont appelé le *nisus formativus* ou effort de formation [a].

[a] Blumenbach, *Institutions physiologiques*, p. 296.

siologistes observateurs ont souvent parlé de la puissance réparatrice de l'économie animale et de la tendance de l'organisme à se rétablir dans un état déterminé qui semble être préconçu.

§ 10. — Ce que je viens de dire des divers Animaux et *Transfor-mations progressives de l'organisme* végétaux comparés entre eux est également vrai pour l'ensemble de chacun de ces Êtres considérés en particulier. Effectivement tout corps vivant en voie de formation est constitué d'abord par des organites similaires au moins en apparence; mais il ne reste que rarement dans cet état; presque toujours ses parties intégrantes se différencient entre elles de plus en plus, à mesure qu'il grandit, et sous ce rapport les Animaux inférieurs sont comparables à un Animal supérieur qui aurait subi un arrêt de développement. Partout où les moyens d'investigation dont la science dispose nous permettent d'observer ce qui se passe au début du travail zoogénique, nous voyons que le germe, en se développant, donne en premier lieu naissance à une matière organisable, en apparence amorphe, appelée le *blastème*, qui constitue un fond commun servant à former toutes les parties dont le corps de l'embryon s'enrichit successivement; mais le travail constructif dont ce blastème est le siège donne des résultats très variés. Ainsi les organites dont le corps d'un Végétal ou d'un Être animé est composé peuvent demeurer similaires entre eux et accomplir tous la même série de travaux, ou devenir dissemblables, acquérir des propriétés différentes et remplir dans l'organisme des fonctions diverses.

Dans le premier cas, chacun de ces ouvriers travaille à la fois ou successivement de plusieurs manières; dans le second cas, ils ont des spécialités plus ou moins marquées; il y a dans l'association coopérative division du travail physiologique, et plus cette division est portée loin, plus les produits ont de valeur, plus la machine vivante est parfaite (1).

(1) J'ai déjà parlé du principe du perfectionnement des organismes par la division de plus en plus grande du travail physiologique (a), et aujourd'hui cette conception est assez généralement adoptée par les naturalistes. Par conséquent, je n'en aurais pas parlé de nouveau si un psychologiste éminent, M. Lewes, ne m'avait récemment reproché de m'en être attribué la démonstration au préjudice de Goethe (b). Au commencement de ce cours, j'ai résumé ce que j'avais dit à ce sujet, d'abord dans un écrit imprimé en 1826, puis dans un article général sur l'organisme, qui date de la même époque, enfin dans un opuscule spécial (c). Ici je me bornerai à reproduire le passage sur lequel M. Lewes se fonde, passage tiré d'un mémoire rédigé en 1807, mais dont la publication paraît n'avoir eu lieu que très longtemps après, peut-être trente ans (d), et sur lequel l'attention des naturalistes n'a été appelée qu'en 1837 par les soins de mon savant confrère de Montpellier, M. Ch. Martins. Je rappellerai d'ailleurs que le point en discussion n'est relatif ni à la pluralité des unités physiologiques associées dans l'individu zoologique, ni à la diversité morphologique chez les Êtres plus ou moins élevés, mais à la relation entre la division du travail physiologique et le degré de perfection de ce même travail dans le règne animal. Voici intégralement le passage sur lequel M. Lewes se fonde :

« Tout Être vivant n'est pas une unité, mais une pluralité : même alors qu'il nous apparaît sous la forme d'un individu, il est une réunion d'Êtres vivants et existants par eux-mêmes, identiques au fond, mais qui peuvent en apparence être identiques ou semblables, différents ou dissemblables. Tantôt ces Êtres sont réunis dès l'origine, tantôt ils se rencontrent et se réunissent ; ils se séparent, se recherchent et déterminent ainsi une reproduction à la fois infinie et variée. Plus l'Être est imparfait, plus les parties sont semblables et reproduisent l'image de l'ensemble. Plus l'Être devient parfait et plus les parties sont dissemblables. Dans le premier cas, le tout ressemble à la partie ; dans le second, c'est l'inverse ; plus les parties sont semblables, moins elles se subordonnent les unes aux autres ; la subordination des organes indique une créature d'un ordre élevé. Comme les maximes générales ont toujours quelque chose d'obscur pour celui qui ne sait pas les expliquer en les appuyant par des exemples, nous allons en donner

(a) Voy. tome I, p. 16 et suiv.
(b) G. H. Lewes, *The life and works of Goethe*, t. II, p. 151 (1855). — Laycock, *Mind and Brain*, t. I, p. 380.
(c) Voyez : 1° l'art. NERF dans le *Dictionnaire classique d'histoire naturelle*, t. XI, p. 535 et 536 (publié le 7 janvier 1827) ; 2° l'art. ORGANISATION, *du même ouvrage*, t. XII, p. 346, 1827. — *Introduction à la Zoologie générale ou considérations sur les tendances de la nature dans la constitution du Règne animal*, chap. III, 1851.
(d) Voy. *Œuvres d'hist. nat. de Goethe*, préface du traducteur, p. IV et V.

Ainsi, l'organisme, en se développant plus ou moins, se complique, et en se compliquant il se perfectionne; les

quelques-uns, car tout notre travail ne roule que sur le développement de ces idées et de quelques autres encore.

» Qu'une herbe et même un arbre qui se présentent à nous comme des individus soient composés de parties semblables entre elles et au tout, c'est ce que personne ne sera tenté de nier. Que de plantes peuvent se propager par boutures ! Le bourgeon de la dernière variété d'un arbre à fruit pousse un rameau qui porte un certain nombre de bourgeons identiques; la propagation par graine se fait de la même manière; elle est le développement d'un nombre infini d'individus semblables sortis du sein de la même plante. On voit que le mystère de la propagation par semence est déjà contenu dans cette formule. Et si l'on réfléchit, si l'on observe bien, on reconnaîtra que la graine elle-même, qui au premier abord nous semble une unité indivisible, n'est en réalité qu'un assemblage d'Êtres semblables et identiques. On regarde ordinairement la fève comme propre à donner une idée juste de la germination; prenez-la avant qu'elle ait germé, lorsqu'elle est encore entourée de son périsperme, vous trouverez, après l'avoir dépouillée de son enveloppe, d'abord deux cotylédons, que l'on compare à tort au placenta, car ce sont de véritables feuilles tuméfiées, il est vrai, remplies de fécule, mais qui verdissent à l'air : puis on observe la plumule, qui se compose elle-même de deux feuilles dévelop-

pées et susceptibles de se développer encore. Si vous réfléchissez que derrière chaque pétiole il existe un bourgeon, sinon en réalité, du moins en possibilité; alors vous reconnaîtrez dans la graine, qui nous paraît simple au premier abord, une réunion d'individualités que l'idée suppose identiques et dont l'observation démontre l'analogie. Ce qui est identique selon l'esprit, est aux yeux de l'observation quelquefois identique; d'autres fois semblable, souvent même tout à fait différent et dissemblable; c'est en cela que consiste la vie accidentelle de la matière telle que nous voulons la présenter dans ce livre. Citons encore un exemple pris dans le dernier degré de l'échelle animale. Il est des Infusoires qui présentent une forme très simple lorsque nous les voyons nager dans l'eau; dès que celle-ci les laisse à sec, ils crèvent et se résolvent en une multitude de petits granules; cette résolution est probablement un phénomène naturel qui aurait lieu tout aussi bien dans l'eau et qui indique une multiplication indéfinie. J'en ai dit assez sur ce sujet pour le moment (a). »

Dans ces pages, comme on le voit, il n'est guère question que des Plantes; Goethe ne parle que peu des Animaux, et la loi du perfectionnement de leurs facultés par suite de la division du travail physiologique effectué par leurs organes n'est pas démontrée. Or, c'est cette démonstration que je crois avoir été le premier à donner en 1826.

(a) Goethe, *Œuvres d'hist. nat.*, trad. par Martens, p. 16, 17 et 18 (1837).

instruments physiologiques dont il est pourvu se spécialisent, les facultés diverses se localisent et la division du travail augmente d'autant plus que l'Animal réalise un type zoologique plus élevé.

L'obtention d'un instrument physiologique spécial peut avoir lieu de deux manières : par une certaine appropriation de parties préexistantes dans l'économie animale, ou par l'adjonction de parties essentiellement différentes de celles-ci. Dans le premier cas, c'est un organe apte à remplir plusieurs fonctions qui, en se développant, devient particulièrement propre à exécuter certains actes, où ce sont des organes constitués primitivement d'après le même plan essentiel qui se modifient diversement dans leur constitution, de façon à mieux répondre à des besoins différents (1); dans le second cas, c'est une création qui n'a pas de représentant précurseur, qui n'a pas d'analogue préexistant.

§ 11.—Presque toujours on peut reconnaître dans l'association d'organites dont se compose le corps de l'Être animé deux sortes d'ouvriers physiologiques : les uns aptes seulement à accomplir le travail dont résulte ce que l'on a appelé la vie végétative et incapables de penser, de sentir ou même de provoquer une sensation; les autres qui, tout en possédant les propriétés générales des premiers, ont en outre des aptitudes d'un autre ordre, et sont susceptibles d'effectuer les opérations au moyen desquelles les forces développables dans l'économie se manifestent sous la forme de mouvement, de sensibilité, de volition ou d'entendement.

Organites végétatifs et organites animés.

Dans le règne végétal, l'agrégat d'unités physiologiques qui constituent l'unité botanique, c'est-à-dire la Plante, est formé uniquement, ou tout au moins presque uniquement, par des organites aptes seulement à effectuer le travail

(1) Voy. tome I, p. 27 et suiv.

nutritif et à déterminer l'organisation de la matière organisable. Dans le Règne animal, la plupart des organites élémentaires dont la réunion forme l'individu zoologique, ou même tous ces organites, ont des propriétés d'un autre ordre, et le travail vital dont ils sont le siège produit, d'une part, des mouvements visibles, d'autre part, des phénomènes psychiques se manifestant sous la forme d'actions excito-motrices, de sensations ou de pensées.

Le corps humain, par exemple, est en partie comparable à un végétal, en partie composé d'instruments physiologiques élémentaires qui font toujours complètement ou presque complètement défaut chez les plantes, et qui interviennent directement ou indirectement dans la production des phénomènes caractéristiques de l'animalité. Les organites de la première classe sont les cellules constitutives des tissus dits épithéliques, des organes sécréteurs et de diverses parties dures, telles que les tissus propres des os ou des cartilages ; ceux de la seconde catégorie constituent ce qu'il y a d'essentiel dans les muscles, les nerfs et les centres d'action nerveuse, instruments qui d'ailleurs ont aussi pour trame ou pour origine des tissus du système végétatif.

Dans l'immense majorité des cas les Végétaux se distinguent des Animaux par l'absence de tout ce qui peut ressembler à la faculté de sentir et à la faculté d'exécuter des mouvements spontanés ; mais à cet égard, comme sous beaucoup d'autres, la limite entre ces deux sortes de corps vivants est loin d'être aussi nettement marquée qu'on le supposait jadis, lorsque, pour définir les deux règnes organiques, on croyait pouvoir se contenter de dire, à l'imitation de Linné : le Végétal a seulement la faculté de se nourrir et de se reproduire ; l'Animal a ces mêmes facultés, mais en plus la faculté de sentir et la faculté de se mouvoir. Effectivement, lorsqu'on prend en considération, non les Plantes les

Passage
entre
le Règne
végétal
et
le Règne
animal.

plus généralement connues, mais certains Végétaux inférieurs à structure très simple, tels que les Algues, et lorsqu'on
les étudie au microscope, on voit que les produits génésiques
de beaucoup de ces Êtres jouissent de toutes les propriétés
dont les Animaux inférieurs sont en possession. Beaucoup
de cellules constitutives de ces Cryptogames produisent
dans leur intérieur un organite globuleux qui y exécute
des mouvements semblables à ceux d'un Être animé, et
qui, après s'être échappé au dehors, paraît ne différer en
rien de certains Animalcules inférieurs. Ce corpuscule
nage en ramant à l'aide de cils flabelliformes ; il consiste
en une petite masse de substance appelée *protoplasme*,
qui a la plus grande analogie avec le sarcode animal (1) ;
il est parfois muni d'un point oculiforme, qui est probablement un œil semblable à ceux de beaucoup d'Invertébrés inférieurs, et pendant quelque temps il mène une vie
errante ; mais à une période plus avancée de son existence
il se fixe, et en se développant devient une Algue semblable à celle dont il provient. On connaît des organismes
microscopiques qui paraissent posséder toutes les facultés
les plus caractéristiques de la vie animale, mais qui contiennent de la chlorophylle produite dans leur intérieur, et qui, par
conséquent, sont aptes à respirer comme une plante. Enfin,
d'autres corpuscules vivants présentent un tel mélange de
caractères, les uns zoologiques, les autres phytologiques,
que les micrographes les plus habiles sont partagés d'opinion
au sujet de leur véritable nature, et que, suivant les uns,
ce sont des animalcules, tandis que, suivant les autres,
ce sont des végétaux : les Bactéridies, les Vibrions et
même les Monades sont dans ce cas. Je n'attache donc
que peu d'importance à la place assignée à ces Êtres problé-

_____
(1) Voy. tome X, p. 442.

matiques dans nos systèmes de classification, et je ne m'arrêterai pas ici à examiner la valeur des raisons alléguées pour établir que ce sont des Animaux ou que ce sont des Végétaux. Peut-être nos incertitudes à cet égard tiennent-elles à ce que ces organismes sont des associations variables dans lesquelles les membres d'un ordre déterminé sont introduits ou éliminés à certaines périodes de l'existence de l'individu collectif; mais je n'insisterai pas sur cette question, car les conjectures que je pourrais former ne reposeraient sur aucune base solide.

Je me bornerai à ajouter que la connexité des Animaux et des Plantes ne se manifeste pas seulement chez ces organismes inférieurs; ainsi, il y a parmi les Végétaux les mieux caractérisés des Êtres qui sont aptes à exécuter des mouvements très analogues à ceux que provoquent dans l'économie animale les impressions dont résultent les actions nerveuses excito-motrices réflexes, et il y a chez les Animaux, même les plus parfaits, des organes qui effectuent diverses opérations complètement semblables à celles qui prédominent dans le travail de chimie biologique exécuté par toutes les parties constitutives des Plantes. Comme exemple de Végétaux participant ainsi aux propriétés physiologiques des Animaux, je citerai la Sensitive et la Dionée attrape-mouche. Enfin comme exemple de l'élaboration de produits chimiques d'ordre végétal, effectuée par l'économie animale, je citerai la production de cellulose dans le système tégumentaire des Tuniciers (1) et la fabrication de sucre dans le foie de la plupart des Animaux (2). Mais ces aptitudes, de même que toutes les propriétés dont j'ai parlé précédemment, n'existent pas dans les germes et ne se manifestent qu'ultérieurement sous l'influence de la puis-

(1) Voy. tome X, p. 137.　　(2) Voy. tome VII, p. 558 et suiv.

sance directrice du travail nutritif transmise comme une sorte d'héritage par le générateur à ses descendants.

Association de la force vitale et des forces physio-chimiques. § 12. — La force organisatrice particulière que l'Animal en voie de formation a reçue de ses parents est la même que celle préexistante en eux, et, comme nous venons de le constater, elle exerce sur son mode de constitution et sur ses propriétés une influence prépondérante ; mais on ne se formerait pas une idée juste de la nature des Êtres animés si on les supposait soumis à cette puissance seulement et si l'on considérait celle-ci comme étant en opposition avec les forces générales qui régissent la matière brute.

Ce qui se passe dans l'économie animale est la résultante de l'action de forces diverses. Nous avons vu que les forces chimiques y jouent un grand rôle ; que l'attraction, la chaleur, la lumière, l'électricité interviennent dans la production des phénomènes dont les corps vivants, de même que les corps non vivants, sont le siège, et que rien n'y est soustrait à l'empire des lois qui régissent ces puissances.

L'influence de ces forces générales y est plus considérable que ne le supposaient jadis la plupart des naturalistes (1), mais, à l'époque actuelle surtout, beaucoup d'auteurs sont tombés dans un excès contraire et s'imaginent que la constitution, ainsi que les propriétés physiologiques des Êtres animés, sont déterminées exclusivement par ces agents extrinsèques. Je ne pourrais, sans sortir du cadre assigné à ces leçons, suivre pas à pas les zoologistes sur ce terrain, et examiner en détail si les différences qui existent maintenant entre les espèces animales sont en réalité explicables par des variations dans les conditions biologiques sous l'influence desquelles les Êtres vivants ont pu se trouver depuis les temps anciens jusqu'à nos jours ; mais

(1) Voyez ci-dessus, p. 257.

pour porter un jugement sommaire sur cette question, dont le physiologiste ne saurait se désintéresser, il me suffira de rappeler, d'une part, que, dans l'état actuel des choses, les différences de climat entre les diverses parties de notre globe sont beaucoup plus considérables que ne paraissent l'avoir été celles qui sont survenues depuis la période paléozoïque jusqu'à nos jours, et, d'autre part, que, sous nos yeux, les espèces zoologiques conservent leurs caractères essentiels partout où elles peuvent prospérer, tandis qu'ailleurs elles disparaissent mais ne se transforment pas. Les Chevaux, par exemple, suivant les conditions biologiques dans lesquelles ils se trouvent, peuvent être de grande ou de petite taille, ils peuvent subir dans leurs proportions ou dans les qualités de leur poil, des variations plus ou moins grandes, mais ils restent partout des Chevaux et nous voyons que leurs descendants ne deviennent pas autre chose. L'influence des conditions d'existence que nous connaissons, sans être nulle, ne peut donc être que très limitée.

Cependant la ressemblance n'est jamais complète ni entre le générateur et ses produits, ni entre tous les individus nés, soit successivement, soit simultanément, des mêmes parents; par conséquent la force vitale qui détermine l'homogénèse n'est pas la seule puissance régulatrice du travail organisateur. En général, il est vrai, les différences sont peu importantes et ne changent pas les caractères généraux des individus appartenant à une même lignée; mais parfois il en est autrement; le travail constructif de l'économie animale s'effectue d'une manière anormale et donne lieu à la formation d'Êtres que, dans le langage vulgaire, on appelle des *monstres.* Or, en général, les particularités organiques que ces Animaux présentent ne sont pas préexistantes dans les germes dont ils dérivent, elles sont dues à des perturbations dans

Produits tératologiques.

le travail embryogénique, à des états que l'on pourrait appeler pathologiques. Quelquefois les déviations produites de la sorte sont si grandes, qu'elles mettent obstacle au développement de l'Animal en voie de formation et en déterminent plus ou moins promptement la mort; mais dans d'autres cas elles ne sont pas incompatibles avec l'accomplissement complet des fonctions physiologiques, et quoi qu'il en soit à cet égard, tout en pouvant donner lieu à des combinaisons organiques très variées, elles sont soumises à certaines lois. Cette sorte de régularité dans le désordre a été mise en évidence par les recherches de plusieurs anatomistes. Je ne dois pas omettre de citer à ce sujet Meckel, Étienne Geoffroy Saint-Hilaire, son fils Isidore, Vrolick, Serres, Lereboullet et M. Dareste; mais nous ne savons presque rien relativement aux causes qui peuvent déterminer la formation de ces produits tératologiques (1). On en rencontre de loin en loin non seulement chez des indi-

(1) La *tératologie* ou l'histoire des anomalies de l'organisation des Êtres vivants est restée pendant longtemps mythique. Jadis on s'imaginait très généralement que la formation de ces produits insolites était une conséquence de la colère divine, de l'intervention d'un Démon ou de l'influence d'un sortilège, et qu'elle était le présage de quelque événement malheureux (a). Le nom de *Monstres*, qu'on leur donna, est fondé sur cette dernière idée (b), et un auteur allemand du seizième siècle, qui se faisait appeler Lycosthène, a joint à la description de chacun des cas tératologiques dont il traite, le tableau de quelque désastre correspondant (c). Dans les temps modernes, les anatomistes, comme on le pense bien, ne se sont pas préoccupés de suppositions de cet ordre et se sont appliqués principalement à la constatation des faits et à leur coordination; mais pendant la première moitié du dix-huitième siècle on a beaucoup discuté sur les causes de la monstruosité, comme on discute aujourd'hui sur l'origine des types spécifiques. L'hypothèse de la monstruosité originelle, indiquée brièvement par Malebranche et développée par Regis (d), fut soutenue par

(a) F. Licetus, *Traité des monstres* (trad. de l'édit. latine de 1665).
(b) Le mot latin *monstrum* vient du verbe *monstrare*.
(c) Wolffhart dit Lycosthène, *Prodigiorum et ostentorum chronicon* (1557).
(d) P. S. Regis, *Système de philosophie*, t. III, p. 26. (1670)

vidus qui, tout en étant nés des mêmes parents, peuvent avoir été formés ou s'être développés dans des conditions différentes; mais aussi parmi des Êtres issus d'œufs pondus en même temps par une seule mère, fécondés par la même liqueur séminale et dont l'incubation a été effectuée dans des conditions identiques. Il est très probable que dans certains cas les anomalies de structure sont dues à des causes mécaniques, telles que les tiraillements résultant d'adhérences pathologiques (1) ou la pression qu'exercent les unes

quelques anatomistes éminents, notamment par Duverney et par Winslow (a). Haller y eut recours pour l'explication de certains faits (b); mais Lemery s'éleva contre elle (c), et les vues de Goethe sur les transformations des organes des Plantes (d), ainsi que les travaux de Geoffroy Saint-Hilaire sur les anomalies structurales des Animaux (e) l'ont fait disparaître de la science.

De nos jours, l'étude scientifique des monstruosités a fait de grands progrès et a acquise pour la physiologie et la zoologie générale une importance considérable. Étienne Geoffroy Saint-Hilaire, son fils Isidore, Meckel, Serres, Vrolik, ont puissamment contribué à son développement, et en ce moment elle est cultivée avec une persévérance remarquable par M. C. Dareste (f).

(1) E. Geoffroy Saint-Hilaire crut pouvoir expliquer par l'établissement d'adhérences un très grand nombre de cas de monstruosités. Il attribue

(a) Isidore Geoffroy Saint-Hilaire a donné un très bon résumé des discussions qui eurent lieu à ce sujet dans le sein de l'ancienne Académie des sciences (Histoire des anomalies de l'organisation, t. III, p. 480 et suiv.).

(b) Haller, De monstris (Opera minora, t. III, p. 3).

(c) Lemery publia plusieurs écrits sur ce sujet dans les Mémoires de l'Acad. des sciences, pour 1724, 1738, 1740 et 1743.

(d) Goethe, op. cit. (Œuvres d'hist. nat., trad. par Martins).

(e) Meckel, Handbuch der pathol. Anat., t. I, p. 21 et suiv. — De duplicate monstrosa commentarius (1818). — Descriptio monstrorum nonnullorum (1826). — Geoffroy Saint-Hilaire, Philosophie anatomique, t. II, p. 208 et suiv.; p. 508 et suiv. — Considérations générales sur la monstruosité (Ann. des sc. nat., 1825, t. IV, p. 450). — Art. MONSTRES (Dict. classique d'hist. nat., t. XI). — Des adhérences de l'extérieur du fœtus considérées comme le principal fait occasionnel de la monstruosité (Arch. gén. de méd., 1827, t. XIV, p. 392).

(f) Isid. Geoffroy Saint-Hilaire, Histoire générale et particulière des anomalies de l'organisation, 3 vol., 1832. — W. Vrolik, art. TÉRATOLOGIE dans le Cyclopedia of anat. and physiol. de Todd, t. IV, p. 942. — Serres, Principes d'embryogénie, de zoogénie et de tératologie (Mém de l'Acad. des sc., t. XXV, 1859). — Dareste, Recherches sur la production artificielle des monstruosités, ou Essais de tératologie expérimentale, 1877.

XIV.   19

sur les autres des parties en voie de développement lorsqu'elles sont trop rapprochées entre elles (1) ; il paraît aussi

à cette cause d'anomalies organiques
une influence beaucoup trop grande,
mais elle n'est pas négligeable (*a*).

Il est même très probable que certaines anomalies constantes de l'organisme, notamment la déviation de
l'un des yeux chez les Poissons de la
famille des Pleuronectes, sont dues
à des causes mécaniques analogues.
En effet, chez ces Animaux, la tête
est d'abord conformée d'une manière
symétrique, et c'est consécutivement
que l'un des yeux se déplace pour se
diriger vers le côté qui reçoit le
contact direct de la lumière. Chez
la plupart de ces Poissons plats, c'est
toujours ou presque toujours sur le
même côté que l'animal reste cou-
ché, et c'est sur le côté opposé que
les deux yeux sont logés ; mais chez
les Plies cela varie beaucoup suivant
les individus de même espèce, et il
est à noter que cette déformation est
en général accompagnée d'anomalies
dans d'autres parties de la face. Depuis la publication des travaux de
M. Steenstrup à ce sujet, travaux
dont j'ai parlé précédemment (*b*), le
mode de production de cette espèce
de monstruosité a été l'objet de nouvelles observations (*c*).

(1) Les recherches de Lereboullet
sur le mode de production des
monstres doubles chez certains Poissons jettent beaucoup de lumière sur
cette question, et fournissent de nouvelles preuves de la constitution de
l'économie animale par association
d'éléments organiques distincts. Lorsque chez ces Animaux gymnogénètes
deux embryons sont contenus dans la
couche blastémique du même œuf, et
arrivent en contact l'un avec l'autre
dans les premiers temps de leur développement, ils se soudent ensemble,
et il arrive parfois qu'au lieu de produire ainsi un monstre double, l'unité
organique se rétablit plus ou moins
complètement par l'effet de la résorption partielle des parties ainsi con-
juguées, et la fusion devient tellement
complète que toute trace de division primordiale disparaît (*d*). Lereboullet chercha en vain à déterminer
artificiellement la production de
monstres doubles ; mais, d'après des
expériences faites récemment par
M. Kock sur des Truites, l'agitation
de l'eau dans laquelle les œufs se
développent parut y être favorable(*e*).

Chez les Oiseaux le développement
de la poche amniotique semble être

(*a*) Voy. Isid. Geoffroy Saint-Hilaire, *op. cit.*, t. III, p. 522.
(*b*) Voy, tome XII, p. 100.
(*c*) Steenstrup, *Observations sur le développement des Pleuronectes* (*Ann. des sc. nat.*, 5e série, t. II, p. 253). — *Bidrag til en rigtih Gpfattelse af Œistillig inges hos Flyndesn* (Oversgit over det, Vidensk, Selskabs, 1876).
— Alex. Agassiz, *On the Development of Flounders* (*The American Naturalist*, 1877, t. X, p. 705). — *Sur le développement des Pleuronectes* (*Journ. de zool.*, 1877, t. VI, p. 193).
(*d*) Lereboullet, *Recherches sur les monstruosités du Brochet observées dans l'œuf et sur leur mode de production* (*Ann. des sc. nat.*, 1863, série 4, t. XX, p. 177).
(*e*) Kock, *Ueber Missbildungen betreffend die Embryonen der Salmonen und Coregonus-Arten* (*Bull. de la Soc. des naturalistes de Moscoa*, 1873, t. XLVI, p. 173).

que des perturbations dans la température à laquelle les embryons sont exposés, l'insuffisance de la combustion respiratoire effectuée par ces organismes naissants et d'autres circonstances analogues favorisent l'établissement d'un travail embryogénique irrégulier et rendent les monstruosités plus fréquentes que d'ordinaire; mais dans les nombreux essais qui ont été tentés pour en produire artificiellement, on n'a pu découvrir aucune relation constante entre l'une quelconque des anomalies organiques observées et l'action d'un agent chimique, physique ou mécanique déterminé (1). On voit seulement que très souvent

un obstacle à ces associations (*a*); mais il en existe à divers degrés. C'est principalement dans l'espèce humaine que les anomalies de cet ordre ont fixé l'attention des anatomistes (*b*).

(1) Étienne Geoffroy Saint-Hilaire fit, il y a environ un demi-siècle, beaucoup d'expériences dans l'espoir de produire artificiellement des monstres chez les Oiseaux, en variant les conditions physiques dans lesquelles l'incubation de l'œuf a lieu. Il conclut de ses observations que des changements de cet ordre sont susceptibles de modifier les résultats du travail embryogénique; mais il se borna à ces indications générales (*c*). Isidore

Geoffroy Saint-Hilaire et M. Allen Thomson répétèrent ces expériences et en obtinrent des résultats analogues (*d*), mais elles n'ont été poursuivies avec persévérance que par M. Dareste. Ce naturaliste a consacré plus de vingt ans à des recherches de cet ordre. Il a publié sur ce sujet, soit dans les *Annales des sciences naturelles*, soit dans d'autres recueils, un grand nombre de mémoires dont on trouve la liste dans un ouvrage spécial qui a paru récemment, et dans ce livre M. Dareste a résumé les faits dont il a été témoin et il expose l'ensemble des conclusions qu'il en a tirées (*e*).

(*a*) Allen Thomson, *Remarks on the early condition and probable origin of double monsters* (London and Edinburgh Monthly Journal of medical sciences, 1844, t. IV, p. 479 et 568).

(*b*) Voy. Isid. Geoffroy Saint-Hilaire, *op. cit.*, t. III, p. 48 et suiv.

(*c*) E. Geoffroy Saint-Hilaire, *Sur des déviations provoquées et observées dans un établissement d'incubations artificielles* (Mémoires du Muséum, 1825, t. XIII, p. 289). — *Mém. sur les différents états de pesanteur des œufs au commencement et à la fin de l'incubation* (Journ. complément. du Dict. des sc. méd., t. VII, 1820, p. 271). — *Philosophie anatomique*, t. II, p. 513. D'autres écrits de Geoffroy Saint-Hilaire sur ce sujet sont restés inédits, mais les résultats auxquels il arriva sont indiqués dans l'ouvrage de son fils, intitulé : *Vie, travaux et doctrine scientifique d'E. Geoffroy Saint-Hilaire*, p. 290 et suiv. (1847).

(*d*) Isid. Geoffroy Saint-Hilaire, *Hist. des anomalies*, t. III, p. 503 (1836). — A. Thomson, *op. cit.* (London and Edinburgh Monthly Journal, 1844, t. IV, p. 486).

(*e*) Dareste, *Recherches sur la production artificielle des monstruosités*, 1877.

les monstruosités sont dues à des arrêts partiels dans le travail embryogénique, et il est à remarquer que ces arrêts nous fournissent de nouvelles preuves d'une certaine indépendance des divers groupes d'organites qui sont associés entre eux pour constituer l'économie animale (1).

Les déviations du type ordinaire sont extrêmement variées, mais au milieu du désordre apparent introduit dans le travail embryogénique, une influence vitale directrice est encore manifeste, car les combinaisons structurales produites de la sorte ne sont pas, comme on le supposait anciennement, des effets du hasard; elles sont soumises à des règles, et l'un des titres de gloire d'Étienne Geoffroy Saint-Hilaire est d'avoir démontré ce fait. Ainsi il a fait voir que dans les cas tératologiques, de même que dans la construction d'un Être normal, les diverses parties constitutives d'un même groupe d'organes conservent entre elles des relations de position constantes, sauf les modifications résultant de l'absence de certains termes de la série (2). Il a trouvé aussi que les conjonctions anormales dont je viens de parler n'ont lieu qu'entre des parties similaires (3), et que les différences dans les résultats du travail organisateur dépendent principalement de l'époque à laquelle le développement de telle ou telle partie de l'économie se ralentit ou se trouve arrêté, pendant que d'autres parties du même Être continuent à

(1) Les idées qui ont servi de base à la théorie de la production des anomalies dans l'organisation des Animaux par l'effet d'arrêts de développement avaient été entrevues par Harvey, Haller, Wolff et Autenrieth, mais ce fut E. Geoffroy Saint-Hilaire qui en montra toute l'importance et qui fut en réalité le créateur de la tératologie anatomique.

(2) *Principe des connexions* (*Phil. anatomique. Monstruosités*, p. xxxij).

(3) Il appelle *loi d'affinité de soi pour soi* cette nécessité de la similitude des parties qui s'unissent de la sorte (*a*).

(*a*) Geoffroy Saint-Hilaire, *De la loi d'attraction de soi pour soi* (*Comptes rendus de l'Acad. des sc.*, 1838, t. VI, p. 766).

grandir et à subir leurs transformations ordinaires. Enfin, diverses observations faites sur des Animaux (1), mais surtout sur des Plantes (2), prouvent que, sous l'influence de causes parfois connues, mais plus ordinairement inconnues, la machine vivante est susceptible de se modifier par des imitations organiques résultant soit du dédoublement d'une partie primitivement unique (3), soit de la répétition du travail qui a déjà donné un produit déterminé, phénomènes que d'ailleurs nous avons vus se présenter dans l'embryogénésie normale (4).

§ 13. — En résumé, l'hérédité est évidemment la principale cause déterminante du mode d'organisation et des facultés des Êtres vivants. Le générateur, il est vrai, ne donne directement à son produit ni sa conformation actuelle, ni ses aptitudes du moment, mais il lui communique une tendance à passer par une série d'états semblables à ceux par lesquels il a lui-même passé, à contracter avec la matière inerte des alliances similaires, et à devenir l'équivalent de ce qu'il est. Résumé.

Je dis une tendance seulement, car le mode d'existence de l'Être en voie de développement est, je le répète, une résultante produite par le concours de plusieurs variables, et ce que l'on pourrait appeler l'impulsion héréditaire ne constitue que l'une des forces multiples dont l'association détermine cet état particulier.

---

(1) Comme dans le cas de la transformation du pédoncule oculifère d'une Langouste en un appendice antémiforme, cité précédemment (tome XII, p. 244).

(2) C'est sur des faits de cet ordre que Goethe, vers la fin du siècle dernier, fonda sa célèbre théorie des métamorphoses des organes des Plantes (a).

(3) Comme dans le cas de la bifurcation de la queue d'un Lézard, lorsque le tronçon en voie de reconstituer la partie terminale de cet organe a subi certaines lésions.

(4) Voy. t. X, p. 93, 123, 167, etc.

(a) Goethe, Œuvres d'histoire naturelle, traduction de Martins, p. 209.

La faculté procréatrice de l'Animal est une puissance essentiellement imitatrice dont les effets sont modifiables sous l'influence d'autres forces, mais dont la tendance est de rendre le produit similaire au producteur, et cela non seulement quant au caractère général de l'ensemble des deux organismes, mais aussi quant aux éléments divers dont ceux-ci se composent. Le produit tend à ressembler au générateur par chacune de ses parties constitutives, et lorsque, par l'effet d'influences non-héréditaires, le générateur a lui-même subi des modifications, il y a souvent tendance à la reproduction de particularités correspondantes chez ses descendants (1).

(1) L'influence individuelle des organites constitutifs de l'Être animé sur la constitution et les propriétés de ses descendants est mise en évidence par une multitude d'exemples de particularités morphologiques héréditaires qui sont trop bien connues pour qu'il me paraisse utile de les rappeler ici. Néanmoins, je citerai à ce sujet un fait qui a été constaté expérimentalement par M. Brown-Séquard, et qui est de nature à bien établir la transmissibilité de certaines aptitudes acquises. Ce physiologiste est parvenu à rendre héréditaire chez les Cobayes la disposition à l'épilepsie en déterminant chez les parents diverses lésions de la moelle épinière (a).

En piquant certaines parties de l'encéphale, le même expérimentateur a pu déterminer très souvent de légères déformations des yeux, du pavillon de l'oreille ou de quelques autres parties du corps chez les Cochons d'Inde sur lesquels il opérait, et il a constaté aussi que les particularités d'organisation produites de la sorte, soit chez la mère, soit chez le père, apparaissent fréquemment chez les descendants de ceux-ci plus ou moins longtemps après la naissance. Dans quelques cas il a observé des transmissions héréditaires de ce genre pendant plusieurs générations, et il se propose de publier prochainement un travail spécial sur ce sujet.

On trouve dans les annales de la médecine beaucoup de faits relatifs à la transmissibilité de divers états pathologiques des générateurs à leurs descendants; mais on doit se demander si ces accidents ne résulteraient pas de l'introduction de germes parasitaires dans l'organisme

(a) Brown-Séquard, *Sur la transmission par hérédité chez les Mammifères et particulièrement chez les Cochons d'Inde, d'une affection épileptiforme produite chez les parents par des lésions traumatiques de la moelle épinière* (Comptes rendus de la Soc. de biologie, 1859, série 3, t. I, p. 194). — *Hereditary transmission of an Epileptiform affection* (Proceed. Roy. Soc., 1860, t. X, p. 297).

Les ressemblances qui existent à un degré plus ou moins grand chez les divers membres d'une même lignée sont des manifestations de cette disposition, et la tendance homogénésique est d'autant plus puissante qu'elle agit plus long-temps sans avoir été contre-balancée dans ses effets par d'autres forces. Elle peut même se transmettre à l'état latent de façon à ne produire sous certains rapports aucun effet appréciable chez le produit immédiat du générateur où elle semble être contre-balancée par quelque autre puissance, mais à se manifester de nouveau chez les descendants immédiats ou médiats de ce même produit, et à déterminer les phénomènes désignés sous le nom d'*atavisme* (1).

Ainsi, non-seulement des particularités dans la taille des individus et dans les proportions de diverses parties de leur corps sont transmissibles héréditairement, mais certains instruments physiologiques, devenus inutiles par suite des conditions dans lesquelles les Animaux vivent, peuvent, en cessant de fonctionner, s'atrophier plus ou moins et peu à peu disparaître de l'organisme chez les descendants des individus modifiés de la sorte (2). Par l'exercice, des effets

---

du jeune individu en voie de formation, et non d'une déviation du travail organisateur effectué par celui-ci.

Au sujet de la disposition des jeunes à réaliser les particularités de forme offertes par leurs parents, je dois rappeler que les mutilations éprouvées par ceux-ci n'influent que peu ou point sur leur conformation individuelle. Les Israélites et les Mahométans nous en offrent la preuve, car l'opération de la circoncision pratiquée de très bonne heure sur tous leurs enfants mâles n'a produit aucun changement dans la conformation congénitale du prépuce, quoi-

que chez le premier de ces peuples elle dure depuis près de 3900 ans.

(1) Parfois ce retour vers un type réalisé par des ancêtres s'effectue après une longue série de générations qui ont été placées sous l'influence de causes modificatrices quand ces causes cessent d'agir. Cela se voit chez les Animaux domestiques qui, après avoir acquis sous l'influence des conditions de domesticité, certains caractères de race, reprennent peu à peu les qualités primordiales de leur espèce lorsqu'ils retournent à l'état de liberté.

(2) Un des exemples les plus remarquables de changements organi-

contraires peuvent être produits et certains perfectionnements dans la constitution des instruments physiologiques
ne sont pas impossibles ; mais on ne connaît aucun exemple
de transformation de ce genre ayant une importance considérable et affectant le plan général de l'organisme.

Il me paraît donc très probable que, chez tous les Êtres
animés, des particularités de structure analogues à celles
dont les diverses races d'Animaux issus d'une même souche
nous offrent des exemples, peuvent devenir constantes et
même se prononcer de plus en plus avec le temps, lorsque
les influences dont elles dépendent continuent à agir,
quelle que soit la nature de ces causes, et l'on conçoit que
de la sorte les représentants d'un type organique particulier
puissent à la longue se perfectionner sous certains rapports
ou se dégrader.

§ 14. — Ici surgit donc une question qui intéresse la physiologie générale non moins que la zoologie et la botanique :
celle de la fixité ou de la variabilité des formes caractéristiques de ce que les naturalistes appellent les *espèces*.

Notion de l'espèce en zoologie.

ques de ce genre, attribuables à l'influence des conditions d'existence, nous est offert par divers Animaux qui vivent dans l'obscurité et chez lesquels les yeux sont atrophiés. Quelques naturalistes attribuent cette particularité d'organisation à une disposition originelle, caractéristique d'espèces distinctes ; mais, d'une part, les variations individuelles observées chez le *Machœrites martœ* de la caverne de Villefranche, et, d'autre part, l'existence de la même anomalie chez beaucoup d'Animaux très différents entre eux, mais se ressemblant par leur habitat dans des lieux obscurs, me portent à penser que l'atrophie de l'appareil de la vision est, dans ces cas, une conséquence de sa non-activité pendant une longue suite de gé-nérations (*a*). M. Darwin est disposé à attribuer la cécité de divers Mam-mifères fouisseurs à la fréquence d'un état inflammatoire des yeux, déter-miné par le contact des matières ter-reuses (*b*) ; mais la même modifica-tion se rencontrant chez beaucoup d'Animaux aquatiques qui habitent dans les couches obscures de la mer, j'incline à croire qu'elle résulte des effets du non-emploi des sens de la vue.

(*a*) Voy. tome XII, p. 216 et suiv.
(*b*) Darwin, *On the origin of species*, p. 137 et suiv.

En zoologie, on attache au mot espèce l'idée d'un groupe d'Animaux de même origine, aptes à se reproduire entre eux et à perpétuer ainsi le type organique commun à tous (1). Théoriquement, c'est la descendance de parents similaires et la fécondité transmissible qui, plus encore que la ressemblance, caractérise l'*espèce;* mais en pratique, ne pouvant remonter aux origines, on suppose issus d'une même souche ou de souches équivalentes tous les Animaux qui ne diffèrent pas plus entre eux que ne diffèrent les produits que l'on sait être nés de l'un quelconque de ces Êtres, et l'on considère comme appartenant à des espèces distinctes ceux qui, sans être stériles (2), ne sont pas aptes à se féconder entre eux, ou à se féconder eux-mêmes par la con-

(1) Cette définition est à peu près celle qui a été donnée par Cuvier lorsqu'il a dit que l'espèce est la collection de tous les corps organisés nés les uns des autres ou de parents communs, et de ceux qui leur ressemblent autant qu'ils se ressemblent entre eux (*a*).

Les physiologistes n'attachent en général que peu d'importance à un certain degré d'hétéromorphisme, et ils sont disposés à considérer comme appartenant à une même espèce tous les êtres animés qui sont aptes à se reproduire entre eux, tandis qu'ils admettent l'existence d'une différence spécifique entre des Animaux dont la conformation peut être fort similaire, toutes les fois que, vivant à proximité les uns des autres, ils ne se croisent pas. Ainsi, quoique le Renard ressemble à certains Chiens, plus que le Lévrier ne ressemble au Dogue, les naturalistes s'accordent à dire que les Renards et les Chiens n'appartiennent pas à une même espèce, parce qu'ils ne se reproduisent pas entre eux, mais que les Chiens, quelque variées qu'en soient les formes, ne constituent qu'une seule espèce, parce que leurs aptitudes génésiques sont similaires. On a pu objecter à cette dernière conclusion que l'accouplement entre ces derniers quadrupèdes devient parfois impossible à cause de l'inégalité de la taille chez certaines races, mais ce fait n'a que peu d'importance, car les individus de taille intermédiaire sont fécondables par les deux termes extrêmes.

(2) Je fais cette réserve à cause des Animaux chez lesquels le même type spécifique est représenté par trois sortes d'individus : des mâles, des femelles et des neutres, les Abeilles par exemple (*b*).

(*a*) Cuvier, *Tableau élémentaire de l'histoire naturelle des Animaux,* p. 11 (1797). — *Rech. sur les ossements fossiles,* t. I, p. 59 (édit. de 1825).
(*b*) Voy. tome IX, p. 167.

jugaison des produits génésiques que fournissent le mâle et la femelle quand les deux sexes sont réunis chez le même individu zoologique.

Pour ce qui concerne les Animaux chez lesquels l'hermaphrodisme est complet, la notion de l'espèce n'est fondée que sur la similitude organique constatée entre les différents termes d'une même lignée d'individus et les dissemblances existant entre ceux-ci et tous les membres des autres séries analogues ; mais pour les Animaux dioïques, elle ressort de faits d'un autre ordre. L'inaptitude à concourir au travail physiologique dont résulte la production d'un individu nouveau suppose l'existence de différences essentielles dans la nature des Êtres, de même que la faculté de se reproduire entre eux implique chez ceux-ci une similitude de nature dont l'importance est extrême. Or, l'observation journalière nous apprend que ce genre d'aptitude n'existe jamais chez des Animaux qui diffèrent beaucoup entre eux par leur mode de conformation ; par conséquent, nous sommes en droit de conclure que les Êtres animés, très dissemblables entre eux par leur structure, n'appartiennent pas à une même espèce zoologique (1).

Au premier abord, il était donc permis de croire que, chez les Animaux dioïques, une définition absolue de l'espèce, ou, en d'autres mots, de la similitude essentielle de la nature des Êtres animés, pouvait être tirée de la faculté génésique dont je viens de parler (2) ; mais une étude plus

---

(1) Buffon s'exprime ainsi à ce sujet : On doit regarder comme la même espèce celle qui au moyen de la copulation se perpétue et conserve la similitude de cette espèce ; et comme des espèces différentes celles qui par les mêmes moyens ne peuvent rien produire ensemble (a).

(2) Cette pensée a été formulée dans les termes suivants : L'espèce est l'ensemble des Êtres qui donnent entre eux des produits féconds.

(a) Buffon, *Histoire naturelle*, t. II, p. 9 (*Hist. gén. des Animaux*), édit. de 1749.

approfondie de la question soulevée ainsi a fait voir qu'elle n'est pas si facile à résoudre et qu'il y a souvent entre la stérilité et le pouvoir propagateur complet des degrés intermédiaires dont le physiologiste doit se préoccuper.

En traitant de la génération, j'ai eu plus d'une fois l'occasion de parler d'*Animaux hybrides*, c'est-à-dire d'individus nés du mélange génésique d'Animaux dissemblables au point d'être généralement considérés comme appartenant à des espèces différentes (1), par exemple le Cheval et l'Ane (2); mais nous avons vu que d'ordinaire ces

Hybridité.

(1) On doit à Isid. Geoffroy Saint-Hilaire un très bon résumé et un examen critique de tout ce qui, de son temps, avait été écrit relativement à l'hybridité dans l'ensemble du Règne animal (*a*). Plus récemment le même sujet, considéré principalement dans ses relations avec l'anthropologie, a été traité par plusieurs naturalistes parmi lesquels je citerai particulièrement MM. Darwin, Quatrefages et Broca (*b*).

La production d'hybrides chez les Oiseaux est loin d'être rare (*c*); on a pu en obtenir artificiellement chez quelques Poissons (*d*), et l'on en connaît aussi des exemples chez les Insectes (*e*); mais c'est principalement chez les Végétaux que le métissage a été étudié avec persévérance, et au nombre des travaux d'un caractère expérimental publiés récemment sur ce sujet, je citerai en première ligne les recherches dues à M. Naudin (*f*).

(2) Il en est de même pour toutes les espèces chevalines, telles que l'Hémione, le Zèbre, le Daw, etc. (*g*), ainsi que pour les espèces bovines.

(*a*) Is. Geoffroy Saint-Hilaire, *Histoire générale des Règnes organiques*, chap. x, t. III, p. 135 et suiv. (1862).
(*b*) Darwin, *On the origin of species*, chap. VIII, p. 245 et suiv. (1859).
— Broca, *Mémoire sur l'hybridité en général, sur la distinction des espèces animales et sur les métis obtenus par le croisement du Lièvre et du Lapin* (*Journ. de physiol.* de Brown-Séquard, 1858 et 1859, t. I et t. II).
— Quatrefages, *L'espèce humaine*, chap. VIII, p. 51 et suiv. (1877).
(*c*) De Selys Longchamps, *Récapitulation des hybrides observés dans la famille des Anatidés* (*Bull. de l'Acad. de Bruxelles*, 1845, partie 2, t. XII, p. 335).
— Is. Geoffroy Saint-Hilaire, *op. cit.*, t. III, p. 151 et suiv., p. 178, etc.
(*d*) Coste et Millet ; voyez Geoffroy Saint-Hilaire, *op. cit.*, t. III, p. 184.
(*e*) Westwood, *Description of a Hybrid Smerinthus, with remarks on Hybridisme in general* (*Trans. of the Entomol. Soc.*, 1843, t. III, p. 195).
— Guérin, *Note sur l'hybridation des Vers à soie du Ricin et du Vernis du Japon* (*Comptes rendus de l'Acad. des sc.*, 1858, t. XLVII, p. 544 et 1849; t. XLVII, p. 742).
(*f*) Naudin, *De l'hybridité* (*Comptes rendus de l'Acad. des sc.*, 1864, t. LIX, p. 837).
— *Nouv. rech. sur l'hybridité* (*Nouv. Arch. du Muséum*, 1865, t. I, p. 25).
(*g*) Voy, Huet, *Note sur le croisement de diverses espèces du genre Cheval* (*Nouvelles Archives du Muséum*, 2ᵉ série, 1879, t. II, p. 46).

bâtards sont des produits incomplets, incapables de se multiplier (1). A raison de cette circonstance, la plupart des zoologistes qui ont cherché à préciser l'idée exprimée par le mot *espèce*, ont cru pouvoir ne pas tenir compte de l'hybridité. Cependant, des expériences commencées au Jardin des Plantes il y a plus d'un siècle par Buffon et continuées de nos jours dans le même établissement par Flourens, sont venues montrer que cette opinion était erronée. Non seulement il a été prouvé que des métis du Chien et du Loup peuvent se reproduire entre eux, mais que leur progéniture n'est pas nécessairement frappée de stérilité. Flourens a constaté la fécondation réciproque des hybrides de Chien et de Chacal jusqu'à la quatrième génération (2), et chez d'autres Mammifères nés du croisement de la Chèvre et du Mouton (3), ainsi que chez les Léporides obtenus par l'union du Lapin et du Lièvre (4), l'aptitude à la reproduc-

(1) Voy. tome VIII, p. 356, et ci-dessus, p. 297.

(2) A raison de ces faits, Flourens a dit : « La fécondité continue est le caractère de l'espèce ; » et, dans son opinion, « la fécondité bornée caractérise les groupes que les zoologistes appellent des *genres* (a) » ; mais cette manière de voir n'a pas été adoptée par les naturalistes.

(3) En Europe les Chèvres et les Moutons ne se mêlent que rarement (b) ; mais les naturalistes qui ont résidé au Chili assurent que dans cette partie de l'Amérique ces Animaux produisent facilement des métis féconds, et que l'élevage de troupeaux de la race hybride obtenue de la sorte est devenu une branche de l'industrie agricole, la dépouille de ces Animaux étant fort estimée pour la confection des vêtements appelés *pellones* (c) ; néanmoins il paraît que leur fécondité ne persiste que pendant un petit nombre de générations (d).

(4) Les Lièvres et les Lapins, tout en ayant des formes très analogues, diffèrent beaucoup sous le rapport physiologique, ainsi les premiers

(a) Flourens, *Cours de physiologie comparée. De l'ontologie ou étude des Êtres*, p. 8 (1856).

(b) Buffon, art. MOUTON (*Hist. nat.*, t. IX, p. 365).

(c) Molina, *Saggico sulla storia del Chili*, p. 332.

— Gay, *Historia de Chile. Zoologie*, t. I, p. 166.

— Broca, *Mém. sur l'hybridité* (*Journal de physiologie* de Brown-Séquard, 1859, t. II, p. 374).

(d) Quatrefages, *L'espèce humaine*, p. 55 (1877).

duction se prolonge encore plus ; mais, dans ces derniers cas, les produits qui d'abord présentent un mélange des caractères propres aux deux propagateurs, deviennent de plus en plus semblables à l'un de ceux-ci, de sorte qu'il y a retour à l'un des deux types zoologiques primitifs, et pas formation d'un type intermédiaire permanent (1).

Il est aussi à noter qu'il y a, suivant les espèces, divers degrés dans l'aptitude au métissage ainsi que relativement à la transmissibilité de la puissance reproductrice (2), et que

naissent les yeux ouverts, tandis que les seconds naissent aveugles ; et lorsqu'ils vivent en liberté, ils paraissent n'avoir jamais entre eux de relations sexuelles ; cependant en captivité ils s'accouplent parfois et ils peuvent produire des métis dont la fécondité se perpétue de génération en génération (a) ; mais peu à peu les caractères mixtes que ceux-ci offrent d'abord, disparaissent et ils font retour au type propre aux Lapins.

(1) [J'attribue ce retour du type hybride vers l'un des types spécifiques originaires, à un phénomène d'atavisme qui coïnciderait avec une certaine inégalité dans l'influence morphologique héréditaire exercée sur la lignée mixte par des parents d'espèces différentes.

(2) M. Broca, qui a publié un travail très étendu et fort intéressant sur l'hybridité considérée principalement chez les Mammifères et dans

ses relations avec l'anthropologie, classe de la manière suivante les croisements entre des Animaux d'espèces différentes :

1° *Hybridité abortive* ne donnant que des avortons ou produits qui ne sont pas assez viables pour parcourir toutes les phases du développement physiologique.

2° *Hybridité agénésique* donnant naissance à des métis parfaitement viables mais incapables de se reproduire, soit entre eux, soit avec l'une ou l'autre des espèces dont ils descendent.

3° *Hybridité dysgénésique* : métis de premier degré presque entièrement stériles, inféconds entre eux, mais pouvant quelquefois se croiser avec l'une ou l'autre des espèces dont ils dérivent et donnant alors des produits inféconds.

4° *Hybridité paragénésique* : métis de premier degré possédant une fécondité partielle ; peu ou point fé-

(a) Amoretti, *Osservazione sull' accopiemento fecondo d'un Coniglio e d'un Lepre* (*Opuscoli scelti sulle scienze sulle arti*, 1770, t. III, p. 258).
— Roux, voyez Broca, *op. cit.* (*Journal de physiologie*, 1859, t. II, p. 374).
— Gayot, *Les petits Quadrupèdes de la maison et des champs*, t. II, p. 1 et suiv. (1871).
— Sanson, *Mémoire sur les métis du Lièvre et du Lapin* (*Ann. des sc. nat.*, 1872, série 5, t. XV, art. n° 15). — *Rapport relatif aux expériences sur les métis du Lièvre et du Lapin* (*Bulletin de la Soc. d'anthropol.*, 1873, 2° série, t. VIII, p. 123).

l'extinction graduelle de la fécondité dans une lignée zoologique n'est pas seulement une conséquence ordinaire de l'hybridité; elle survient fréquemment chez des Animaux qui se trouvent placés dans des conditions anormales.

La définition de l'espèce en zoologie est donc beaucoup plus difficile à donner qu'on ne le suppose généralement (1), et pour avoir des idées justes concernant la nature des

conds entre eux et dont les descendants deviennent complètement stériles au bout de quelques générations, mais dont le croisement est facile avec les espèces productrices.

5° *Hybridité eugénésique :* métis de premier degré tout à fait féconds, aptes à se reproduire entre eux et donnant aussi des produits féconds, enfin se croisant aisément avec les deux espèces productrices et transmettant à leur progéniture les mêmes propriétés (*a*).

Les naturalistes ont constaté aussi que la transmissibilité du pouvoir procréateur aux métis varie suivant le sexe de ceux-ci et qu'elle est beaucoup plus rare chez les mâles que chez les femelles. Ainsi les produits mixtes de l'espèce chevaline et de l'espèce asine (Mulets et Bardots) sont normalement stériles, et les seules exceptions à cette règle que je connaisse ont été fournies par des femelles; de loin en loin on cite une mule féconde (*b*); jamais on ne parle

de Mulets remplissant le rôle d'étalon. Deux exemples d'hybrides mâles provenant l'un d'un Ane et d'une Zébrisse (*c*), l'autre d'un Hémione et d'une Anesse (*d*), sont cités par des zoologistes, mais pour ce dernier au moins le témoignage du gardien sur l'assertion duquel le fait a été admis, me paraît peu digne de confiance, car il était réputé fort menteur.

La fécondité des femelles provenant du croisement des Yacks avec nos Vaches ou nos Taureaux a été constatée maintes fois dans la ménagerie du Muséum, mais les mâles de même origine n'ont jamais reproduit.

(1) Les découvertes modernes relatives aux générations alternantes (*e*) sont venues augmenter encore les difficultés contre lesquelles on se heurte lorsqu'on veut définir d'une manière générale et absolue l'espèce en zoologie, car nous avons vu précédemment certains Animaux de structure très différente se succéder alternativement dans une même lignée (*f*).

(*a*) Broca, *op. cit.* (*Journal de physiologie* de Brown-Séquard, 1859, t. II, p. 237).
(*b*) Castelnau, *Obs. relatives à quelques Animaux domestiques de l'Amérique méridionale* (*Comptes rendus de l'Acad. des sc.*, 1846, t. XXII, 1002).
— Panceri, *Caso di fecondita in una mula, con l'aggiunta di considerazioni intorno agli ibridi nel genere Eques* (*Atti dell' Instituto d'incoraggiemento di Napoli*, 1874, s. 2, t. XI.
(*c*) Gray, *Gleanings of the menagerie ef Krowsly Hall*, p. 73, pl. LVII, LVIII et LIX (1850).
(*d*) Is. Geoffroy Saint-Hilaire, *op. cit.*, t. III, p. 215.
(*e*) Voy. tome VIII, p. 385 et suiv.
(*f*) Voy. tome VIII, p. 291, etc.

groupes ainsi nommés, il est nécessaire d'en examiner attentivement les caractères physiologiques.

§ 15. — Dans le règne animal, ainsi que je viens de le rappeler, les produits génésiques fournis par un même individu, ou par des individus similaires, ne sont jamais complètement semblables les uns aux autres, ni semblables en tout à leurs parents; l'identité dans les divers termes d'une lignée n'est donc jamais absolue, mais l'observation journalière nous apprend que, dans l'immense majorité des cas, les différences sont faibles; et lorsqu'elles sont considérables, nous voyons qu'elles sont incompatibles avec le développement complet de l'organisme ou, tout au moins, qu'elles entraînent à leur suite la stérilité; enfin les déviations du type nouveau comparé au type préexistant n'ont jamais pour effet la réalisation d'un type semblable à ceux qui sont offerts par des Animaux issus d'une souche différente. Néanmoins, les particularités qui existent chez les propagateurs tendent à se perpétuer chez les descendants de ceux-ci, et de la sorte les caractères primordiaux de la lignée sont susceptibles de subir certains changements.

Degré de variabilité des types spécifiques.

Mais quelle peut être la grandeur, l'importance de ces changements, et lorsque les dissemblances réalisées par ces formes entre deux types zoologiques sont très considérables, faut-il en conclure que les lignées génésiques correspondantes ont été distinctes dès leur origine, ou est-on en droit de supposer qu'il y a eu transformation de type dans une même lignée?

Les naturalistes sont très partagés d'opinion à cet égard. Les uns ayant pu constater que depuis les temps historiques les plus reculés, non seulement l'Homme, mais aussi beaucoup d'Animaux inférieurs se sont succédé en conservant un mode de conformation non moins similaire que l'est maintenant la conformation des différents individus nés des mêmes parents, ont été conduits à penser que chaque type spécifique est immuable en tout ce qu'il offre d'important; que par conséquent les lignées d'individus issus d'une souche commune ou de souches semblables et constituant une espèce zoologique ou botanique ont des caractères invariables, et, par conséquent aussi, que toutes les différences organiques autres que celles qui sont observables chez des individus nés d'une même mère, impliquent des différences d'origine, ou, en d'autres mots, des différences spécifiques. Georges Cuvier, à l'exemple de Linné, professait cette opinion (1), et encore aujourd'hui elle est adoptée d'une manière absolue par beaucoup d'hommes de science, dont la compétence en pareilles questions est très grande. Mais en présence des nombreux exemples de modifications organiques considérables produites à volonté chez nos Animaux domestiques par les agriculteurs (2), la doctrine de

(1) Linné, dans la plupart de ses ouvrages, s'exprime d'une manière très nette à ce sujet. Ainsi, adoptant les récits bibliques, il dit que toute *espèce* est une série ayant pour organe un des couples ou un des individus qui repeuplèrent la terre après le déluge, et il ajoute : « Simile semper parit sui simile (*a*)... Species tot numeramus quot diversæ formæ in principio sunt creatæ (*b*). » Néanmoins vers la fin de sa carrière Linné se demanda si toutes les espèces d'un même genre n'auraient pas constitué à l'origine une seule espèce, et si elles ne se seraient pas ensuite multipliées par des générations hybrides (*c*).

L'un des principaux arguments de Cuvier à l'appui de l'hypothèse de la fixité absolue des caractères essentiels de chaque espèce zoologique, a été fourni par la comparaison de divers Animaux figurés sur les plus anciens monuments de l'Égypte, ou conservés à l'état de momie depuis plusieurs milliers d'années, et leurs représentants actuels. L'identité était complète (*d*).

(2) Quelques auteurs pensent que les faits fournis par l'histoire naturelle des Animaux domestiques ne sont pas applicables aux Animaux qui n'ont pas été soumis à l'empire de l'Homme ; mais, ainsi que j'ai eu l'occasion de le dire précédemment, cette opinion me paraît inadmissible.

(*a*) Linné, *Systema naturæ*, p. 1 (édit. de 1735).
(*b*) Linné, *Fundamenta botanica*, Aphor. 155.
(*c*) Linné, *Amœnitates academicæ* t. VI, p. 1 (Ramstrœm, *Generatio ambigua*).
(*d*) Cuvier, *Discours sur les révolutions du globe* (Rech. sur les ossements fossiles, t. 1, p. 63).

l'invariabilité des types spécifiques me paraît impossible à soutenir intégralement (1).

D'autres naturalistes appartenant à un groupe de théoriciens désigné communément sous le nom d'école de philosophes de la nature, ont pris le contre-pied de la doctrine de Linné et de Cuvier, et considèrent les types organiques réalisables par les Animaux de même origine comme étant essentiellement variables, de sorte que, suivant eux, les termes successifs d'une même série génésique d'Êtres vivants peuvent, dans certains cas, changer complètement de caractère anatomique et physiologique, transmettre à leurs descendants les particularités de structure qu'ils ont acquises et donner ainsi naissance à autant de types nouveaux réputés spécifiques. Les espèces, au lieu d'être fixes, seraient transformables sous tous les rapports, et la diversité presque indéfinie des organismes serait compatible avec une communauté d'origine (2). Dans cette hypothèse, l'uniformité des grandes lignes du plan structural de la plupart des Animaux serait

(1) On doit à Isidore Geoffroy Saint-Hilaire des recherches importantes sur cette question, et il arrive à cette conclusion très sage, que les types spécifiques ne sont pas immuables, mais que, dans l'état actuel des choses, ils ne varient que dans des limites étroites (a).

(2) La question de la mutabilité des types organiques ou espèces a été envisagée à deux points de vue opposés : celui de la dégénérescence des Êtres vivants et celui de leur perfectibilité.

Guidés par des idées religieuses, la plupart des anciens auteurs ont pensé que toutes choses, au moment de la création, avaient le degré de perfection compatible avec leur nature, et que, sous l'influence de diverses causes, non seulement les Êtres vivants considérés individuellement peuvent se détériorer, comme on le voit dans les cas pathologiques, mais que leur descendance pouvait subir un sort analogue et que par les effets de cette dégradation, la conformation, ainsi que les facultés physiologiques des représentants d'une espèce, pouvaient s'éloigner beaucoup de ce qu'elles étaient dans l'origine. Buffon a attribué une très grande importance aux modifications de type produites de la sorte, et il a considéré

(a) Isid. Geoffroy Saint-Hilaire, *Histoire naturelle générale des Règnes organiques*, t. III, chapitre XII; *Théorie de la variabilité limitée du type*, p. 273 et suiv. 1862).

XIV. 20

une conséquence de l'influence héréditaire exercée sur tous par un même ancêtre ou par une forme ancestrale commune, et ce que l'on appelle d'ordinaire les affinités zoologiques, seraient le résultat des divers degrés de parenté réelle, de consanguinité, entre les individus innombrables dont se compose le règne animal ; les divers types organiques dont la paléontologie nous a révélé l'existence successive pendant les temps géologiques seraient également dus aux transmutations effectuées de la sorte, progressivement, parmi les descendants des premiers habitants de notre globe ; enfin, les partisans de cette doctrine pensent que tous ces résultats

certaines espèces comme pouvant produire ainsi un nombre plus ou moins considérable de variétés susceptibles de devenir permanentes et de constituer des races non moins distinctes entre elles que ne le sont parfois les espèces d'origine différente. Par exemple, Buffon considérait le Chien, le Chacal, le Loup et le Renard comme pouvant être issus d'une seule et même souche. Il ne s'explique pas formellement à ce sujet ; mais, d'après plusieurs passages de ses écrits, on doit supposer qu'en parlant de familles naturelles, il avait en vue des relations génésiques de cet ordre, et non pas des groupes d'espèces différentes par leur origine et ayant seulement entre elles de grandes ressemblances, comme les familles naturelles établies parmi les plantes par Bernard et Laurent de Jussieu ; car, tout en admettant la variabilité des types par dégénérescence, Buffon la croyait fort limitée, puisqu'il dit : « L'empreinte de chaque espèce est un type dont les principaux traits sont gravés en caractères ineffaçables et permanents à jamais. »

Les idées de Buffon au sujet des changements possibles des types organiques sont disséminées dans différentes parties de son grand ouvrage, mais elles ont été rassemblées et très bien exposées par Flourens dans un opuscule intitulé : *Buffon. Histoire de ses travaux et de ses idées*, p. 83 et suivantes (1844).

La perfectibilité des espèces zoologiques était également admise par Buffon ; mais il n'y attacha que peu d'importance, tandis qu'au contraire, dans l'opinion de beaucoup de naturalistes, elle serait susceptible d'amener à la longue la transformation d'un Ver en Homme. Cette hypothèse constitue une des bases de la théorie de l'origine des espèces due à M. Darwin.

Il me paraît indubitable que non seulement l'organisation du corps humain, mais aussi celle de beaucoup d'autres Animaux sont susceptibles de se perfectionner, soit individuellement, soit de génération en génération. Mais les modifications déterminées de la sorte et dont nous avons des preuves sont très minimes.

sont attribuables aux propriétés éternelles de la matière tangible dont les minéraux, aussi bien que les plantes et les Animaux, sont formés; que l'apparition de la vie est un phénomène du même ordre que la production d'un composé chimique quelconque, et qu'à aucune époque de l'histoire de la Terre, une autre puissance n'ait agi soit pour créer, soit pour modifier les Êtres vivants.

Cette conception, si elle est logique, repose donc tout entière sur l'hypothèse des générations spontanées et elle suppose l'existence de ce mode agénésique de multiplication des corps vivants, actuellement, comme à l'origine de la nature vivante. En effet, presque tous les auteurs qui se contentent de cette supposition admettent que toujours ces Êtres peuvent naître sans avoir de parents, peuvent se constituer de toutes pièces en vertu des propriétés inhérentes à la matière tangible qui les compose. Or, nous avons vu qu'aucun fait constaté scientifiquement n'autorise à penser qu'il en soit ainsi (1), et par conséquent je considère la théorie en question comme manquant par sa base.

Quoi qu'il en soit à cet égard, voyons comment, dans l'opinion des « philosophes de la nature », ce générateur primordial et universel, une fois constitué, aurait donné naissance aux organismes de types divers dont les exemplaires se multiplient journellement sous nos yeux, ou dont nous trouvons les restes enfouis dans les dépôts géologiques qui sont, pour ainsi dire, les archives de l'histoire ancienne de notre globe.

La vie se serait manifestée d'abord dans une matière sans forme déterminable, sans organisation apparente et presque sans consistance, mais apte à se développer et à s'organiser de diverses manières sous l'influence des

---

(1) Voy. tome VIII, p. 239 et suiv.; et ci-dessus; p. 258.

agents extérieurs dont elle subit l'action. Oken, qui fut l'un des fondateurs de l'école des philosophes de la nature, donna à ce corps vivant amorphe le nom d'*Urschleim* (1) ou glaire primitive et de *Merschleim* ou glaire marine; on peut l'assimiler à ce que Dujardin appela plus récemment le *sarcode* (2), et à ce premier produit du travail embryogénique dont il a été souvent question dans ces leçons : le *blastème* ou *protoplasme*. Les Amibes (3) seraient des représentants actuels de ces Êtres primordiaux, et leurs aînés, par l'effet d'un phénomène d'évolution, auraient donné naissance à des Êtres modifiables, perfectibles et capables de revêtir successivement une multitude de formes plus ou moins permanentes qui caractériseraient ce que nous appelons les espèces botaniques et zoologiques, et qui tendraient à se répéter chez les Êtres nouveaux engendrés par les Animaux ou les plantes, par lesquels chacun de ces types se trouve déjà réalisé.

Très récemment, un des zoologistes les plus éminents de l'Angleterre crut avoir découvert parmi les objets recueillis dans les grandes profondeurs de l'océan Atlantique un Être protoplasmique amorphe qui réaliserait le *Merschleim* d'Oken et qui tapisserait, en quelque sorte, tout le fond de la mer. Il le désigna sous le nom de *Bathybiuss Hæckelii*; mais après plus ample examen, on reconnut que la matière en question n'était qu'un précipité chimique déterminé

---

(1) D'après Oken, le *Schleim* (glaire, ou mucus) serait du carbone hydrate et oxydé; ce serait du *Schleim* produit dans la mer, sous l'influence de la lumière qui, s'organisant en vertu du développement planétaire, donnerait naissance à tous les corps organisés; enfin l'origine de tous les Êtres vivants aurait été dans la mer. Ce mucus primitif se formerait de la même manière aujourd'hui et l'Homme, de même que tous les Animaux inférieurs, serait un enfant des parties chaudes et peu profondes de la mer dans le voisinage de la terre. (Voyez la traduction anglaise des *Eléments de physiophilosophie* d'Oken, publiée par la Société de Ray en 1847.)

(2) Voy. tome X, p. 442.

(3) Voy. tome XI, p. 27.

dans l'eau de mer par l'action de l'alcool employé comme préservatif (1). Par égard pour l'auteur auquel je viens de faire allusion, on parla peu de cette méprise, et si j'en fais mention ici, c'est simplement pour montrer combien les partisans des transformations acceptent facilement les prétendus faits qui paraissent être favorables à leurs conceptions favorites.

Pour expliquer la diversité des types existant à la surface du globe, plusieurs hypothèses ont été faites. Lamarck, qui fut un des premiers à étudier d'une manière approfondie cette question de zoologie spéculative (2), crut pouvoir la résoudre en tenant compte des différences dans les habitudes qui devaient résulter de l'existence des Animaux dans des lieux où les conditions biologiques étaient dissemblables, et de l'influence que le repos ou l'activité fonctionnelle d'un organe devait exercer à la longue sur son atrophie ou sur son développement (3).

Étienne Geoffroy Saint-Hilaire ne se contenta pas des

(1) Huxley, *On some Organisms living at great Detphs in the Northern Atlantic Ocean* (*Quarterly Journal of microscopical science*, 1868. New series, V, 8, p. 210). — *Notes from the Chelanger* (*Nature, a weakly illustrated Journal of science*, 1875, t. XII, p. 316).

(2) Vers le milieu du XVIII⁰ siècle Benoît du Maillet s'engagea dans cette voie, mais le livre qu'il publia sur ce sujet ne paraît pas avoir été considéré comme une œuvre sérieuse, même par son auteur (a).

(3) Voici en quels termes Lamarck résume son opinion à ce sujet : « Les conditions nécessaires à l'existence de la vie se trouvent complètes dans l'organisation la moins composée, mais aussi réduites à leur plus simple terme ; il s'agissait de savoir comment cette organisation, par des causes de changements quelconques, avait pu en amener d'autres moins simples et donner lieu aux organisations généralement plus compliquées qu'on observe dans l'échelle animale. Alors employant les deux considérations suivantes, auxquelles l'observation m'avait conduit, je crus apercevoir la solution du problème qui m'occupait.

» Premièrement, quantité de faits connus prouvent que l'emploi sou-

(a) Telliamud, *ou entretien d'un philosophe indien avec un missionnaire français sur la diminution de la mer, la formation de la terre, l'origine de l'homme, etc.*, 1748 (Telliamud est l'anagramme du nom de l'auteur : Du Maillet).

vues de Lamarck au sujet de l'influence des habitudes individuelles des générateurs sur la conformation de leur descendance, et, partant de principes analogues, il chercha à
rendre compte des transformations de l'organisme par l'action qu'exercent sur les Êtres en voie de formation les agents
physiques en jeu dans le milieu ambiant. Il pensa que tout

tenu d'un organe concourt à son développement, le fortifie et l'agrandit
même ; tandis qu'un défaut d'emploi,
devenu habituel à l'égard d'un organe, nuit à ses développements, le
détériore, le réduit graduellement,
et finit par le faire disparaître, si ce
défaut d'emploi subsiste pendant
une longue durée dans tous les individus qui se succèdent par la génération. On conçoit de là qu'un changement de circonstances forçant les
individus d'une race d'Animaux à
changer leurs habitudes, les organes
moins employés dépérissent peu à
peu, tandis que ceux qui le sont davantage se développent mieux et acquièrent une vigueur et des dimensions proportionnelles à l'emploi que
ces individus en font habituellement.

» Secondement, en réfléchissant sur
le pouvoir du mouvement des fluides
dans les parties très souples qui les
contiennent, je fus bientôt convaincu
qu'à mesure que les fluides d'un
corps organisé reçoivent de l'accélération dans leur mouvement, ces
fluides modifient le tissu cellulaire
dans lequel ils se meuvent, s'y ou-
vrent des passages, y forment des
canaux divers, enfin y créent différents organes selon l'état de l'organisation dans laquelle ils se trouvent.

» D'après ces deux considérations
je regardais comme certain que le
mouvement des fluides dans l'intérieur des animaux, mouvement qui
s'est progressivement accéléré avec
la composition plus grande de l'organisation, et que l'*influence des
circonstances* nouvelles, à mesure
que les animaux s'y exposèrent en
se répandant dans tous les lieux ha-
bitables, furent les deux causes générales qui ont amené les différents
animaux à l'état où nous les voyons
actuellement (a). »

Ces idées sont développées dans le
chapitre VI du 1er volume de la *Philosophie zoologique* publiée en 1809,
et c'est en partant de l'hypothèse
des générations spontanées que Lamarck bâtit son système (*op. cit.*,
t. II, p. 61). Dans d'autres écrits publiés ultérieurement ce naturaliste
s'exprime d'une manière encore plus
nette relativement à la variabilité de
l'espèce. Ainsi il dit : « Chaque organisation, chaque forme acquise
est conservée et se transmet successivement par la génération jusqu'à
ce que de nouvelles modifications de
ces organisations et de ces formes
aient été obtenues par la même voie
et par les mêmes circonstances (b)...
Les circonstances déterminent posi-
tivement ce que chaque corps peut

(a) Lamarck, *Philosophie anatomique*, t. I, p. 4.
(b) Lamarck, *Discours de l'an XI*, p. 15.

Être vivant en voie de développement, quoique tendant à réaliser le mode d'organisation précédemment existant chez ses générateurs, a la faculté d'adapter sa conformation aux conditions d'existence dans lesquelles il se trouve (1).

Tout cela est, jusqu'à un certain point, très vrai, mais insuffisant pour expliquer la diversité des organismes qui peuplent notre globe si on les suppose issus d'une même souche. Nous avons vu précédemment que les modifications déterminées par les différences les plus grandes dans la

être (a)... La nature par la succession des générations et à l'aide de beaucoup de temps et d'une diversité lente mais constante dans ces circonstances, a pu produire dans les corps vivants de tous les ordres les changements les plus extrêmes et amener peu à peu des premières ébauches de l'animalité et de la végétabilité l'état de choses que nous voyons maintenant (b)... Parmi les corps vivants, la nature n'offre donc, à proprement parler, que des individus qui se succèdent les uns aux autres par génération. Les espèces parmi eux ne sont que relatives et ne le sont que temporairement (c). Enfin il ajoute encore que la notion de la fixité des espèces vient de la longue durée, par rapport à

nous, du même état de choses dans chaque lieu (d). »

(1) Dans une série de mémoires réunis sous le titre de : *Philosophie anatomique*, Geoffroy Saint-Hilaire s'appliqua à démontrer « l'unité de composition organique pour tous les Animaux vertébrés » et à établir la « théorie des analogues ». Il chercha ensuite à faire rentrer sous la même loi les Animaux articulés (e). Ce fut principalement l'étude des monstres qui le conduisit à adopter la théorie des arrêts, du retardement, ou des irrégularités de développement (f); ses opinions relatives à la transmutabilité des types organiques sous l'influence du monde ambiant furent disséminées dans plusieurs mémoires (g).

(a) Lamarck, *Système des connaissances positives*, p. 143.
(b) Lamarck, *Discours de l'an XI*, p. 16 à 18.
(c) Lamarck, *op. cit. — Discours de l'an XI. — Histoire des Animaux sans vertèbres*, t. I, p. 197. — *Philos. zool.*, t. I, p. 66.
(d) *Recherches sur l'organisme*, p. 141.
(e) Geoffroy Saint-Hilaire, *Mémoires sur l'organisation des Insectes* (Extraits du *Journal complémentaire du Dict. des sc. médicales*, 1820, t. V et t. VI). — *Sur le système intra-vertébral des Insectes* (*Arch. gén. de méd.*, 1823, t. I, p. 418).
(f) Geoffroy Saint-Hilaire, *Philosophie anatomique. Monstruosités*.
(g) Geoffroy Saint-Hilaire, *Mém. où l'on se propose de rechercher dans quels rapports de structure organique et de parenté sont entre eux les Animaux des âges historiques et vivant actuellement et les espèces antidiluviennes et perdues* (*Mém. du Muséum*, 1828, t. XVII, p. 299). — *Sur le degré d'influence du monde ambiant pour modifier les formes animales* (*Mém. de l'Acad. des sc.*, 1833, t. XII, p. 63).

température, l'état hygrométrique de l'air, la pression atmosphérique, le mode d'alimentation et les autres circonstances
variables dans lesquelles les Animaux actuels peuvent se
trouver placés, ne déterminent en eux aucun changement de
structure ayant quelque importance zoologique (1), et nous
avons tout lieu de croire que jadis leur puissance n'était pas
supérieure à ce qu'elle est aujourd'hui. Par conséquent, en
admettant l'hypothèse de la mutabilité des types zoologiques
dans une même lignée génésique, nous serons encore dans
une ignorance profonde quant à la cause efficiente des changements par suite desquels les espèces qui existent aujour-
d'hui sur notre globe auraient pu naître de procréateurs dont
la conformation n'aurait pas été essentiellement différente.

Depuis longtemps déjà (vers la fin du siècle dernier),
Goethe, dont le génie imaginatif devança la science de son
époque, avait révélé aux naturalistes investigateurs des hori-
zons nouveaux, et l'exploration du champ ouvert ainsi par ce
poète a jeté beaucoup de lumière sur la question qui nous
occupe en ce moment. Goethe avait reconnu que les différences existant entre les divers organes constitutifs d'une
même Plante ou d'un même Animal, ainsi que celles
existant entre des parties correspondantes chez des Animaux ou des Plantes d'espèces distinctes, peuvent souvent
être considérées comme le résultat de modifications survenues dans la conformation de parties originairement similaires (2). Ces conceptions théoriques, en ce qui concerne

---

(1) Voyez ci-dessus, page 287.

(2) Linné, dans sa *Philosophia
botanica* avait reconnu le principe
de la transformabilité de parties
similaires quant à leur origine en
organes dissemblables. Ainsi il dit :
« Les fleurs et les feuilles, les feuilles et les bourgeons ont une même

origine ; le périanthe est formé par
la réunion de feuilles rudimentaires.
Une végétation luxuriante détruit les
fleurs et les transforme en feuilles.
Une végétation pauvre, en modifiant
les feuilles les transforme en fleurs. »
G. F. Wolff considéra aussi la feuille
comme étant l'organe essentiel dont

les Animaux, furent fortement corroborées par les résultats auxquels l'anatomie comparée conduisit Savigny dans ses belles recherches sur la constitution de l'appareil buccal des Animaux articulés, et par les recherches de Geoffroy Saint-Hilaire sur la composition de la charpente osseuse des Vertébrés. Elles ont inspiré aussi plus d'un zoologiste dont les travaux ont été exposés dans le cours de ces leçons.

Cuvier, impressionné trop vivement par les divagations et par les absurdités dont les philosophes de la nature entouraient souvent les hypothèses dont je viens de parler, ne tint pas assez compte de ces vues de l'esprit. Cependant, par cela même que pour représenter les affinités zoologiques des Mammifères, des Oiseaux, des Reptiles et des Poissons, il les avait réunis en un groupe unique sous le nom commun d'Animaux Vertébrés, il avait accoutumé les naturalistes à considérer tous ces Êtres comme appartenant à ce que l'on pourrait appeler une même famille, et lorsque le mode de développement de ces Animaux à l'état d'embryon eut été étudié plus attentivement que du temps de Goethe et d'Oken, l'espèce de parenté existant entre ces mêmes Êtres devint encore plus manifeste. Ainsi les observations de Tiedemann, de Prévost et Dumas, de Serres et surtout de Baer et de Rathke, établirent que la diversification progressive de l'or-

tous les autres organes dérivent par voie de transformation (a). Mais la théorie de la métamorphose des organes du végétal ne prit rang dans la science qu'en conséquence des observations de Goethe (b). Les vues de ce naturaliste philosophe furent adoptées par la plupart des botanistes les plus éminents de la première moitié du siècle actuel, notamment par Pyramus de Candolle et Robert Brown (c), et elles ont exercé beaucoup d'influence sur les travaux des zoologistes.

(a) G. F. Wolff, *Theoria generationis*, 1774.
(b) Goethe, *La métamorphose des plantes*, 1790 (*Œuvres d'hist. nat.*, traduction de Martins, 1837, p. 209).
(c) Voy. Faivre, *Œuvres scientifiques de Goethe, analysées et appréciées*, p 97 et suiv. (1862).

ganisme en voie de développement, admise théoriquement par l'école des philosophes de la nature, existe réellement, et que, sous le rapport de leur conformation, les embryons, quelle que soit leur origine, diffèrent d'autant moins entre eux qu'ils sont plus jeunes (1).

Les faits constatés par les embryologistes pendant la première moitié du siècle actuel vinrent aussi donner beaucoup d'importance à une autre conception théorique due principalement à Geoffroy Saint-Hilaire : celle de la différenciation des organismes par l'effet d'arrêts de développement, affectant chez les divers dérivés d'un même type des parties différentes de l'économie animale. Mais là encore les exagérations auxquelles les partisans d'idées nouvelles se laissent trop souvent entraîner, firent repousser par la plupart des zoologistes des notions qui, mieux circonscrites, auraient été fort utiles (2).

---

(1) Voy. tome IX, p. 449 et suiv.

(2) Parmi les précurseurs de Lamarck, de Geoffroy Saint-Hilaire, de M. Darwin et des autres partisans de l'hypothèse du transformisme illimité, on cite quelquefois un auteur du siècle dernier, nommé Robinet, qui, en effet, considérait le Règne animal tout entier comme étant constitué d'après un même plan primordial, diversifié progressivement, et qui reliait ainsi l'Homme aux Êtres animés les plus inférieurs; mais il alla beaucoup plus loin: il s'imagina que les plantes, puis les pierres, faisaient partie de cette série, et il crut avoir trouvé dans les formes plus ou moins bizarres qu'affectent parfois les corps bruts, les prototypes, les ébauches des organes que la nature réalisait plus complètement et mieux chez les Animaux supérieurs. « Je me figure, dit-il, chaque variation de l'enveloppe du prototype, comme une étude de la forme humaine que la nature méditait; et je crois pouvoir appeler la collection de ces études, l'apprentissage de la Nature, ou les essais de la Nature qui apprend à faire l'Homme. Ce que je dis de l'Homme par rapport à tous les autres Êtres, est peut-être également applicable à un terme quelconque de l'échelle relativement à ceux qui le précèdent (a). » Du reste, il suffit de jeter les yeux sur les figures dont ce livre est orné pour juger du degré d'absurdité auquel

(a) J. B. Robinet, *Considérations philosophiques de la gradation naturelle des formes de l'Être ou les essais de la Nature qui apprend à faire l'Homme* (1768).

En effet, d'une part, Geoffroy Saint-Hilaire chercha à établir que dans le Règne animal tout entier il y a unité de plan structural et unité de composition anatomique, et d'autre part, l'un de ses disciples, Serres, proclama hautement que tous les types zoologiques réalisés par les Animaux arrivés à leur forme finale, sont la conséquence d'arrêts de développement frappant, à diverses périodes de la vie de l'embryon ou du jeune individu, des organismes dont le plan et le mode d'évolution seraient partout les mêmes, de telle sorte que, suivant la formule employée par cet auteur, l'anatomie comparée du Règne animal tout entier serait la représentation de l'organisme de l'Animal supérieur aux diverses périodes de son développement, et l'embryologie humaine serait pour ainsi dire un tableau mouvant de l'organisation définitive de tous les Animaux inférieurs.

Louis Agassiz, se fondant sur des notions paléontologiques incomplètes ou même inexactes, professa une opinion analogue au sujet des représentants de chacun des principaux types organiques existant dans les faunes des diverses périodes géologiques (1). Mais ces conceptions théoriques ne

l'auteur arrive, et c'est en vérité lui faire trop d'honneur que de le nommer à côté des savants dont je viens de citer les noms.

(1) Ce naturaliste éminent ne mettait pas en doute l'existence de chacun des principaux types zoologiques dans les temps les plus reculés de l'histoire du globe ; mais il admettait qu'il y avait un certain parallélisme entre l'époque d'apparition des représentants secondaires de ces types et leur degré de perfectionnement; enfin, il crut pouvoir établir en principe l'existence d'un parallélisme entre la succession zoologique des

formes animales et les phases du développement de l'embryon des représentants actuels de ces mêmes types (a).

Ces vues ne sont pas sans fondement si on les applique seulement à certaines parties de l'organisme de quelques Animaux (par exemple, au mode de conformation de la nageoire caudale des Poissons), mais elles ne sont pas en accord avec les caractères offerts par l'ensemble de ces organismes aux diverses époques géologiques, comparés à l'ensemble des organismes actuels en voie de développement.

(a) Agassiz, *An Essay on classification*, sections 24 et 25, p. 159 et suiv. (1859).

purent ni l'une ni l'autre résister à un examen scientifique, et vers le milieu du siècle actuel les zoologistes cessèrent de s'occuper de ces questions générales, si ce ne fut pour établir, ainsi que le fit Isidore Geoffroy Saint-Hilaire, que les espèces ne sont ni complètement fixes, ni indéfiniment modifiables, et qu'elles sont susceptibles de varier dans des limites étroites. La question en resta donc là jusqu'en 1859, lorsque M. Darwin la reprit de main de maître.

Je suis loin d'admettre toutes les hypothèses de M. Darwin relativement à la filiation des Êtres animés, et plus loin encore d'adopter toutes les vues fantaisistes de plusieurs des disciples de ce naturaliste éminent, mais je me plais à rendre hommage à sa puissante intelligence et à reconnaître qu'il a jeté beaucoup de lumière sur une des parties les plus obscures de l'histoire du Règne animal.

Pour se rendre compte de la manière dont ont pu s'établir les affinités naturelles que l'on sait exister à divers degrés entre les groupes zoologiques appelés les espèces animales, M. Darwin, convaincu de la variabilité illimitée des types, et connaissant les modifications dans les caractères de différentes races d'Animaux domestiques effectuées par les agronomes au moyen de la sélection artificielle des reproducteurs (1), a cherché si des résultats analogues ne se seraient

---

(1) On sait depuis longtemps qu'au moyen de la sélection artificielle, les éleveurs de bétail, à l'exemple de Bakewell, sont parvenus à former des races d'Animaux domestiques qui diffèrent beaucoup des représentants primordiaux de leurs espèces. En Angleterre principalement, ils ont modifié de la sorte d'une manière très remarquable la conformation des Moutons et des Bœufs; mais en général ces modifications de structure n'ont pas d'importance (a). Un des exemples les plus singuliers des changements déterminés ainsi nous est offert par une race particulière de Cochons élevés par les Japonais. Les zoologistes anglais qui virent les premières fois des exemplaires de cette race porcine crurent avoir dé-

(a) Voy. Sanson, *Des types naturels en zoologie* (*Journ. d'anat. et de physiol.* de Robin, 1867, p. 337).

pas produits chez les Animaux sauvages, par suite d'une sélection naturelle.

M. Darwin pose d'abord en principe que toute particularité organique ou physiologique existant chez un Être animé, doit, si elle est favorable à son existence, augmenter son influence comme reproducteur, soit en diminuant pour lui les chances de mortalité, soit en contribuant à donner à sa constitution plus de vigueur et en accroissant par cela

vant les yeux une espèce nouvelle (a) que l'on inscrivit dans nos catalogues méthodiques sous le nom de *Sus pliciceps* (b). Mais on ne tarda pas à reconnaître qu'on avait affaire à une race artificielle, et j'ajouterai que les descendants d'une paire de ces Animaux élevés dans la ménagerie du Muséum d'histoire naturelle de Paris ne tardèrent pas à perdre leurs traits caractéristiques.

Depuis quelques années, plusieurs auteurs ont réuni avec soin les cas de reproduction héréditaire de différentes espèces de particularités organiques soit chez l'Homme, soit chez les Animaux domestiques, et à ce sujet je citerai principalement les

ouvrages dont les titres suivent (c).

M. Darwin ne s'est pas contenté des exemples nombreux des créations de races particulières que la zootechnie lui fournissait; il a fait une série d'expériences très importantes sur les modifications qui peuvent être déterminées dans la conformation des Pigeons domestiques en accouplant des individus qui offrent certaines particularités de structure, et en n'employant comme reproducteurs pendant plusieurs générations que les produits chez lesquels ces particularités étaient très marquées; il a donné ainsi la sanction de la science aux résultats annoncés par les éleveurs praticiens (d).

(a) Bartlett, *Remark· on the japanese musked Pig* (*Proceed. of the Zool. Soc.,* 1861, p. 262, fig.).

(b) Gray, *On the skull of the japanese Pig* (*Proceed. Zool. Soc.*, 1862, p. 13).

(c) Godron, *De l'espèce et des races dans les Êtres organisés*, t. II, p. 28 et suiv. (1859).

— Darwin, *On the Origin of species* (1859). — *De la variation des Animaux et des plantes sous l'influence de la domestication*, trad. par J. J. Moulinié, 2 vol., 1868.

— *De la descendance de l'Homme*, trad. par Moulinié.

— Isid. Geoffroy Saint-Hilaire, *Hist. nat. génér. des Règnes organiques*, t. III, p. 302 et suiv. (1862).

— Favre, *Considérations sur la variabilité de l'espèce et sur ses limites dans les conditions actuelles d'existence.* Lyon, 1864.

— Quatrefages, *Darwin et ses prédécesseurs*, p. 267 et suiv. (1870). — *Unité de l'espèce humaine*, p. 177 et suiv. (1861).

— Mivart, *On the Genesis of species*, p. 109 et suiv. (1871).

— E. Heckel, *Histoire de la création*, trad. par Letourneau, p. 157 et suiv. (1877).

(d) Darwin, *On the Origin of species*, p. 20 et suiv.

même sa puissance génésique ; que les probabilités en faveur de la transmission de cette particularité sont plus grandes que pour une particularité organique inutile ou nuisible; enfin, que si rien ne vient troubler l'action de cette cause modificatrice, ses effets doivent non seulement s'additionner de génération en génération, mais augmenter encore plus rapidement, parce que les nouveaux individus modifiés par son influence doivent devenir de plus en plus faciles à changer, que par conséquent toute particularité de cet ordre doit tendre de plus en plus à devenir héréditaire et à perfectionner la lignée (1).

Ce raisonnement me paraît fort juste et, en théorie, on conçoit donc la possibilité de la transmutation des types d'organisation réputés spécifiques; mais la question de limite reste entière. Quelle peut être la grandeur des changements effectués de la sorte dans une lignée génésique?

Je ne vois aucune raison suffisante pour nous autoriser à supposer que des Animaux vivant en liberté et à l'état sauvage ne seraient pas susceptibles d'éprouver par les effets de la sélection naturelle des modifications héréditaires de l'ordre de celles qui sont produites par la sélection artificielle chez nos Bœufs, nos Moutons ou nos Porcs, et par conséquent pour nous refuser à admettre que des lignées zoologiques, issues d'une souche commune ne puissent être devenues

(1) L'hypothèse de l'adaptation utilitaire de l'organisme animal par l'effet de la sélection naturelle a fourni une explication très plausible de diverses particularités de coloration ou de conformation qui sont évidemment favorables à la préservation des Êtres qui les présentent, en les rendant moins faciles à distinguer des objets au milieu desquels ils vivent. M. A. Wallace a fait des remarques très intéressantes sur cette sorte d'imitativité naturelle qu'en anglais il appelle *mimicry* (a).

(a) Wallace, *The Malay Archipelago*, t. II, p. 150. — *Exposition of the theory of Mimicry, or adoptive ressemblance as explaining anomalies of sexual variation* (*Entomol. Soc. Proc.*, 1866, p. xxxviii). — *Contributions to the theory of natural selection*, p. 45 et suiv. (1871).

aussi dissemblables entre elles que le sont certaines races d'Animaux domestiques qui appartiennent indubitablement à une même espèce zoologique. Il en résulte même que, probablement, un très grand nombre de formes organiques réputées caractéristiques d'autant d'espèces distinctes et inscrites dans nos catalogues sous des noms différents, ne sont en réalité que des particularités de race et n'impliquent aucune dissimilitude originelle. Ces espèces nominales ne seraient donc pour le physiologiste que des variétés devenues constantes par suite des tendances homomorphiques du travail génésique effectué par des reproducteurs et de la sélection naturelle de ceux-ci ou, en d'autres mots, par les effets de la variabilité limitée des individus et la transmission héréditaire des propriétés acquises ainsi que des propriétés innées (1).

Si les idées émises par les partisans du transformisme ont obtenu auprès de beaucoup d'hommes éclairés et d'un jugement droit un succès qu'on ne saurait méconnaître, cela me paraît dépendre en grande partie de l'abus excessif que les naturalistes classificateurs font des distinctions spécifiques. La plupart des zoologistes de nos jours, et beaucoup de botanistes, considèrent comme étant autant d'espèces particulières les groupes d'individus aptes à se reproduire qui présentent en commun des caractères quelconques à l'aide desquels les observateurs attentifs peuvent les distinguer des groupes voisins, caractères qui, très souvent, n'ont ni plus de valeur physiologique, ni plus de fixité

(1) M. Hæckel distingue avec raison entre elles ces deux sortes de tendance à la réalisation du mode d'organisation des producteurs par les produits, et il appelle l'une l'*hérédité conservatrice*, l'autre l'*hérédité progressive;* enfin il appelle *hérédité latente* ou *hérédité attenante* la transmission d'une disposition à l'*atavisme* (a).

(a) Hæckel, *Histoire de la création naturelle*, p. 183.

que ceux offerts par les diverses races de nos Animaux domestiques dont la consanguinité est indubitable. Tout ce que M. Darwin dit de la transmissibilité des types organiques est, à mon avis, complètement acceptable lorsqu'il s'agit de ces prétendues espèces qui, à mes yeux, ne sont que des races ou des variétés locales, mais cesse de l'être quand il parle d'Animaux dont le plan structural est notablement différent. Dans la pratique, la distinction entre ce qui est une *espèce* et ce qui est seulement une *race* est souvent très difficile et même fort incertaine; mais lorsque les dissemblances organiques ou physiologiques sont considérables, l'hypothèse de la descendance de parents similaires ne me paraît justifiée par aucun fait bien constaté (1).

Les mêmes remarques sont applicables à beaucoup de groupes zoologiques que les classificateurs les plus modernes appellent des *genres;* dans quelques parties du Règne animal, surtout dans la classe des Oiseaux et dans celle des Insectes, ces distinctions méthodiques ont été depuis quelques années poussées si loin, que, pour le physiologiste, elles n'ont en général aucune importance; mais dans d'autres cas elles sont fondées sur l'existence de particularités de structure qui semblent incompatibles avec toute communauté ancestrale. Ainsi, je ne vois pas comment, par les effets de la sélection naturelle ou artificielle, les descendants

(1) Dans les discussions relatives au transformisme on a, de part et d'autre, exagéré beaucoup la portée des faits dont on arguait, et les naturalistes observateurs auraient été moins en désaccord si les classificateurs n'avaient multiplié d'une manière excessive les distinctions réputées spécifiques. Dans un ouvrage précédent (*a*), ainsi que dans mes cours publics de zoologie, je me suis élevé contre cette tendance qui nécessitera probablement une réforme dans notre système de nomenclature zoologique; mais ce n'est pas ici que l'examen de cette question complexe peut trouver place.

(*a*) Milne Edwards, *Rapport sur les progrès récents des sciences zoologiques en France*, p. 426 (1867).

d'une Carpe deviendraient des Brochets, ou comment la progéniture d'un Brochet assumerait la conformation caractéristique des Requins, des Torpilles ou de tout autre Poisson qui ne serait pas un membre de la famille naturelle des Brochets.

Mais cette mutabilité a-t-elle été toujours renfermée dans des limites si étroites, et aux époques géologiques les choses se sont-elles passées autrement?

§ 16.—Au premier abord, la paléontologie semble fournir de puissants arguments en faveur de l'hypothèse de la mutabilité indéfinie des types organiques.

Relations entre les types actuels et les types anciens.

En effet, les beaux travaux de Cuvier sur les débris d'Animaux conservés à l'état fossile, dans les diverses couches sédimentaires de la croûte solide de notre globe, et beaucoup d'autres travaux du même ordre, ont fait voir que pendant les temps anciens de grands et nombreux changements ont eu lieu dans les caractères des Faunes dont l'existence passée nous a été révélée par ces restes. Chacune de ces populations animales, considérée dans son ensemble, diffère d'autant plus de la Faune actuelle qu'elle date d'une période plus reculée, et d'après les données très incomplètes fournies par les premières investigations des paléontologistes on regardait les principaux types organiques comme étant devenus progressivement de plus en plus parfaits. On croyait que l'espèce humaine était d'origine très récente ; qu'aucune des espèces existant de nos jours ne vivait avant le commencement de la période actuelle; que les Mammifères n'avaient apparu qu'à l'époque pendant laquelle les terrains appelés tertiaires se sont déposés dans le bassin crayeux où se trouve maintenant Paris; que les Reptiles et les Poissons les avaient précédés et étaient les seuls représentants de l'embranchement des Vertébrés durant la période secondaire; qu'à l'époque antérieure à celle-ci il n'y avait aucun Animal à respiration aérienne, mais des Mollusques, des Crustacés et des Zoophytes seulement ; enfin, qu'un peu plus anciennement, il n'existait sur notre planète aucun Être animé et qu'il n'y avait que des Végétaux. Mais cela dépendait de ce que les géologues n'avaient encore étudié avec soin que les dépôts relativement récents du bassin de Paris ou de localités analogues. A mesure que les investigateurs sont descendus plus bas dans la série des terrains stratifiés, ils ont vu chacun des principaux types zoologiques se prolonger de plus en plus loin dans la nuit des temps. On a constaté que l'Homme était contemporain de beaucoup d'espèces aujourd'hui éteintes ; qu'il y avait des Mammifères terrestres longtemps avant l'époque pendant laquelle les Ichthyosaures et les Plésiosaures fréquentaient les mers d'Europe ; que bien plus anciennement, des Reptiles, des Papillons, des Libellules et d'autres Insectes vivaient parmi les Plantes de l'époque houillère, et que les Poissons abondaient déjà à l'époque géologique précédente. Journellement la Science fait dans cette voie des conquêtes nouvelles, et si nous jugeons de l'avenir par le passé, nous devons croire que les preuves d'une ancienneté beaucoup plus grande encore de chacune des principales formes de l'organisme ne manqueront pas.

Quoi qu'il en soit à cet égard, les formes réalisées par les représentants de chacun des grands types zoologiques sur diverses parties de la surface du globe, ont varié dans la suite des temps, plus encore qu'elles ne varient aujourd'hui, et pour expliquer ces différences, les naturalistes ont eu recours à trois hypothèses principales : celle de créations successives, celle de transformations subies par les descendants d'une ou de plusieurs souches originelles, et celle des migrations effectuées par des Faunes dissemblables et venant successivement occuper une même région.

Dans ces leçons consacrées uniquement à l'étude anatomique et physiologique des Animaux, je ne puis me livrer à un examen approfondi des questions de zoologie générale soulevées ici ; mais voulant donner une idée de la nature des Êtres animés il me paraît nécessaire d'en dire quelques mots.

§ 17. — Sachant que notre globe, à cause de sa température primordiale, n'a pas été toujours habitable, et ayant reconnu l'insuffisance des forces physiques et chimiques pour organiser la matière organisable et y donner vie, ou, en d'autres mots, ayant constaté la non-existence des générations spontanées, nous ne pouvons concevoir l'origine des Êtres animés qu'en supposant leur arrivée d'un autre lieu (ce qui ne ferait que reculer la difficulté tout en l'augmentant), ou en attribuant la production de ces corps vivants à une puissance d'ordre supérieur dont l'intervention ne se manifeste pas actuellement de la même manière. C'est cette dernière idée que les naturalistes expriment lorsqu'ils parlent de la *création* du Règne animal. Ils ne cherchent ni à personnifier cette puissance ni à en deviner la manière d'agir ; ils la considèrent comme une nécessité logique. Or, du moment où une création a eu lieu on concevrait qu'il a pu y en avoir plusieurs, et, par conséquent, en voyant que certains types zoologiques avaient complètement disparu de la surface du globe et avaient été remplacés dans les mêmes lieux par des Animaux très différents, les paléontologistes pouvaient supposer qu'une Faune de création nouvelle y avait succédé à la Faune éteinte. Cette opinion a été professée par la plupart des disciples de Cuvier, et plusieurs auteurs dont l'autorité est très grande, Flourens et d'Orbigny par exemple, ont cru pouvoir établir qu'entre

Applications à la paléontologie.

deux périodes géologiques consécutives, cette destruction et
ce renouvellement des espèces animales ont été toujours
universels et complets (1).

Cela n'est plus soutenable aujourd'hui. On a des preuves
nombreuses de l'extinction partielle de beaucoup des Faunes,
et de la survivance de diverses espèces anciennes longtemps
après l'accomplissement de la révolution qui sépare entre
elles deux périodes géologiques.

Les naturalistes qui considèrent les espèces animales
vivant actuellement comme étant les descendants des
espèces, de forme souvent très différente, qui habitaient la
surface du globe à des époques antérieures, ont cherché à
expliquer ces transmutations au moyen de nouvelles hypothèses (2).

(1) Flourens a singulièrement dé-
naturé la pensée de Cuvier lorsque,
rendant compte des idées de ce naturaliste, il dit qu'après chaque ca-
tastrophe géologique les espèces
subsistant à la surface du globe ont
été détruites et qu'il en a paru de
nouvelles. « La vie considérée d'une
manière générale, ajoute Flourens, a
donc eu ses phases de développement,
ses progrès, ses interruptions, ses
reprises (a). » L'hypothèse de la rénovation complète du Règne animal à
chaque époque géologique professée
par l'abbé Croizet et par Pictet, ainsi
que par beaucoup d'autres paléontologistes, est formulée nettement
dans la proposition suivante : « La
nature avait au commencement de
chaque époque des forces créatrices
qui n'agissent pas maintenant (b). »
Cette manière de voir a été poussée
plus loin par d'Orbigny qui a multiplié considérablement le nombre des
périodes géologiques caractérisées
par des Faunes spéciales réputées
universelles (c).

(2) E. Geoffroy Saint-Hilaire fut
des premiers à penser que les Animaux de l'époque actuelle sont les
descendants des Animaux de formes
différentes dont les débris sont conservés à l'état fossile dans la croûte
solide du globe (d).

(a) Flourens, *Analyse raisonnée des travaux de G. Cuvier*, p. 195.
— Pictet, *Traité de paléontologie*, t. I, p. 571.
(b) Croizet et Jobert, *Recherches sur les ossements fossiles du département du
Puy-de-Dôme*, p. 8 (1828).
(c) A. d'Orbigny, *Cours élément. de paléontol. et de géol. stratigraphiques*, t. I,
(1840).
(d) Geoffroy Saint-Hilaire, *Mémoire où l'on se propose de rechercher dans quels
rapports de structure organique ou de parenté sont entre eux les Animaux des âges
historiques et vivant actuellement et les espèces antédiluviennes et perdues* (*Mém. du
Muséum*, 1828, t. XVII, p. 209).

Les uns ont cru pouvoir s'en rendre compte en les attribuant à des changements dans l'état de l'atmosphère ou dans d'autres conditions biologiques. Mais, ainsi que j'ai déjà eu l'occasion de le dire (1), nous ne pouvons nous imaginer aucune modification physique ou chimique de cet ordre qui soit apte à déterminer dans les types zoologiques des transformations telles que le produit génésique d'un Ver ou d'un Mollusque soit un Insecte ou un Animal vertébré, ou que l'Être nouveau procréé par un Poisson ou un Reptile soit un Oiseau ou un Mammifère quelconque. Or, il faudrait tout cela pour que l'hypothèse en question puisse nous satisfaire. D'ailleurs, il est aussi à noter que si des changements climatologiques ou d'autres phénomènes généraux susceptibles d'altérer profondément les types organiques étaient survenus à certaines époques géologiques, nous devrions nous attendre à voir tous les Animaux coexistant à ces moments subir en même temps des changements de structure ; mais la paléontologie nous apprend que depuis les temps géologiques les plus anciens, certains types se sont perpétués sans éprouver de changements bien importants, celui des Térébratules par exemple, tandis que d'autres ont disparu et ont été remplacés par des types très différents, sans qu'il ait été possible de constater de passage graduel entre les formes nouvelles et les formes anciennes.

D'autres théoriciens ont supposé que les divers termes d'une même série d'individus issus successivement les uns des autres et se transmettant la vie, sont soumis à une loi d'évolution comparable à celle qui régit le développement de l'embryon de chacun de ces Êtres, de telle sorte que, dans une même lignée, il y aurait progressivement, et à des

(1) Voyez ci-dessus, page 287.

moments donnés, de grands changements effectués dans leur mode de conformation (1). Mais en spéculant de la sorte on ne fait que substituer un inconnu nouveau à l'inconnu que l'on voudrait éliminer, et comme rien ne nous porte à croire que les types zoologiques soient sujets à de pareilles métamorphoses, je ne m'arrêterai pas à discuter ici la valeur de cette idée.

Les transformistes ont invoqué aussi les effets de la sélection naturelle pour corroborer leur manière de voir relativement à la production des types actuels par des Êtres de formes différentes dont notre globe était peuplé aux diverses périodes durant lesquelles la longue série des terrains de sédiment s'est lentement constituée. Je suis persuadé qu'en effet, par ce procédé, ou sous l'influence d'autres causes analogues, des changements très notables ont eu lieu dans diverses parties de l'organisme d'Animaux issus d'une même souche, et que beaucoup d'espèces réputées éteintes sont les ancêtres d'espèces actuelles dont les caractères sont plus

(1) Babbage, qui n'était pas naturaliste, mais mécanicien très habile, a pensé qu'il pouvait y avoir dans l'organisme des Êtres vivants des dispositions préétablies et susceptibles de modifier la marche du travail embryogénique, mais n'entrant en jeu qu'à un moment éloigné de la vie de l'espèce, à peu près comme certaines particularités de structure, dans une machine à calculer, peuvent n'exercer aucune influence sur le mode de fonctionnement de l'appareil pendant un laps de temps déterminé d'avance, puis tout à coup en changer le jeu d'une manière soit temporaire, soit permanente, suivant l'idée réalisée par le constructeur (a).

M. Owen semble avoir adopté une idée analogue, car, après avoir combattu les hypothèses de la transmutation graduelle d'une forme réputée spécifique en une forme différente d'une valeur zoologique non moins grande, il ajoute que probablement il existe chez les Animaux une tendance innée à s'éloigner du type ancestral qui opère à des époques déterminées, et transforme successivement en espèces différentes certaines séries de termes issus les uns des autres par filiation continue (b).

(a) C. Babbage, *The ninth Bridgewater treatise*, p. 33 et suiv. (1838).
(b) Owen, *The Anatomy of Vertebrates*, t. III, p. 807.(1868).

ou moins différents. Mais la sélection naturelle n'amène des changements notables dans l'organisation des Animaux que très graduellement. Par conséquent si les formes animales propres à une période géologique avaient donné ainsi naissance à tous les types propres à la période suivante, on trouverait probablement entre les deux une multitude d'intermédiaires, tandis qu'au contraire, dans la plupart des cas, la paléontologie ne nous fournit aucun indice de l'existence de transitions de ce genre : les changements, lorsqu'ils sont importants, paraissent avoir été brusques ; la forme ancienne disparaît sans avoir subi de modification notable, et la forme nouvelle, dès qu'elle apparaît, présente tous les caractères qui la distinguent de ses précurseurs.

§ 18. — En méditant sur ces substitutions morphologiques, je me suis demandé si elles ne seraient pas dépendantes de causes analogues à celles dont l'influence détermine de nos jours la formation de produits tératologiques. Jadis, dans mes cours publics de zoologie, au Muséum, j'ai souvent appelé l'attention sur cette question. Une monstruosité, disais-je, dépend d'une cause et n'est accidentelle que parce que cette cause n'agit pas d'une manière constante ; si au lieu d'être temporaire elle était permanente, elle produirait toujours dans des circonstances semblables les mêmes effets, et ce qui est maintenant une anomalie, deviendrait normal ; on conçoit donc que, par l'action continue d'une cause de ce genre, la lignée génésique d'un Animal a pu être transformée tout à coup et acquérir des caractères très différents de ceux du type ancestral. Ainsi, un type polydactyle semble avoir été transformable de la sorte en un type monodactyle ou *vice versa ;* probablement les descendants d'un Hipparion, par exemple, ont pu acquérir le mode d'organisation propre aux Solipèdes, ou les descendants d'un Cheval devenir des Quadrupèdes à pieds four-

Application des notions fournies par la tératologie.

chus. Mais lorsque les anomalies organiques deviennent très considérables, nous les voyons entraîner l'inaptitude à vivre d'une manière indépendante, ou tout au moins être accompagnées de stérilité ; par conséquent l'assimilation de l'hétéromorphisme génésique normal à la production des organismes tératologiques, serait à son tour insuffisante pour résoudre la question de l'origine des Espèces animales. Les causes perturbatrices du travail embryogénique, de même que des différences dans les conditions d'existence et les effets de la sélection naturelle mis si bien en évidence par M. Darwin, nous permettent de concevoir comment les produits fournis par des Animaux d'un certain type ont pu se diversifier sous le rapport des caractères d'un ordre secondaire (1) ; mais rien, dans la science, ne nous autorise à croire que, sans l'intervention de causes modificatrices inconnues, des changements de cet ordre aient pu aller bien loin et faire que jadis, plus qu'aujourd'hui, un Animal soit né d'une Plante, un Insecte d'un Zoophyte, un Mammifère d'un Poisson, un Chien d'une Sarigue ou un Homme d'un Singe, comme se l'imaginent quelques naturalistes spéculateurs. Cela serait en opposition flagrante avec tous les faits que l'observation nous a permis de constater, et les prétendus tableaux généalogiques des espèces animales que plusieurs auteurs se sont complu à tracer sont, à mon avis,

(1) Dans un mémoire présenté à l'Académie des sciences en 1873, et dont quelques extraits ont été publiés, M. Alph. Milne Edwards a fait voir que des modifications d'une importance en apparence minime peuvent amener une séparation permanente entre deux races issues d'une souche commune, et déterminer ainsi la production de ce qu'il appelle des *espèces secondaires* ou *espèces dérivées*, qu'il ne faut pas confondre avec les espèces proprement dites ou *espèces primordiales* (a).

(a) Alph. Milne Edwards, *Recherches sur la Faune des régions australes*, introduction, p. 9 (*Bibl. de l'École pratique des Hautes Études, sect. des Sc. nat.*, p. 19, art. n° 2, 1879.)

des œuvres de pure fantaisie (1) ; par conséquent je n'en parlerai pas ici. Mais le mode de formation des Faunes, tant anciennes que récentes, est un point si important de l'histoire physiologique des Êtres animés, qu'il me paraît utile de m'arrêter encore pendant quelques instants sur ce sujet.

§ 19. — Cuvier, au début de sa carrière scientifique, paraît avoir supposé que le Règne animal tout entier pouvait avoir été anéanti, puis reconstitué avec de nouveaux éléments. Mais il ne tarda pas à repousser formellement cette hypothèse, tout en soutenant que les espèces dont il avait découvert les restes à l'état fossile dans les terrains tertiaires du bassin de Paris ou dans d'autres localités n'étaient pas les ancêtres des espèces actuellement vivantes, et pour rendre compte des différences qu'il avait constatées entre la composition de ces Faunes et celle de la Faune existant aujourd'hui, il eut recours à une hypothèse très simple, qui à elle seule ne suffit pas pour l'explication de tous les faits connus, mais qui me paraît être l'expression partielle de ce qui a dû se passer dans maintes circonstances (2).

Hypothèses
diverses.

(1) Comme exemple de ces vues de l'esprit, je citerai l'arbre généalogique imaginé par M. Hæckel (a) pour représenter la filiation des embranchements des classes et des espèces du Règne animal.

(2) Dans un de ses premiers mémoires, Cuvier, en parlant des nombreux débris d'Animaux inconnus que l'on trouve enfouis dans la croûte solide du globe, a dit que probablement ces restes ont appartenu « à des Êtres d'un monde antérieur au nôtre, à des Êtres détruits par quelques révolutions de ce globe; Êtres dont ceux qui existent aujourd'hui ont rempli la place pour se voir, peut-être, un jour également détruits et remplacés par d'autres (b). »

C'est à raison de cette phrase que Flourens et beaucoup d'autres natu-

(a) Hæckel, *Histoire de la création naturelle, ou doctrine scientifique de l'évolution*, p. 14.

(b) Cuvier, *Mém. sur les espèces d'Éléphants vivantes et fossiles* (*Mém. de l'Institut national*, an VII, t. II, p. 21).

Cuvier admettait qu'aux époques géologiques, ainsi qu'à l'époque actuelle, il y avait dans diverses régions du globe

ralistes de la première moitié de de notre siècle ont attribué à Cuvier l'idée de la rénovation complète du Règne animal par de nouvelles Faunes succédant à des Faunes éteintes. Mais, ainsi que l'a fait remarquer Isidore Geoffroy Saint-Hilaire, elle a été formellement condamnée par ce grand naturaliste dans un de ses écrits (a). Effectivement, en parlant des divers types zoologiques celui-ci a dit : « Nous ne croyons pas même à » la possibilité d'une apparition suc-» cessive des formes diverses (b). » Dans différents passages de son discours sur les révolutions du globe, Cuvier s'explique davantage. Ainsi, après avoir parlé des Paléothériums, des Anoplothériums, des Ptérodactyles, des Ichthyosaures, etc., il ajoute : « Au reste, lorsque je soutiens que les bancs pierreux contiennent les os de plusieurs genres, et les couches muables ceux de plusieurs espèces qui n'existent plus, je ne prétends pas qu'il ait fallu une création nouvelle pour produire les espèces aujourd'hui existantes ; je dis seulement qu'elles n'existaient pas dans les lieux où on les voit à présent et qu'elles ont dû venir d'ailleurs. Supposons, par exemple, qu'une grande irruption de la mer couvre d'un amas de sable ou d'autres débris le continent de la Nouvelle-Hollande, elle y enfouira les cadavres des Kanguroos, des Phaéolomes, des Dasyères, des Péra-

miles, des Phalangers-volants, des Echidnés et des Ornithorinques, et elle détruira entièrement les espèces de tous ces genres, puisque aucun d'eux n'existe maintenant en d'autres pays. Que cette même révolution mette à sec les petits détroits multiples qui séparent la Nouvelle-Hollande du continent de l'Asie, elle ouvrira un chemin aux Éléphants, aux Rhinocéros, aux Buffles, aux Chevaux, aux Chameaux, aux Tigres et à tous les autres Quadrupèdes asiatiques qui viendront peupler une terre où ils étaient auparavant inconnus (c). »

Plus loin Cuvier ajoute encore : « J'applique cette manière de voir à l'espèce humaine... » Puis, parlant de l'absence de fossiles humains dans les dépôts géologiques connus de son temps, il s'exprime dans les termes suivants : « Où était donc le genre humain ? Ce dernier et ce plus parfait ouvrage du Créateur existait-il quelque part ? Les Animaux qui l'accompagnent actuellement sur le globe et dont il n'y a point de traces parmi les fossiles l'entouraient-ils ? Les pays où il vivait avec eux ont-ils été engloutis lorsque ceux qu'il habite maintenant, et où une grande inondation avait pu détruire cette population antérieure, ont été mis à sec ? C'est ce que l'étude des fossiles ne nous dit pas. » (Op. cit., p. 172.) C'est aussi par l'hypothèse d'une création zoologique unique suivie de

(a) Isid. Geoffroy Saint-Hilaire, Vie, travaux et doctrines scientifiques d'Etienne Geoffroy Saint-Hilaire, p. 354 (1847).
(b) G. Cuvier, art. NATURE du Dict. des sc. naturelles, t. XXXIV, p. 268.
(c) Cuvier, Recherches sur les ossements fossiles, 3ᵉ édit., 1825, t. I, p. 64 et 65.

des Faunes différentes dont toutes les espèces étaient les produits simultanés d'une seule et même création ; que les catastrophes auxquelles il attribuait la destruction des Faunes locales dont les débris nous ont été conservés à l'état fossile n'avaient affecté que successivement des parties circonscrites de la surface du globe, de sorte qu'après le dépeuplement d'une région par submersion, de nouveaux Animaux venant d'un autre point et appartenant à d'autres espèces pouvaient s'y établir lorsque cette terre débarrassée des eaux était redevenue habitable. Des recherches récentes relatives à la distribution géographique des Animaux actuels montrent clairement que les migrations zoologiques ont effectivement une très grande influence sur la composition des Faunes locales, et l'on sait, bien mieux qu'on ne le savait du temps de Cuvier, que la croûte solide du globe exécute de lentes oscillations de façon à faire descendre certaines contrées au-dessous de la surface de la mer, tandis que d'autres régions s'élèvent et émergent. La configuration de la surface du globe change donc progressivement, et de nouvelles voies de communication s'établissent entre des terres précédemment séparées les unes des autres par la mer. Par conséquent, les foyers zoogéniques primordiaux, ayant chacun des espèces leur appartenant en propre, ont pu irradier à diverses époques dans des directions différentes et, sans l'intervention d'aucune puissance inconnue, opérer ainsi, soit simultanément, soit successivement, des changements très considérables dans la constitution des Faunes

la destruction successive de diverses Faunes locales et du remplacement ultérieur de ces Faunes par des immigrants, que Blainville, dans ses cours à la Sorbonne, expliquait la diversité des fossiles suivant les étages géologiques auxquels on trouve ces restes (a).

[a] Voy. Nicard, *Etude de la vie et des travaux de Blainville*, p. CLXXXI (insérée dans le 1er vol. de l'*Ostéographie* de H. de Blainville).

locales dont les caractères nous sont dévoilés par la paléontologie (1). Mais cela supposerait pour le Règne animal considéré dans son ensemble un appauvrissement progressif
quant aux types organiques, si ces types, comme le supposait
Cuvier, étaient immuables et n'étaient pas susceptibles de
donner naissance à des dérivés, ou formes secondaires, plus
ou moins variés. Or, rien ne nous autorise à penser que
cette invariabilité absolue ait jamais existé. Aux époques
géologiques, comme aujourd'hui, les représentants de chacun des principaux types zoologiques, tout en conservant
leurs caractères essentiels, étaient' probablement susceptibles de se modifier sous l'influence de diverses causes, et
de donner ainsi naissance à une multitude de races particulières que les paléontologistes (souvent à tort) appellent

(1) Les résultats fournis par la géologie ne nous laissent aucune incertitude relativement à l'extinc-tion complète de beaucoup de grands types organiques, à diverses périodes de l'histoire ancienne de la Terre; mais rien ne prouve qu'à l'époque où ces espèces éteintes existaient dans les régions accessibles aux paléontologistes, d'autres espèces n'aient vécu ailleurs, sur des points encore inexplorés (dans l'Asie cen-trale par exemple), ou même dans des régions cachées aujourd'hui sous les eaux de la mer, et l'on peut toujours se demander si les espèces dont l'ap-parition est plus ou moins récente dans les parties connues du globe, ne seraient pas venues de l'un de ces anciens centres zoologiques.

Des recherches faites récemment sur le mode de distribution géogra-phique des animaux de la période actuelle ont montré que les migra-tions progressives ont joué un très grand rôle dans la formation des Faunes spéciales. Ainsi le type mam-malien paraît être originaire de l'hémisphère nord et il n'est repré-senté dans les régions antarctiques que par des espèces aptes à exécu-ter de longs voyages soit par mer, soit au vol, ou dont les colonisations sont dues à l'Homme. Avant l'inter-vention de celui-ci dans la constitu-tion des Faunes de cette partie du globe, ce type classique n'était re-présenté dans les stations insulaires de la région océanienne aussi bien que dans celles de la région antarc-tique que par des espèces nageuses, telles que les Cétacés et les Phoques, ou par des espèces organisées pour le vol et appartenant à la famille des Chéiroptères; les Mammifères mar-cheurs ont été bloqués sur les grands continents de l'hémisphère nord ou sur les terres en communication facile avec cette région zoogénique.

des *espèces*. La famille naturelle des Chiens proprement dits se comporte ainsi sous nos yeux, et il y a lieu de penser que les Loups et les Chacals n'ont pas toujours été distincts des Chiens, comme ils le sont aujourd'hui, et que leurs ancêtres communs n'étaient identiques ni aux uns ni aux autres. Les zoologistes ont raison de chercher à deviner la filiation probable de toutes ces formes organiques dont le tracé général est à peu près le même, mais dont les détails varient beaucoup, et de s'appliquer à découvrir les affinités naturelles ou les degrés de parenté des Êtres ainsi constitués. Néanmoins il ne faut prendre les données obtenues de la sorte que pour ce qu'elles valent et ne pas en exagérer la portée, comme le font la plupart des écrivains de l'école des transformistes. De ce que l'on pourra découvrir dans une couche ancienne de la croûte solide du globe un Animal dont certains caractères ostéologiques participent à ceux d'un Mammifère et à ceux d'un Oiseau, il ne faudrait pas en conclure que cet Être singulier a été l'ancêtre des Mammifères et des Oiseaux de la période actuelle; car en raisonnant de la sorte on serait amené à dire aussi que les Lépisostées et les Amias qui vivent de nos jours dans les eaux douces de l'Amérique sont les descendants directs d'ancêtres dont les branches aberrantes seraient devenues d'une part nos Salamandres et nos Grenouilles, d'autre part nos Carpes, nos Brochets et nos Requins. Si l'on voulait marcher logiquement dans cette voie, pourquoi ne dirait-on pas aussi que tous les Vertébrés ont eu pour ancêtres communs des Animaux dont le Cératodus de l'Australie (1) serait aujourd'hui le représentant le plus pur et dont aucun individu n'aurait laissé cependant, dans l'écorce solide du globe, le moindre vestige connu des paléontologistes? Mais,

(1) Voy. tome X, p. 437.

il me paraîtrait bien difficile de concevoir pourquoi, parmi les descendants des Cératodes primordiaux et inconnus, ou parmi les descendants de tout autre Animal ancien, les uns auraient conservé leur mode de structure originaire, tandis que d'autres auraient subi des changements assez grands et assez nombreux pour pouvoir constituer ensuite une multitude de lignées dissimilaires, mais réalisant chacune un type particulier et presque invariable, comme le sont les types spécifiques ou génériques actuels du Règne animal.

Notre ignorance est complète au sujet des procédés au moyen desquels ces types variés ont été produits et des causes qui les ont fait naître; mais, quoi qu'il en soit à cet égard, il me paraît fort probable qu'il y a eu dans différentes régions géographiques et à diverses époques successives, des phénomènes de cet ordre, ayant pour résultat ce que les naturalistes appellent communément des créations spéciales. L'hypothèse de l'existence de divers foyers ou centres zoogéniques, à produits dissimilaires et d'une irradiation progressive des dérivés de ces produits spéciaux sur d'autres parties de la surface du globe, s'effectuant à mesure de l'établissement de voies de communication utilisables par ces Êtres, s'accorde mieux que toute autre avec le mode de distribution actuel des types zoologiques et avec ce que nous savons concernant les changements survenus dans la composition des Faunes locales aux époques géologiques.

Nous voyons donc qu'aucune des hypothèses paléontologiques que je viens de rappeler ne peut nous satisfaire pleinement; chacune d'elles semble être l'expression de ce qui a pu se passer dans certaines circonstances et nous donne une explication plausible d'une partie du problème qui nous occupe; mais elle est en désaccord avec la tendance d'autres faits du même ordre et elle ne saurait être généralisée. Faut-il en conclure que la diversité des types zoologiques dans le temps et dans l'espace est une conséquence de l'action de causes diverses ; qu'elle résulte en partie de transformations limitées, réalisées chez des descendants d'un organisme déterminé et en partie de la pluralité de ces types primordiaux, ou souches originaires de la population animale de notre Globe? Je suis disposé à le croire, mais la discussion approfondie de cette question zoologique ne saurait être abordée ici.

Effectivement, en nous plaçant au point de vue de la physiologie générale nous n'avons pas à nous occuper d'études de cet ordre, et il nous suffira d'avoir constaté l'existence probable de types zoologiques divers dont les traits principaux se sont transmis de génération en génération depuis l'âge paléozoïque jusqu'à présent sans s'effacer, et dont la réapparition normale chez les nouveaux venus semble être une conséquence de leur préexistence chez les procréateurs de ceux-ci. Il appartient à la zoologie de chercher quels sont ces types non réductibles et quels sont les types secondaires qui peuvent en être dérivés. Depuis une vingtaine d'années, les anthropologistes s'occupent avec ardeur de ces questions en ce qui concerne l'espèce humaine, mais jusqu'ici la science a été impuissante à les résoudre, et tout ce que les transformistes nous disent au sujet de la descendance de l'Homme ne diminue en rien l'obscurité profonde dont notre origine est entourée. Nous ne savons même pas de quelle époque géologique elle date, et beaucoup d'auteurs semblent s'appliquer à déguiser notre ignorance à cet égard plutôt qu'à mettre en évidence les difficultés devant lesquelles nos investigations viennent échouer.

§ 20. — En résumé, l'Animal en germe préexiste à l'Animal organisé ; mais la vie du germe est latente, et pour devenir appréciable par nos sens cette force doit agir sur de

Rôle des germes.

la matière organisable placée dans des conditions déterminées.

C'est dans le germe de chaque Être vivant que paraît résider la puissance organisatrice dont dépend principalement la constitution ultérieure de ce corps, et cette puissance tend à agir sur celui-ci comme elle a agi chez le procréateur dont elle émane. Le travail embryogénique qu'elle accomplit s'effectue comme si un plan préconçu et calculé en vue de l'obtention d'un certain résultat s'exécutait progressivement dans l'économie animale, et comme si ce plan était une répétition de celui qui a été réalisé par les organismes constituant les termes précédents de la série génésique. Mais les résultats fournis, le travail structural déterminé par cette force vitale, ne sont pas dépendants d'elle seulement; ce travail est soumis aussi à d'autres influences dont les unes sont extérieures et d'ordre physique, les autres intérieures et d'ordre physiologique, de sorte qu'il peut dévier de la route suivie par ses prédécesseurs et donner ainsi naissance à des produits anormaux.

Enfin, les variétés individuelles ainsi obtenues et même les produits tératologiques lorsqu'ils sont susceptibles de vivre longtemps et de se reproduire, tendent à transmettre à leur progéniture les particularités d'organisation qui les distinguent du type ancestral dont ces nouveaux exemplaires sont descendus.

Chez les Êtres organisés les plus simples, les plus inférieurs, le principe vital communiqué au germe peut être simple (au moins en apparence) et ne provenir que d'un seul individu; mais dans l'immense majorité des cas c'est un composé de deux éléments fournis par des procréateurs différents, ou tout au moins par deux agents physiologiques dissemblables. Il y a alors un élément mâle et un élément femelle qui s'associent; la force organisatrice qui détermine et qui dirige le travail embryogénique est puisée à deux sources et les propriétés des deux conjoints influent sur celles du produit

Le fait de la tendance à la réapparition des formes organiques et des propriétés physiologiques du générateur chez ses descendants, me conduit à penser que la force vivifiante transmise héréditairement à des lignées d'individus issus d'Êtres très dissemblables entre eux doit varier suivant les espèces ou les familles naturelles, et que la fixité approximative des types zoologiques doit être une conséquence de quelque particularité primordiale de cet ordre.

La force vitale doit avoir, suivant les espèces, des propriétés différentes.

Au premier abord, cette conjecture peut sembler en désaccord avec les idées que nous avons touchant la simplicité des forces naturelles. Mais, de même que la force mécanique peut se transformer en chaleur, la chaleur se changer en lumière, et le même agent revêtir la forme d'électricité ou d'affinité chimique, on concevrait que la force vitale pourrait être susceptible de modalités diverses et d'un tout autre ordre (1).

(1) L'observation nous apprend qu'il existe autour de nous une multitude incalculable de corps divers par leurs propriétés, mais la chimie nous a conduits à reconnaître que cette diversité résulte de différences dans le mode d'association d'un petit nombre de substances auxquelles on donne le nom d'éléments ou de corps simples, et probablement ceux-ci ne sont à leur tour que des associations de molécules similaires à divers degrés de rapprochement ou groupés entre eux de manières différentes, de sorte qu'en dernière analyse la matière pondérable serait une. Or, il pourrait en être de même, ce me semble, pour la chose, quelle qu'en soit la nature, dont la vie est une conséquence; le principe vital pouvait être aussi une association de molécules impondérables dont les propriétés secondaires varient avec le mode d'arrangement de ces atomes, et il pourrait être susceptible de changer ainsi de caractère et devenir de la sorte la cause du mode d'association des molécules de matière pondérable dont résulte la réalisation de divers types organiques, ou bien de tel ou tel instrument spécial dont le fonctionnement se manifesterait par l'apparition de phénomènes différents. De la sorte, il pourrait y avoir unité dans ce que nous appelons le principe vital comme dans

Des découvertes récentes en thermochimie nous permettent aussi de concevoir la possibilité de modifications importantes dans les propriétés de la matière organisable par l'effet de son union avec des quantités variables d'une certaine force, quel que soit le caractère particulier de cette puissance. Ainsi, nous savons que le soufre et le phosphore acquièrent des propriétés très différentes suivant la quantité de chaleur rendue latente dans leur substance, et que la quantité de cette force emmagasinée dans chacun des composés chimiques est en relation avec les propriétés de ces corps.

Quelle que soit la cause des différences existant dans les propriétés physiologiques d'une partie de l'économie animale comparée à celles d'une autre partie du même organisme, toujours est-il que ces différences sont telles que l'action d'un même agent peut produire des effets très divers suivant la partie sur laquelle il exerce son influence. Ainsi, l'impression produite sur l'Être animé par l'électricité met en jeu dans le système nerveux une force que nous

ce que nous appelons la matière.

En poussant plus loin ces suppositions, on pourrait même être conduit à imaginer la similitude primaire des éléments de tout ce qui existe, des atomes de ce qui est à nos yeux incorporel, comme de ce qui est corporel, c'est-à-dire susceptible de faire obstacle à des mouvements, ou, en d'autres mots, ce que nous appelons esprit et matière.

Mais dans l'état actuel de nos connaissances, rien ne nous autorise à penser qu'il en soit ainsi, qu'il y ait une telle uniformité dans l'essence des choses, et il est même plus aisé d'imaginer des différences primaires entre les choses qui se présentent à notre esprit avec des caractères si dissemblables, car l'analogie nous porte à ne pas attribuer à une même cause des effets qui ne se ressemblent en rien.

L'étude attentive de la nature me porte donc à croire qu'il existe à côté de ce que nous appelons la matière, des choses douées de propriétés différentes, qui sont insaisissables, qui échappent à nos sens, mais qui déterminent des effets appréciables par notre intelligence, et qui en s'associant à la matière y impriment certaines formes, y communiquent certaines forces et la rendent vivante.

avons appelée la *névrilité*, et cette force, lorsqu'elle va de la phériphérie vers le centre et qu'elle agit sur le système cérébro-spinal, y détermine dans certains points le développement de la force nerveuse excito-motrice qui semble ne différer de la précédente que par sa direction centrifuge, et qui en agissant sur le système musculaire donne lieu à un développement de force mécanique; dans d'autres points, la névrilité fait naître une sensation et le caractère de cette sensation varie suivant que ce stimulant exerce son influence sur une partie dont l'activité fonctionnelle fait naître dans le conscient, dans le moi, l'idée de lumière, ou sur une partie du même système dont le jeu produit l'idée de ce que nous appelons un son (1). Si ces diverses propriétés de la matière tangible ou pondérable sont réellement, comme le supposent la plupart des physiciens, la conséquence de mouvements vibratoires exécutés par les molécules de ces substances, on concevrait que ces différences pourraient dépendre d'un simple changement de rhythme dans ces oscillations, suivant les milieux organisés dans lesquels le phénomène se produirait, et que le mouvement qui se manifeste sous la forme de puissance mécanique, de chaleur, de lumière, d'électricité ou de force chimique, pourrait, dans d'autres conditions, devenir puissance trophique, névrilité excito-motrice, névrilité sensorielle ou agent mental. Mais resterait toujours l'inconnu principal, qui est la force vitale ou, en d'autres mots, la cause des différences qui existent entre un corps qui vit et un corps qui ne vit pas; car nous avons vu que la vie n'est jamais produite par la chaleur, la lumière, l'électricité ou le jeu des affinités chimiques connues, et qu'elle ne se manifeste que sous l'influence de la vie. Rien ne nous autorise donc à supposer que la

(1) Voy. tome XI, p. 409; tome XII, p. 386; et ci-dessus, p. 238.

cause de la vie soit l'une quelconque des forces ou propriétés existant dans les corps bruts.

Mais par cela seul que le principe de la vie détermine dans des matières organiques similaires des effets très différents suivant sa provenance et devient ici la cause de la formation d'un Infusoire ou d'un Insecte, tandis qu'ailleurs elle fait surgir de la matière brute un Poisson, un Oiseau ou un Homme, faut-il en conclure qu'il y ait une force vitale particulière pour chaque sorte de corps vivants? Non. On conçoit que cette force, quelle qu'en soit la source primordiale, puisse revêtir une multitude de formes ou de manières d'être différentes, et déterminer ainsi dans la disposition moléculaire de la matière viable autant d'effets divers. On concevrait aussi la possibilité de changements tels dans sa manière d'être qu'en passant du générateur au produit de celui-ci, elle déterminât dans ce produit des particularités d'un certain ordre, comme sous l'influence de causes inconnues elle détermine dans la constitution d'un même individu zoologique, ici la formation d'une glande ou d'un muscle, ailleurs la naissance d'un nerf, d'une cellule ou d'un glomérule apte à développer soit de la force nerveuse, soit de la force mentale. Mais les faits constatés par l'observation ou par l'expérimentation ne nous fournissent aucun exemple de ce genre d'hétérogénie, si ce n'est en ce qui concerne les détails d'une importance secondaire, et lorsque des anomalies surgissent elles sont de minime valeur physiologique, ou incompatibles avec la persistance de la vie, ainsi que cela se voit dans les cas tératologiques dont j'ai eu l'occasion de parler.

Modes de manifestations de la force vitale. § 21. — En résumé, ce qui se passe dans l'économie animale est dû, en grande partie, au jeu des forces dont dépendent les phénomènes qui nous sont offerts par le Règne minéral, et tout travail vital est lié à l'accomplissement d'actions de cet ordre. Mais il y a chez les Êtres vivants une cause d'activité qui ne se manifeste pas ailleurs, et cette puissance, quelle qu'en soit la source, revêt des caractères différents suivant la nature des instruments physiologiques dont elle détermine la formation. Là où son rôle est le moins considérable, comme dans le Végétal, elle ne donne à la matière propre à constituer le corps organique qu'un certain mode de structure et la faculté de se nourrir, mais ailleurs elle communique à cette matière des aptitudes d'un autre genre : la faculté de transformer en mouvement nerveux le mouvement physique ou chimique agissant sur certaines parties du corps vivant, de transformer la force nerveuse ainsi développée, soit en force mécanique, soit en force excitatrice de la sensibilité; enfin elle peut aussi donner à la matière organisée d'une certaine façon la faculté d'avoir conscience des impressions produites de la sorte sur l'organisme, la faculté de penser et la faculté de vouloir. Dans certains organites il n'y a que la vie végétative, tandis que d'autres sont en possession d'une autre espèce de vie, la vie qui caractérise l'animalité inconsciente; enfin dans des parties d'un ordre encore plus élevé, le principe vital revêt la forme d'une puissance consciente, rationnelle et volitionnelle que l'on désigne communément sous le nom d'*âme*.

Dans cette manière de concevoir les causes des propriétés diverses dont les Êtres animés se montrent doués, l'*âme*, ou en d'autres mots le *conscient*, le *moi*, serait donc une des modalités de la force vitale; l'âme n'existerait pas seulement dans l'espèce humaine, elle existerait aussi chez tous les Animaux qui sont capables de sentir et de vouloir. La science ne nous apprend rien concernant sa nature, mais, par cela même qu'elle est un principe de vie, la physiologie ainsi que la philosophie nous conduisent à la considérer

Notions sur l'âme.

comme une chose indépendante de la matière visible et tangible qui entre dans la constitution des corps vivants.

Puisque la force dont dépend la vie de chaque individu
physiologique n'est ni une propriété de la matière tangible dont cet individu se compose, ni un dérivé du mode
d'arrangement de cette matière, on peut se demander ce
qu'elle devient quand l'instrument dont elle est le moteur
cesse d'exister. La raison nous enseigne que dans la Nature
rien ne se perd ni rien ne se crée, mais que tout ce qui est
nouveau est le résultat de la transformation de choses préexistantes, de même que la destruction est un changement,
non un anéantissement. La portion de force vitale ou de
la substance dont celle-ci est une propriété, séparée de la
matière tangible à laquelle elle était associée dans le corps
vivant, semble donc devoir continuer d'exister après la
mort de cet Être, et de trois choses l'une : entrer dans
quelque nouvelle combinaison; devenir latente, en conservant son individualité, ou bien, étant également inactive,
se confondre avec ses semblables et former avec eux une
sorte de fonds commun d'où sortiront de nouvelles combinaisons capables de vivre activement. Les métaphysiciens
ont souvent discuté sur ces vues de l'esprit, mais la science
me paraît impuissante à résoudre ces questions ardues, et
les arguments que les philosophes ont tirés de la biologie
pour soutenir ou pour combattre la notion de l'immorta-
lité des âmes ne me semblent avoir que peu de valeur (1).

---

(1) Je crois devoir dire cependant que rien dans les sciences naturelles ne me semble incompatible ni avec cette croyance, ni même avec l'idée d'une résurrection corporelle. En effet, le principe de la vie d'un individu qui existait à l'état latent dans le germe de cet Être et qui a déter-miné son organisation en groupant d'une certaine façon la matière tan-gible circonvoisine, ne pourait-il pas, après la mort, retomber dans le même état latent, et plus tard, sous l'in-fluence de quelque cause inconnue, redevenir actif et exercer sur la ma-tière organisable la même influence

Au lieu de hasarder à ce sujet des suppositions oiseuses, ainsi que beaucoup d'écrivains se plaisent à le faire, je préfère donc avouer franchement que sur ce point, comme sur beaucoup d'autres, la physiologie ne m'apprend rien, et que par conséquent je dois m'abstenir d'en parler ici.

Discuter ou disserter sur l'inconnu est un jeu de l'esprit qui plaît singulièrement à beaucoup d'hommes et qui n'est pas sans utilité. L'intelligence s'exerce ainsi à chercher la signification des choses, à en faire ressortir les conséquences, à voir l'enchaînement rationnel des idées et à suivre pendant longtemps des raisonnements subtils; mais en s'avançant ainsi dans les espaces inexplorés, on s'égare souvent et l'on incline parfois à considérer des conjectures comme étant des démonstrations.

Je ne veux jeter aucun discrédit sur la métaphysique, sujet dont plus d'un grand génie s'est occupé avec ardeur; mais la chaire dans laquelle je parle à la Sorbonne n'est pas destinée à l'enseignement de cette branche des connaissances humaines, dont les relations avec la physiologie sont cependant des plus étroites. Peut-être même ai-je déjà trop empiété sur un domaine qui ne m'appartient pas, et ayant achevé la tâche que mes fonctions universitaires m'imposaient, je m'arrête.

En terminant cette longue série de leçons je me bornerai à rappeler un conseil que j'ai souvent donné à mes élèves et qui peut être profitable aussi à beaucoup de

que précédemment, reconstituer par conséquent avec des matériaux nouveaux un corps semblable à celui dans lequel il résidait antérieurement? J'ignore si les choses se passent ou se passeront de la sorte; mais, quoi qu'il en soit à cet égard, la croyance à une vie future est pour ainsi dire instinctive chez la plupart des Hommes, et elle est si consolante pour ceux qui survivent à des personnes aimées, que je ne voudrais pas l'affaiblir en laissant supposer qu'elle est contraire aux données de la physiologie. A ce sujet la science est muette.

maîtres. Le physiologiste doit être constamment en garde contre les suppositions que les Hommes à imagination vive lui présentent sans cesse comme étant l'expression de vérités acquises; il doit peser attentivement la valeur de toutes les interprétations dont est susceptible chacun des faits dont il dispose; enfin il doit beaucoup douter, ne se faire aucune illusion sur son ignorance, et ne jamais se contenter de ce qu'il sait ou de ce qu'il croit savoir, mais chercher encore, chercher toujours, et être bien convaincu que chaque découverte dont la science s'enrichit doit conduire à une découverte nouvelle, car l'étendue du domaine de l'esprit humain est incalculable.

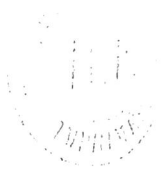

TABLE SOMMAIRE DES MATIÈRES

DU TOME QUATORZIÈME ET DERNIER

CENT TRENTE-NEUVIÈME LEÇON

CENT QUARANTIÈME LEÇON

FIN DE LA TABLE DES MATIÈRES

PARIS. — IMPRIMERIE ÉMILE MARTINET, RUE MIGNON, 2

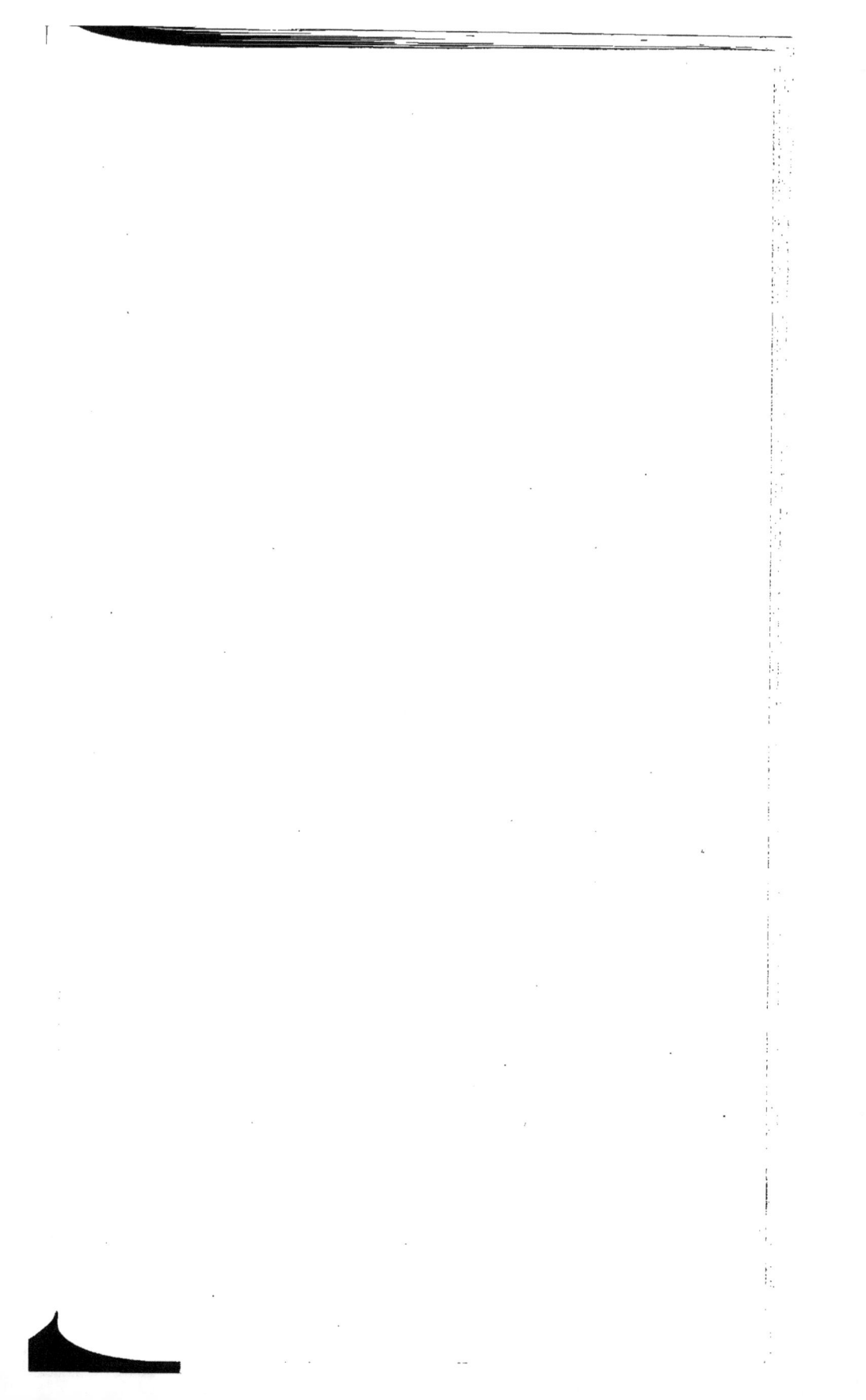

LIBRAIRIE G. MASSON, A PARIS

120, BOULEVARD SAINT-GERMAIN

La *Table alphabétique générale* des quatorze volumes des LEÇONS SUR LA PHYSIOLOGIE ET L'ANATOMIE COMPARÉE, par M. H. Milne Edwards, sera remise gratuitement à la librairie G. Masson à tout porteur du présent *Bon*, valable du 1er novembre 1880 au 31 décembre 1881.

LEÇONS

SUR

LA PHYSIOLOGIE

ET

L'ANATOMIE COMPARÉE

DE L'HOMME ET DES ANIMAUX

TABLE DES MATIÈRES

ANALYTIQUE ET ALPHABÉTIQUE

23

Ani
Ani
Ani
Ani
Ani
Ani
Ani
Ani
An
An
An
Au
Ax
Ar
Ay
Ar
Ar
Ar
Ar
Ar
Ar
Ar
A:
A:

B

XIV.

24

XIV.
27

P

XIV.

32

V

W

X

Y

Z

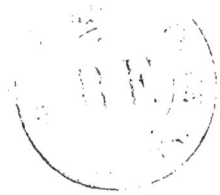

FIN DE LA TABLE GÉNÉRALE DES MATIÈRES

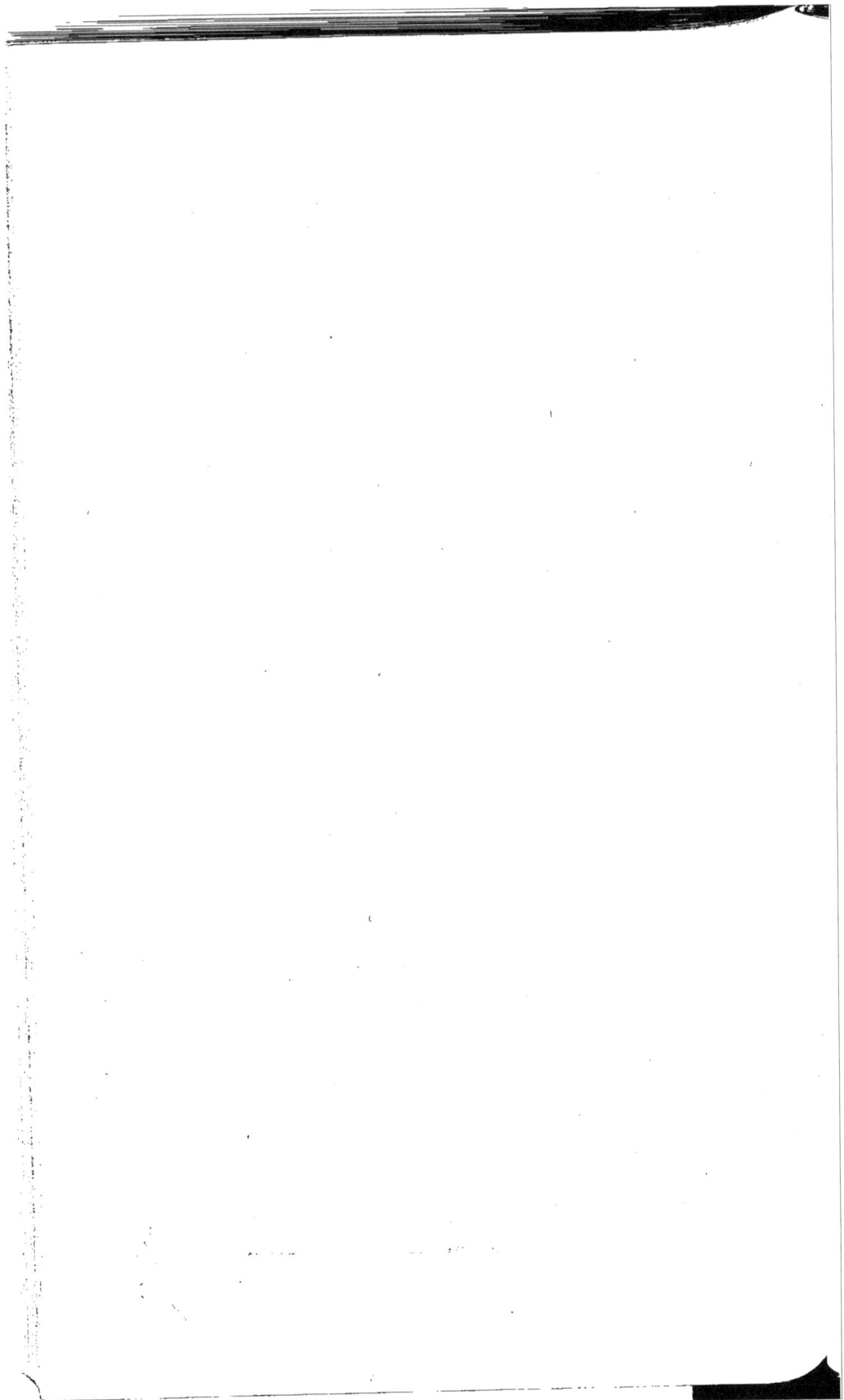

ERRATA SUPPLÉMENTAIRE

En parcourant cet ouvrage pour la préparation de la table précédente, je me suis aperçu de diverses fautes d'impression qui ne sont pas sans importance, et de quelques erreurs de rédaction que je désire corriger; par conséquent je crois utile d'indiquer ici ces rectifications.

Tome I, page 135, ligne 2, *au lieu de* coagulation, *lisez* congélation

Tome II, page 27, ligne 18, *au lieu de* Corbilles, *lisez* Corbules.

— page 291, note 2, *au lieu de* Pedesteo, *lisez* Pedetes.

— page 368, ligne 1, *au lieu de* partie inférieure de l'œsophage, *lisez* partie antérieure de l'œsophage.

Tome III, page 345, note, 2ᵉ colonne, ligne 13, *au lieu de* artères afférentes, *lisez* artères efférentes.

— page 455, ligne 9, *au lieu de* communique d'autre part avec les veines, *lisez* communique avec les veines.

Tome IV, page 367, ligne 7, *au lieu de* à raison de 7ᵐ,8 par seconde, *lisez* par minute ; ce qui correspond à 468 mètres par heure, et à plus de 10 kilomètres par jour. (Supprimez le reste du paragraphe.)

— page 462, ligne 9, *au lieu de* Vertébrés allantoïdiens, *lisez* Vertébrés anallantoïdiens.

— page 588, tableau, colonne 4, *au lieu de* fréquence moyenne du corps, *lisez* fréquence des mouvements du cœur.

Tome V, page 480, dernière ligne des notes, *au lieu de* squélite, *lisez* carpoïte.

— page 645, notes, 2ᵉ colonne, ligne 12, *au lieu de* Molluscoïdes de la classe des Acéphales, *lisez* Mollusques de la classe des Acéphales.

Tome VI, page 18, note, ligne 4, *au lieu de* Bustard, *lisez* Outarde.

Tome VII, page 566, note 2, ligne 8, *au lieu de* zoomyline, *lisez* zoamyline.

Tome VIII, page 232, note, ligne 7, *au lieu de* 54,5. *lisez* de 21ᵒʳ,5.

— page 241, ligne 3, *au lieu de* 1638, *lisez* 1688.

— page 472, ligne 4, *au lieu de* en avant de l'anus, *lisez* derrière l'anus.

Tome IX, page 66, note 3, 2ᵉ colonne, ligne 4, *au lieu de* souvent la membrane est parfois percée, *lisez* souvent la membrane est percée.

— page 77, note 4, ligne 3, *au lieu de* gestation, immédiate après la mise bas, et il paraît, *lisez* gestation et immédiatement après la mise bas. Il paraît...

— page 78, ligne 5, *au lieu de* Volf, *lisez* Wolff.

— page 221, ligne 19, *au lieu de* gymnandromorphisme, *lisez* gynandromorphisme.

— page 596, notes, 1ʳᵉ colonne, *au lieu de* production des Poules, *lisez* production des ovules.

Tome X, page 73, ligne 5, *au lieu de* Séluriens, *lisez* Sélaciens.

— page 264, note, ligne 3, *au lieu de* page 27, *lisez* page 274.

— page 300, note, ligne 2, *au lieu de* accisphénoïde, *lisez* alisphénoïde.

Tome XI, page 155, note 2, ligne 2, *au lieu de* périnera, *lisez* périnèvre
  —   page 307, note 1, ligne 3, *au lieu de* Hysoaria, *lisez* Hypoaria.
Tome XIII, page 59, note 1, *au lieu de* voyez tome II, *lisez* voyez tome X.
  —   page 184, ligne 9, *au lieu de* Grenouille décapitée, *lisez* Grenouille dont le cerveau a été détruit.
  —   —   ligne 11, *au lieu de* dans le même bain, *lisez* dans une cuve pneumatique.
  —   —   ligne 19, *au lieu de* plongerait, *lisez* plongeait.
  —   page 432, note c, ligne 2, *Annales du Muséum*, 1810, t. I, *lisez* t. XXI ; — ligne 3, *Anatic Researches*, *lisez* *Asiatic Researches*.
Tome XIV, page 251, ligne 5, *au lieu de* névrosité, *lisez* névrilité

PARIS. — IMPRIMERIE ÉMILE MARTINET, RUE MIGNON, 2.

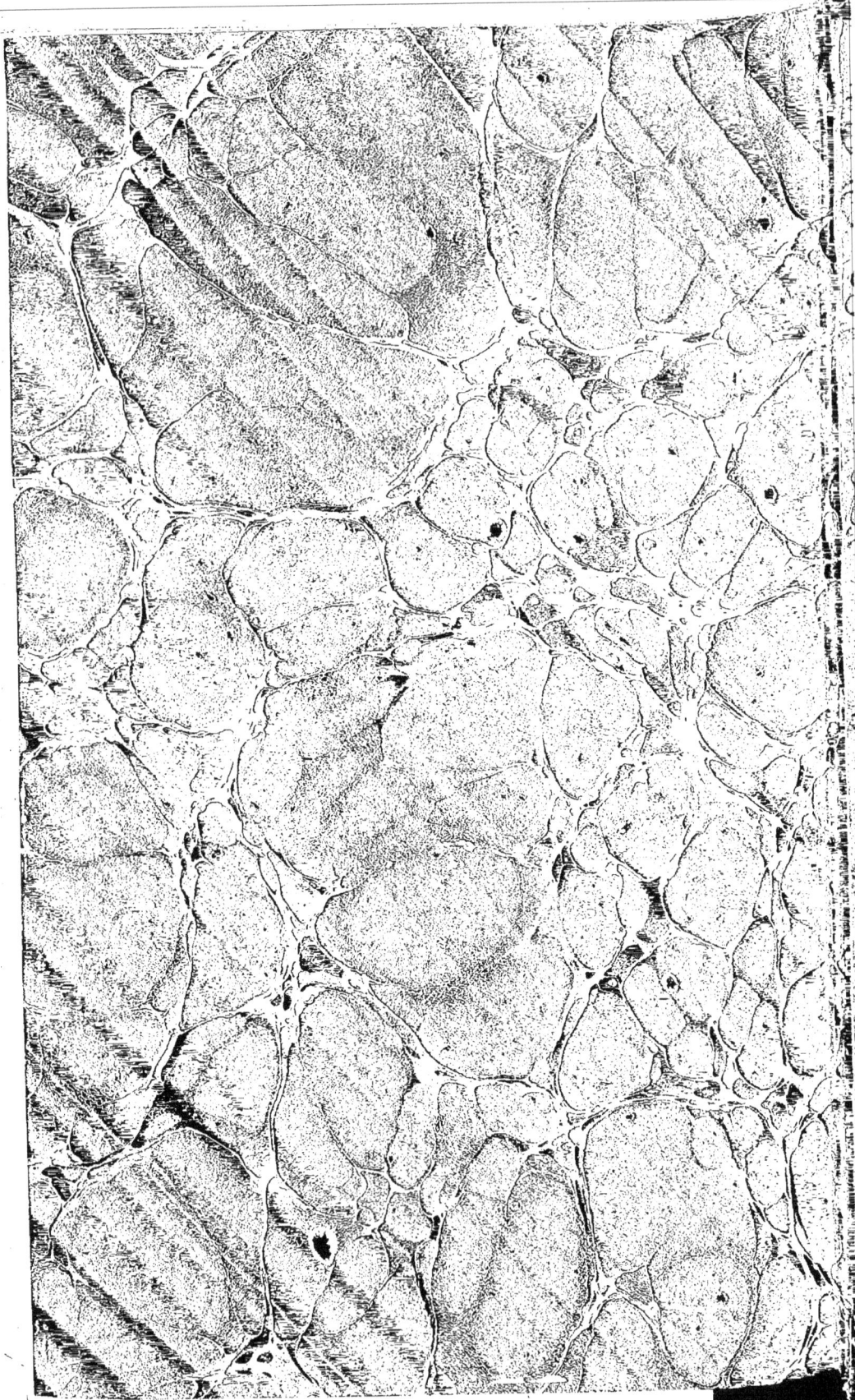

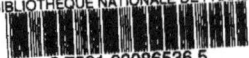

www.ingramcontent.com/pod-product-compliance
Lightning Source LLC
Chambersburg PA
CBHW031358210326
41599CB00019B/2805